働く人のための

ストレス診察室

Le stress au travail

パトリック・レジュロン Patrick Légeron
高野 優 監訳 Yu Takano
野田 嘉秀 訳 Yoshihide Noda

紀伊國屋書店

働く人のためのストレス診察室
Le stress au travail

目次

装丁　熊澤正人

はじめに

労働者が苛酷な条件のもとに働かされた十九世紀のエミール・ゾラの時代に比べると、現代の私たちを取り巻く労働条件ははるかに改善されている。科学技術の進歩のおかげで、煩わしい単純作業は軽減され、コミュニケーションの手段も発達した。労働時間も短縮され、私生活に割ける時間も多くなってきた。

それなのに、この不可解な苦しさは何なのだろう？　いったい何が起こっているのだろう？　これほど労働条件が改善されているにもかかわらず、一般サラリーマンであれ、管理職であれ、職場で感じるストレスはかつてないほど高いレベルに達しているのである。

このことは、職場で一生懸命働くサラリーマンにとって、重大な影響を及ぼしている。慢性疲労や睡眠障害、不安障害、うつ病、心筋梗塞や脳梗塞、消化器障害などは、ストレスから来ている場合が多いからだ。おまけに、最近では、ストレスによる自殺という悲劇さえも、決して珍しいことではなくなってしまった。いや、個人に対する影響だけではない。ストレスは企業や国家経済に対しても、桁はずれの損害をもたらしている。実際、ストレスによる長期欠勤や事故、生産性の低下、職場定着率悪化などを企業や社会の〈費用〉として考えると、その損失は計りしれない。

はたして、この事態をこのまま放っておいてよいのだろうか？　社員の幸福や健康を守るために、そしてまた無駄な費用を省いて、さらなる業績の向上を目指すために、企業はこの問題に真剣に取り組んでもよいのではないだろうか？　またそこで働くサラリーマンたちは、職場でストレスに押しつぶされてしまわないために、ストレスについてもっとよく知り、その解消法はもちろん、それと戦う方法や、それを味方につける方法を身につけてもよいのではないだろうか？　そういった意味で、本書がストレスを予防したいと思っている企業、そしてストレスに悩んでいる人々のお役に立てれば幸いである。

I

ストレスの何千もの顔

　ストレスの要因にはさまざまなものがある。働きすぎ、時間との競争。本来なら仕事の効率化をもたらしてくれるはずの電子メールでさえ、ストレスの要因となり得る。一見、ストレスを軽減してくれるように見える労働時間の短縮さえもストレスの要因として働く場合がある。そのほかにも、組織の再編や活動方針の転換など仕事に伴うさまざまな変化、職場における種々の欲求不満《フラストレーション》、人間関係など、ひとたび職場に行けば、ストレスの要因には事欠かない……。そこで、この第Ｉ部では、そういったストレスの要因について述べてみたい。

I　ストレスにまつわる三つの証言

そのせいで全部が死んだわけではない。だが、かかったのは全部だ
――ラ・フォンテーヌ『ペストにかかった動物たち』

まずはストレスにまつわる三つの証言を聞いていただこう。

最初の証言

「自分の仕事は気に入ってるよ。収入も良いし、私に向いている。ところがここに来てストレスがかなりたまってきているんだ。合併してから社内の雰囲気が変わってしまってね。何があるかわからないって、みんなビクビクしているよ。最悪なのは、会社の情報が新聞を通じてしか入ってこないということだ。直接的には誰も何にも言ってくれないからね。社内のコミュニケーションがなくなってしまったんだ。

いや、考えてもみてほしい。一夜明けたら社名が変わってしまっているんだよ。おかしな気分さ。私はこの会社に勤めてもう二十年にもなる。あいかわらず同じ部署の同じポストで働いている。けれども、私にはどうにも同じ気がしなくてね。目覚めてみたら昨日とはちがう顔がくっついていた、そんな感じさ。おまけに、組織がすっかり変わったおかげで、仕事のやり方も変わってしまった。古い社員なんか

は、新しい仕事の手順を覚えさせられて、四苦八苦しているよ。それに、法律で週の労働時間が三十五時間までと決められたせいで、かえってきつくなっている部分もある。時間が短縮されたのに、仕事の量は変わらないんだからね。これじゃ一息入れてコーヒーを飲むことさえできやしない。誰もかれもがいつも仕事にせきたてられる状態になってしまったんだ」

第二の証言

「私は電子部品を製造する小さな工場を経営しています。毎日、朝の七時から夜の九時まで働き、週末は書類を持ち帰って家で片づけます。その点では、どれほど家庭生活を犠牲にしているか……。子どもたちの成長にさえ気がつかないくらいです。もちろん、休暇だってめったにとりません。だけど、それはしかたがありません。すべて私自身が選んだことです。自分の責任なんです。

それよりも厳しいのは、常に先行きが見えないことです。私どもの顧客はもっぱら外国の企業ですが、どのくらいの量を生産すればよいのか、予測をするのが難しくなってきているのです。ええ、三ヶ月前にわかればいいほうで……。私としては、長期予測は無理でも、せめて中期予測くらいは持ちたいのですが……。それはもうほとんど不可能に近いことです。霧のなかで絶えず不安に苛まれているようなものです。

そのほかにストレスと言えば、そうですね、雑事が多いということでしょうか。なにしろ、社員の間の小さな諍いまで私が解決しなければならないのですから……。本当は、もっと戦略的な方面の仕事に専念できれば、と思っているのですが、日々の雑務に追われて、なかなかそうはいきません」

第三の証言

「私はある一流化粧品会社の広報担当をしている。担当になった最初の頃は、世の中でいちばん面白い仕事につくことができたと思っていたけどね、今じゃ結構、うんざりしている。いくら一生懸命、新聞記者たちに新製品を説明しても、なかなか記事で取りあげてくれない。エネルギーのわりには効果が出ないんだ。本当に欲求不満になるよ。

しかも、新聞報道が十分じゃないとわかると、社長が私にプレッシャーをかけてくる。問題は製品の競争力なのにね。まったく馬鹿げた話だよ。おまけに、組織再編をして以来、広報課はどんどん人員が減ってきている。いや、それだけならまだしも、私たちの仕事を支援するとかいう口実で四日ごとに新しいソフトウェアが放り込まれるんだが、そいつがまた使いものにならないひどい代物でね。そのうえ、ハードウェアに問題が起きたりすれば、気が遠くなるほどの時間を無駄に費やすことになる。毎朝会社に出て来るのがだんだん苦痛になってきたよ。出社した時、ボックスに入っている郵便物や留守番電話に残されたメッセージのことを考えると、もうそれだけでストレスがたまるね。何かにつけてイライラするんだ。社長が説明を求めてきたら、鼻先でドアをピシャンと閉めてやろうかと思うよ。社長は私がテレビのタイアップ番組の企画を成功させても、そんな時は何も言ってくれない。私に何か不満がある時にしか言いにこないんだ。ああ、私は転職したいと思っているよ。でも何のために？　私生活もあんまり楽しいとは言えないし……。もうぼろぼろだよ」

いかがだろうか？　この三つの証言には、〈会社の合併〉、〈組織再編〉、〈労働時間短縮の悪い面〉、〈人間関係〉、〈ニューテクノロジーへの対応〉、〈変化に対する不安〉など、ストレスの要因があふれている。以下、第2章からは、そういったストレスの要因について、もう少し詳しく説明していこう。

2 仕事が片づかない！

圧力がその物質の持つ限界値に達するまで加われば、その物質には破壊が生じる
――J・クルボン『材料強度学講義』（一九五五年）

職場でのストレスの第一の要因は何か？　それは言うまでもなく、〈仕事が片づかない〉ことである。だが、それは単に〈仕事が多すぎる〉というだけの問題ではない。〈仕事の分量が多すぎる〉というのはもちろん、〈仕事のハードルが高くなっていく〉、〈ミスが許されない〉、〈時間的に厳しい〉、〈仕事を邪魔する要素がある〉など、そこにはまたさまざまな問題が複合的に関係している。この章では、そういった要素をひとつひとつ見ていくことにしよう。

仕事の分量が多すぎる

どうしてこれほど仕事が片づかないのか？　そのいちばんの理由はなんといっても仕事のボリューム、つまりは量が多すぎることである。一日に四十通もの書類を処理しなければならない保険会社の社員。一週間に五十人もの得意先を訪問しなければならない営業員……。これでは、「仕事をやり終えるだけで気が狂うほど疲れるよ」、「一生懸命働いているのにいつも仕事に追われている気がするね」と、そう

いった声が出るのも不思議はない。あるいは、「あとからあとから新しい仕事をやらされるんだ。そのうち拳銃でもぶっ放すんじゃないかと思った日もあるよ」という言葉が聞かれるのも……。いや、ひと昔前に、「社内失業」やら「窓際族」などという状態があったのが嘘のようだ。実際、経済の状況がそれほど思わしくない現在、企業には社員を遊ばせておく余裕はない。したがって、大幅なリストラが行われた企業で働く人々にとっては、この仕事量の増加がさらに切実な問題になっているはずである。あるサラリーマンは言う。「仕事量は変わらないのに人員は少なくなった。しかも、減った分の人員が必ずしも補充されるわけじゃない。たった二人で五人分の仕事なんてできるわけがないさ」……。同感である。

仕事のハードルが高くなっていく

次は要求される仕事の水準がだんだん高くなっていくという問題。

以前はこんなことはなかった。人々は、任された業務を責任を持って遂行してさえいればよかったのである。仕事がよくできるということは、要求されたことがきちんとこなせるという、ただそれだけのことだった。

ところが、一九八〇年代以降——特に一九九〇年代になると、現在の自分の成績に満足せず、その上を目指すべきだという考え方が台頭してきた。これはスポーツの世界に似ている。ハイジャンプで、ある時、二メートル四十センチを飛べたとしたら、努力次第でもう少し高く飛べるはずだと言われるのである。コーチが選手に言う。「よくやったぞ、素晴らしい成績だ。だが私は自信を持って言える。もしお前が望んで私が手を貸せば、この記録は必ず破ることができる」と……。企業もこれにならって社員ひとりひとりに常にこれまで以上の成績を要求する。目標を達成しても、達成しても、ハードルは次々に高くなる。これがストレスの要因ではなくて、なんであろう。サラリーマンは、だから、ある意味で仕事のチャンピオンにならなければならず、チャンピオンになったとしたら、それを守りつづけるプレッシャーにさらされるのである。こうなったら、もはや仕事の達成感というものはない。あるいは責任

遂行不安

現実として〈仕事のハードルが高くなっていく〉という事態が進行しているというのは、サラリーマンのほうにも、そのハードルをうまく飛びこえてやりたいという気持ちがあるからだろう。だが、この気持ちが過度に働くと、心理学でいう〈遂行不安〉に結びつく。これは、「絶対にうまくやりとげたい」と思うあまり、「きっとうまくいかないだろう」と不安になる、というものだ。この場合、うまくやろうと思えば思うほど成功に至るチャンスは少なくなり、ストレスは高まる。

そこで話はビジネスのことからは離れるが、この〈遂行不安〉が大きく関与していると思われるのが、男性の勃起障害である。すなわち、男性はちょっとした〈性的失敗〉を犯しただけで、性行為のたびごとに「今度もまたうまくできないのではないか」という不安を植えつけられ、それがかなり長い期間続くのである。これはもちろん、「絶対にうまくやらなければならない」という気持ちが強いことから来ている。だが、さきほども言ったように、そう思えばそう思うほどうまくいかなくなるのだ。こういった患者に対して、心理療法ではまず「絶対にうまくやらなければならない」という固定観念を捨てることを勧め、またそれができるように手助けをする。そうして、実際にはたとえば、「数週間、性行為の際に決して勃起してはならない」と患者に指示を与えたりするのである。一見矛盾するようなこの〈処方〉が実は心理的なプレッシャーを減少させるのに効果がある。そして、その結果は——患者はこれまでうまくいかなかった勃起がごく自然に起こるのを見て、驚くことになるのである。

仕事上の目標達成と勃起障害を一緒に論じるのはおかしいかもしれないが、目標が高すぎれば、普段の力さえ発揮できないということが起こり得る。昔からよく言われるように、《過ぎたるは及ばざるが如し》なのである。

を果たしたという充実感もない。あったとしても、それは一瞬のことで、次の瞬間にはもうあらたな目標に向かって駆りたてられるのだ。そして、その目標が達成できなければ、今度は挫折感がもたらされる。

いや、それより何より、ここではまず、「自分には目標が達成できるだろうか?」というストレスが問題である。どういうことが起こるのかもう少し詳しく見てみよう。あなたはよくがんばって売上げの目標を達成した。そして今、売上高二〇%増というあらたな目標を与えられた。さて、何が起こるのか?　第II部でまた詳しく述べるように、あなたの身体はひとつの〈ストレス反応〉を引き起こす。すなわち、外部からもたらされた危険に身体がいつでも対応できるよう生理的メカニズムが働き、さまざまなホルモンが分泌されはじめるのである。その結果、たとえば、気持ちのうえでは闘争心がわいてきたりして、それはそれで悪いことではない。だが、それと同時に、「はたしてこの状況に対応できるか?」と、あなたの心には不安も浮かびあがってくるだろう。そして、その不安が強くなって、過度の〈ストレス反応〉が起こった時、生理的メカニズムは抑制力を失い、頭痛や消化器障害な

ゼロミス

〈ゼロミス〉という概念は、もともと企業の品質管理の問題から生まれた。というのも、企業は消費者に対して、製品やサービスの質を全面的に補償しなければならない。そこで、1970年代頃から、内部に品質管理（QC）部門を設けるようになったのだが、その動きを進めていくうちに、〈ミスがひとつも許されない〉完璧な状態を目指すようになってしまったのである。

また、生産部門で目標として掲げられる5つのゼロ戦略（待ち時間ゼロ、在庫ゼロ、故障ゼロ、欠陥ゼロ、書類ゼロ）なども、この動きに関連している。いずれにせよ、これは企業が〈常により多く〉だけではなく、〈常によりよく〉を求めるようになってきたということで、そうなったらそこで働く人々のほうは、多大な適応努力を強いられることになる。

どの身体的な症状や、睡眠障害、不安障害などの精神的な症状が表れてくるのである。

ミスが許されない

〈仕事の要求水準が高くなっていく〉ばかりではない。〈ミスが許されない〉というのも、仕事の質に関することで、サラリーマンのストレスを高める要因になっている。

ミスがひとつもない、すなわち〈ゼロミス〉というのは、最初は工業製品について言われたことである（たとえば、ムーリネックス社から発売されたヘアードライヤーはすべて傷ひとつないものでなければならない、等）。ところが、その考え方がひとりひとりの仕事にまで及ぶにいたって、サラリーマンにかかるプレッシャーは想像を絶するほど大きくなっている。それがどういう結果をもたらすか？

それを理解してもらうために、ある〈特別な〉職業の話をしよう。私たちは以前から、ほかの職業よりもずっと強くストレスを感じる職業があることを知っている。ミスが人間の命に関わる職業である。その職業とは、たとえば外科医であり航空管制官であり、定期便のパイロットである。このうち定期便のパイロットは、週に三十五時間以上仕事をすることはない。しかし、それでも職務に集中する緊張感と、絶えずミスを恐れる警戒心から、糖尿病や高血圧、胃潰瘍などの罹患率が一般の人々から比べて、はるかに高くなっている。〈ミスが許されない〉状況では、それだけストレスが高くなるのである。

ところが、現在では、一般のサラリーマンがこういった緊張感とは無縁ではなくなってきている。いや、無理もない。たとえ人命には関わらないとしても、ミスが許されず、またミスを犯したら解雇の不安にさらされるとしたら……。「ここに来て、誰もが感じているのは恐怖なんだよ。ドジをしでかすのではないかという恐怖や罰を受けるのではないかという恐怖さ」、あるいは、「失敗なんかしたら自分の評判までも落としかねないからね。それこそ必死だよ。屋根の縁から落ちないようにとふんばっているようなものさ」……。ゼロミス社会は、一般の会社勤めを〈特別な〉職業にしてしまったのである。

時間的に厳しい

〈膨大な〉仕事を〈ミスひとつなく〉ときたら、最後は〈時間までに〉である。サラリーマンの仕事のなかで、〈いついつまでに〉という時間的な制約は厳しい。「常に急いでやらなければならないんだ。何か仕事を与えられた時、返事は決まっているのさ。『今すぐやります！』って」、「私が最もストレスを感じるのは何でもかんでも『至急やれ』って言われることだね。計画なんて立てられた試しがないよ」……。いや、急がされるだけではない。もっとひどい場合には、次に挙げる証言のように、矛盾した命令を受け取ることさえある。

ある電話オペレーターの証言

「職務目標が見直されたんです。いっぽうでは電話をかけてきたお客様の話をもっとよく聞いて、さらにはその関係をより個人的で親密なものにまで進めろと言われているのに、そのいっぽうでは同じ時間内により多くの電話が受けられるようにと、お客様ひとりひとりに費やす時間を短くしろと言われる。どうすれば、こんなことができると思いますか？　そんなこと、不可能ですよ……」

時間が足りないという思いは、こうして頭痛の種のひとつとなる。最近のアンケート調査によれば、五七％のサラリーマンが「与えられた仕事をするだけの時間の余裕がない」と感じている。この数値は管理職になると六八％とさらに高くなる。

現代では、多方面でこのテンポの速さが当たり前のようになっている。「三十分でピザをあなたの家までお届けします」、「借入れのご相談には即座に対応。その日のうちにお返事いたします」、「パリーマルセイユ三時間。一日十七便」等……。こうして〈至急の仕事〉は誰にとっても〈普通の状態〉と化してしまったのである。ところが、第II部に記した〈ストレスのメカニズム〉についての話を読んでいただければわかるように、〈急がなければならない状況〉というのは、それ自体が〈ストレス反応を引き起こす状況〉にほかならない。しかも、この状況はたまに訪れるのではない。絶えず、そうなっているのである。人々はいつも急がされているのだ。

いや、ただでさえそういった状態なのに、企業においては、ファックスや電子メール、インターネット、携帯電話などの通信手段の発達がこの状況に拍車をかける。こういった道具は、情報交換に要する時間を大幅に短縮した結果、連絡を取りあえる人数や交換される情報の量を飛躍的に増大させて、企業で働く人々から、かえって時間の余裕を奪ってしまったのである。ファックスや電子メールで次々に仕事が入ってくる。これではいくら時間があっても足りるはずがない。

仕事を邪魔される

仕事が片づかないのは、途中で中断させられるからでもある。顧客と話している時に電話が鳴ったり、報告書の最後の仕上げをしている最中に同僚がやって来て質問を投げかけたり……。これは誰もが経験していることだ。とりわけ、ついさきほども出てきた携帯電話――今では当たり前のことになっているが――この携帯電話の出現によって、相手が運転中であろうと現場やレストランにいようといつでも連絡をとることが可能になった。裏を返せば、いつでも誰かに邪魔をされる可能性が出てきたということである。「最悪なのは電話さ。携帯なら、どこででも連絡が取れるだろう。飯を食ってる最中でもだ。『せっかく、静かな時間を楽しんでいるのに』と言えないのが腹立たしいね」

それだけではない。なかには人を管理したり、人に圧力をかけたりする手段として携帯電話を利用する人間もいる。「結局は何のために人を呼び出すんだと思う？　今どこにいるか、用がすんだかどうか、出発したかどうかを確かめるためなのさ」

こうやって何度も途中で仕事を中断させられると、どうなるか？　心理学の面から言えば、人間は〈行動計画〉というものに従って仕事をしている。すなわち、何か行動を起こそうとする時、人は心のなかでいくつかの段階を組み立て、それにしたがってひとつずつことを進めているのである。それなのに、邪魔が入るたびにこの計画が中断されれば、またあらたに行動計画を立て直さなければならなくなる。これはかなりの負担である。

これについては、ひとつネズミを使った面白い実験結果がある。ネズミにある行動（たとえば、迷路を移動することを覚えさせる）を実行させ、定期的にその行動を中断させると、ネズミは不安げで攻撃的な反応を示すようになるのだ。これはネズミが強いストレスを受けた証拠である。

人間にとっても、絶え間のない中断は心理的不安定をもたらす重大な要因となる。私たちはそう簡単に頭を切り換えて、あらたな状況に適応することはできないし、またそれほどすぐには行動計画を立て直すこともできないのである。そのうちに、何が急ぎで何が重要なのか区別がつかなくなってきたら、これはもう最悪である。

あるサラリーマンの証言

「日中は自分の思うように行動するなんてことはほとんど不可能だよ。たとえば今朝、大事な覚書を作成しはじめようとしたとたん、同僚が部屋に入ってきて、客から求められた情報を至急欲しいと言う。私はすべてを中断して書類のなかからその資料を探しにいったんだ。やっと覚書の作成に戻れたかと思ったら、今度は秘書が上司からの電話をまわしてきた。上司は昼前の会議に出席してくれと言う。そう言われたら、私のほうは会議のための準備をしなければならない。覚書はとりあえずそのままにしておいて、あとでまた作成するほかなかった。ほんとに、もう我慢がならないよ」

このように仕事が途中で中断されることは、特に中間

水滴石を穿つ

コピー機に紙が詰まってしまった、電話をかけた相手がいつも話し中だ、ペンがどこかへいってしまった、エレベータが故障している、コンピュータの画面に《システム・エラー》と表示された、シャツにコーヒーのしみをつけてしまった……。日常よく経験する、こういった厄介な出来事はすぐに忘れてしまうものだし、それによって引き起こされるストレスの反応もごく一時的なものに過ぎない。だが、こういった厄介ごとが重なって起こったり、あるいは繰り返し起こったりすれば、想像以上の打撃をこうむりかねない。《水滴石を穿つ》という諺のとおり、たった一滴の水も、絶え間なく落ちつづけることによって石に穴をあけてしまうことがあるのだ。

また、些細な事柄がコップの水をあふれさせる最後の一滴になることもある。すでに大きな問題でストレスを感じていたとすれば、ほんの些細な厄介ごとに直面しただけで、びっくりするような反応を起こすことがあるのだ。

管理職に多い。彼らの間では、残念ながらこれが普通の仕事のやり方になりつつあるようで、場合によっては別に人から邪魔をされたわけでもないのに、自分で仕事を中断して、仕事から仕事へと渡りあるく中間管理職もいると聞く。集中するのが難しいのか、あるいは嫌な仕事はついあとまわしにしてしまうということなのか……。いずれにしろ、そんなやり方をしていたら、ストレスは高まるばかりである。

電子メールの侵略

さて、これまでにも何度か述べてきたとおり、電子メールというのは職場のストレスの大きな要因となっている。そこで、この項では、ストレスと電子メールの関係について、もう少し詳しく説明することにしよう。

まずはサラリーマンたちの声を聞いてほしい。「私は一日に四十通から五十通ものメールを受け取るんだ。こんなにあったら、どうやったら、大事なものとそうでないものを見分けることができるというんだ」、「くだらないメッセージに忙殺されているよ。読んで、返事をして、そんなことで日に何時間もとられるのさ」、「メールを仕分けるだけで大変なんだ。山ほど書類が待っているっていうのに、まったく余計な仕事を増やしてくれるよ」……。サラリーマンはただでさえ働きすぎなのである。それなのに、電子メールは本人の不在中にもたまっていくので始末が悪い。これがストレスになるのは当然である。

実際、「ヴァカンスから戻ったら、三百通はメッセージが届いていた」とか、「三週間留守にしただけで、メールが千四百通たまっていた」などという例は決して珍しいものではない。これではおちおちヴァカンスも楽しめない。

まったく数字を聞いただけで目眩《めまい》を起こしそうである。ところが、電子メールの侵略は今後も続き、これを世界的な規模で見ると、二〇〇五年には毎日、およそ三百五十億通のメッセージが送信されるだろう、ということである。これは二〇〇〇年の数字の三倍にあたる。目眩どころか、卒倒しそうだ。

いや、確かに電子メールが素晴らしい情報伝達手段であることは言うまでもない。ビジネスの世界においては、管理職はもちろん、多くのサラリーマンが電子メールの重要性を認めている。だが、問題はその使用法である。もう少し具体的に言えば、〈不必要なメールが多すぎる〉結果、〈メールを仕分けるのに時間がかかり〉、また〈何が重要で何かそうでないか見分けがつかず〉、最終的には〈働く人々のストレスを増加させる〉――そういうことである。これは新聞記事でも繰り返し指摘されている。

だが、企業が電子メールを導入したのは、情報伝達をさらに効率的にさらに迅速にするためではなかったのか？　ところが、その導入によって、情報伝達に歪みが生じ、一部で効率が悪くなっているばかりか、社員に対して無用のストレスをもたらしている。この状態に、企業はもっと自覚的になってよい。そもそも、何か新しいやり方なり、テクノロジーなりを導入する時、企業はそれにかかる費用と経済性とを比較分析する。だが、せっかく分析を行うのであれば、「それが働く人々にどういう影響をもたらすか」ということも考慮に入れる必要がある。《私たちの最も大切な財産、それは人材だ！》というスローガンを実践している企業なら、なおさらである。これからも企業が電子メールを使っていくのであれば、もっと人間的な要素を考慮に入れ、このあらたなストレスの原因を最小限に抑え、うまく管理できるよう、いくつかの基本的なルールを設けることが大切である。

おそらく、電子メールがこれほど使われるようになったのは、何よりもその簡便さ故《ゆえ》だろう。なにしろ、ただクリックするだけで好きなだけ原本通りのコピーを作成できるのである。しかし、その簡便さ故に、もういっぽうでは言い訳の道具、あるいは保身の道具として使われていることも見逃せない。「そのことは君にメールで伝えたはずだよ」、「見てないわけじゃないだろうね、私はコピーを送ったんだよ」、こう言われたら、どうやって反論できるだろう。そこであらためて確認したら、確かにメールは受け取っている。だが、そのメールはまだ仕分けのすんでいない、膨大な未整理の山のなかに埋もれているのだ！

　こんな話さえある。先日、知りあいの企業の幹部が教えてくれた〈電子メールの非常識な使用例〉だ。ある日、その幹部は大切な顧客を自分の執務室で待っていた。ところが、なかなかやって来る気配がないので受付に電話を入れてみた。すると、驚いたことに、案内嬢は、「お客様はホールでもう三十分もお待ちになっていて、かなりイライラした様子でいらっしゃいます」と、その幹部に告げたというのである。そして、さらに驚いたことには、「あのう……お客様がお見えになった時に、メールでお知らせしましたけど……」と言ったというのだ。その幹部は最後に私に言った。「電話を一本入れて知らせてくれたほうがずっと簡単で効率的ではなかっただろうか……」。そのとおりである。

　これはひとつにはコミュニケーションのあり方の問題である。受け取るメッセージの量が桁はずれに増大したこと以上に、電子メールの大きなデメリットは、コミュニケーションから人間的な部分を奪いとってしまったことである。人間はただ情報を交換するためだけにコミュニケーションを行っているわけではない。そのことを忘れてはならない。私たちのメッセージにはいつも満足とか、心配、怒り、失望というような感情が込められている。しかし、こういった感情は電子メールにはほとんど表れないものだし、さらに悪いことには誤って伝えられてしまうことさえあるのだ。たとえば、ひとりの同僚に対して次のようなメッセージを送ったとしよう。「ルグラン関係の書類は明日の午後二時までに必ず仕上げるように」と……。さて、この同僚は実際にこのメッセージをどう受けとめるだろうか？　期限に間に合わないんじゃないかと不安になる？　それとも、この命令口調に腹を立てる？　誰かに手伝ってもらわなければと思う？　不満を感じてしまう？　電話で連絡を取るなり、さらには面と向かって告げるなりしたほうが同僚の受けとめ方を見ることができ、コミュニケーションによる気持ちの交流がもっとうまくいくはずである。

もちろん、電子メールに人間的な要素がまったく欠けているというわけではない。時には心のこもったメッセージを送ったり、グループを取りまとめてつきあいの輪を広げたり、あるいは、直接連絡を取ることが難しい場合につきあいを回復させるための手段として前向きに使うこともできる。だが、それでも電子メールが社内で唯一のコミュニケーションの手段となってしまうのは、問題があると言わざるを得ない。はたして、電子メールだけで、職場におけるまっとうな人間関係が維持できるのか？　この先でまた論じるように、人間関係というものは、すでに職場におけるストレスの重要な原因のひとつになっている。もしそうなら、そういった観点からも、電子メールの使用には注意をしたほうがいい。

労働時間の削減

最後は〈労働時間の削減〉とストレスの問題である。

驚くことかもしれないが、ストレスは必ずしも労働時間の長さと直接的に関係しているわけではない。その証拠に、フランスでは週の労働時間が三十五時間までと法律で定められた結果、ほかの先進諸国に比べると、働く時間は驚くほど短くなっている（アメリカのサラリーマンの平均週間労働時間は四十三時間から四十七時間。日本のサラリーマンにいたってはさらに長い)。ところが、ほかの国に比べて、フランス人のストレスが強くないかというと、決してそんなことはない。精神安定剤や抗うつ剤の消費量といった面からすると、フランス人はむしろよその国よりも多いくらいなのである。すなわち、それほどストレスが強いということだ。

いったいこれはどういうことだろう? どこに問題があるのだろう? 確かに〈週三十五時間労働法〉の制定によって労働時間が削減されたことは、職業生活と私生活とのバランスをうまく取るのに有効かもしれない。しかし、職場でのストレスという点から考えれば、それを減少させたとは言えない――むしろ増加させたところもあるくらいだ。

これは調査の数字にも表れている。というのも、〈週三十五時間労働法〉の実施に関して、サラリーマンを対象にして行われたアンケートによると、〈三十五時間制〉が日常生活にもたらした効果については、確かにかなりの人々が前向きの評価を下している(五九%のサラリーマンが肯定的な回答を示している)。ところが、労働条件への波及効果については、むしろ失望を感じている人が大勢いるのだ。すなわち、四六%のサラリーマンが「ストレスは減少しなかった」と感じ、そのうちの四分の一は「ストレスがさらに悪化した」とさえ感じているのである。

いや、一般のサラリーマンだけではない。この問題に関しては、おそらく管理職の人々のほうが深刻な状況に置かれていると言える。というのも、たいていの場合、管理職というのは、〈週三十五時間制〉の適用を受けないからだ。したがって、管理職にとって〈週三十五時間制〉の実施は、管理職として責任を持たなければならない仕事は増えるいっぽうなのに、実際にその仕事をするはずの部下の労働時間は少なくなる、ということを意味する。その結果、多くの管理職は、部下の分まで仕事をしなければならず、そのため夜遅くまで残業したり、家に仕事を持ち帰ったりする羽目に陥ってしまうのである。実際、最近の調査によると、実に六二％の管理職がこの〈週三十五時間制〉によって仕事の量が増えたと感じ、三二％がその結果として生じてくる労働条件の悪化を嘆いていることが明らかになった。大多数の管理職にとって自分の労働時間が週三十五時間以内で収まるという状態は、まさに夢のまた夢なのである——事実、フランスの管理職は週平均四十五時間働き、そのうちの二五％は五十時間以上働いているのだ。

このように、労働時間の短縮を目的にした〈週三十五時間制〉の実施によって、管理職は逆に労働時間が増えるというストレスを受ける。また、一般のサラリーマンは〈短い時間のなかでこれまでと同じ量の仕事をこなさなければならない〉というストレスを受ける。こういった問題についてはさらに議論が重ねられるべきだろう。最後に、これに関する証言をひとつ紹介しよう。

あるサラリーマンの証言

「昔はいくら忙しいといっても、毎年決まった時期に一時的にそうなるだけでした。いや、確かに大変は大変でしたが、そこにはある種の連帯感も生まれるので、私は結構それが気に入っていました。ところが、今では時期に関係なく、年がら年中忙しい……。すべてが急ぎの仕事になってしまったんです。その結果、誰もが『ミスを犯すのではないか？』、『きちんと仕事をこなせないのではないか？』と恐れています。これではストレスがたまってイライラしてしまいますよ」

3　この変化にはついていけない!

何も変わらないようにしようと思ったら、すべてを変える必要がある
――ジュゼッペ・トマージ・ディ・ランペドゥーサ『山猫』（ヴィスコンティ監督『山猫』の原作）

つい数十年前まで、人間は何世紀にもわたってほとんど同じような道具を使い、同じような行為を繰り返し、似かよった環境のなかで生活してきた。十六世紀の農民と十八世紀の農民のちがいは、たとえそれがあったとしても、わずかなものである。このような時代においては、普通の人が一生のうちに〈いくつもの変化〉を経験することはまずないと言ってよい。

ところが、第二次世界大戦以降、私たちの社会において、変化というものは目で見てはっきりわかる特徴のひとつになった（アルビン・トフラー『未来の衝撃』邦訳は中公文庫）。それは、私たちが日常使っている品物を思い浮かべてみれば十分に納得できる。そういった品物のうち半分は、わずか二十年前には存在しなかったものなのである。さまざまな学問の進歩についても然り。たとえば、医学の分野ではこの一九七〇年代から今日までの三十年間に、ヒポクラテスの時代からそれまでの間と同じだけの知識が積み重ねられてきている。しかも、この進歩の速度は今後ますます速くなり、この先、十年間では、この三十年間と同じくらいかあるいはそれ以上の進歩が遂げられるだろうと考えられている。現代はまさに〈変化の時代〉なのである。

ということになれば、もちろん、現代を生きる企業が〈変化〉と無縁でいられるはずがない。むしろ、企業では大きなものから小さなものまで、〈変化〉というものが肯定的に捉えられ、はっきりと目に見える形で推進されていく傾向にある。大きなところでは他社との合併、組織の再編、社名の変更、本社の移転。そして、社内で働く人々にとっては、転属や転勤……。これは数字にも表れ、ある調査によると、二〇〇〇年には三人にひとりの管理職が異動を経験していることがわかっている。また、社外への異動、すなわち転職について言えば、一九九七年には四%だったものが、二〇〇〇年には一二%に増加している。

では、こういった変化が働く人々にとってどんな影響を与えているか？　変化が突然で、しかも苦痛を伴うようなものであれば、ストレスの要因になることは疑いない。いや、これは不思議なことでもなんでもない。第II部でまた詳しく述べるように、ストレスというのは〈変化を前にした個人の適応反応〉であると言えるからである。ちなみに、**表3-1**の自己診断テストは、配偶者の

キャリアの段階とストレス

ここではキャリアとストレスの関係をキャリアの進行に応じて説明していこう。

キャリアの序盤

個人的に思い描いていた仕事に対する期待と、現実の仕事の世界との落差が不安や不満の原因となる。

キャリアの中盤

仕事上のチャンスも少なくなり、「先が見えた」と感じる。それがフラストレーションの引き金となる。この時期はまた、職業生活と家庭生活の間に葛藤が生じる時期でもある。

キャリアの終盤

能力の維持や新しい技術への適応に不安を覚える。「もうそれほど役に立っていない」という思いにやる気が失われることも多い。

定年

エネルギーを別の活動へと向けなければならない時期である。というのも退職がうつ病の原因になりかねないからである。

ニコル・ラスカル「職業的なストレスと疲労の社会心理的な要素」より

死や離婚、病気、結婚、定年退職、引っ越し、ヴァカンスなど、大きなものから小さなものまで、日常生活における〈変化〉がどの程度のストレスを与えるのか、その目安を示したものであるが（これによって回答者のストレスのレベルを測定する）、これを見れば、私たちがどれほどストレスを伴う〈変化〉に取り巻かれているかわかるだろう。しかも、この〈変化〉は何も悪いものだけがストレスを与えるとは限らない。一見とるに足らない〈変化〉、あるいは昇進などの〈良い変化〉もストレスの要因になっているのである。

したがって、企業をより良くし、業績を最大限に伸ばすために、たとえきちんとしたやり方で〈変化〉が導入されたとしても、社員がその〈変化〉に適応しきれないために、結果的には失敗に終わるということがあり得る。J・R・ギャロジーが言うように、《組織の変更がその目的をうまく達成できないとしたら、その失敗の原因のうち三〇%から七〇%は人間的な要因に関わる》ものなのである。逆に言えば、職場に〈変化〉を導入するのであれば、そこで働く人々の心理的メカニズムを知っておかなければならないということである。それによって、私たちは無用なストレスを防ぎ、あるいはストレスから働く人々を守ることができるのだ。

変化にまつわる神話

だが、問題は、企業も――そしておそらくはサラリーマン自身も、〈変化〉に対する人間の心理的メカニズムを知らなさすぎるところにある。その結果、企業には数多くの〈変化にまつわる神話〉があり、サラリーマンのストレスを増加、もしくは悪化させている。以下、五つの神話をあげて、それを具体的

社会活動の変化	18
10万フラン（200万円）以下の抵当あるいは借金	17
睡眠習慣の変化	16
家族のだんらんの変化	15
食習慣の変化	15
ヴァカンス	13
クリスマス	12
罰金あるいは違反金	11

（ホームズ＆レイ「社会的再適応評価尺度」）

この自己診断表は、仕事に関係することを含めて、毎日の生活のなかでストレスの要因となる〈変化〉とはどんなものなのか、その〈変化〉を具体的に示し、またそれぞれの〈変化〉がどれほど大きな意味を持っているかを数字で示したものです。この〈変化〉には、解雇や家族の死のような不幸な出来事のほかに、昇進や子供の誕生のような幸福な出来事も含まれています。というのも、〈変化〉の性質には関わりなく、人はその新しい状況への適応が要求されるからです。変化が重大で、そのテンポが速くなれば、この要求は大きくなり、ストレスもまた大きくなります。

診断のやり方

過去1年間をふり返って、リストに挙げられたような出来事が起こったかどうか、思い出して下さい。それぞれの出来事にはその重要性に応じた点数がつけられています。もし、ひとつの出来事が1年間に何度も起こった場合は、点数にその回数を掛けて下さい。そして、最後にすべての点数を合計してください。これがこの1年間にあなたが受けたストレスのレベルを示す点数になります。

この合計点数を見れば、この先2年間に、あなたがどれくらい心身の病気にかかる恐れがあるか、その危険度が予想できます。

■合計点数が150点から199点の間にある場合
　この先2年間に、あなたが心身の病気にかかる危険度は35%でしょう。

■合計点数が200点から299点の間にある場合
　この先2年間に、あなたが心身の病気にかかる危険度は50%でしょう。

■合計点数が300点以上の場合
　この先2年間に、あなたが心身の病気にかかる危険度は80%でしょう。

注意：この自己診断テストの結果は、あくまでも相対的なものに過ぎません。ストレスがもたらす影響には個人差があるので、個人がひとつひとつのストレッサー（ストレスの要因になるもの）とどう関わっているか、あるいはストレスをどう管理しているかなどによって、実際の危険度はちがってくると思われます。

表3-1　自己診断テスト①

あなたはどのくらいの大きさの〈変化〉に直面しているか？

配偶者の死	100
離婚	73
妻あるいは夫との別居	65
刑務所での勾留	63
家族の死	63
怪我、あるいは病気	53
結婚	50
解雇	47
妻あるいは夫との和解	45
定年退職	45
家族の病気	44
妊娠	40
性的な悩み	39
子供の誕生など新しい家族が増える	39
転職など職業上の問題	39
家計の財政状態の変化	38
親友の死	37
異動などの職業上の状況変化	36
夫婦喧嘩の増加	35
10万フラン（200万円）以上の抵当あるいは借金	31
抵当差し押さえ、あるいは借金の支払い期限	30
昇進などによる職責の変化	29
子供の独立	29
親戚との問題	29
ゴルフ・コンペでの優勝など、個人的な快挙	28
配偶者が職につく、あるいは職を離れる	26
入学、あるいは卒業	26
生活条件の変化	25
個人的習慣の変化	24
上司とのトラブル	23
労働時間や労働条件の変化	20
引っ越し	20
転校	20
趣味やレジャーの変化	19
宗教上の変化	19

に説明しよう。

第一の神話　変化は何の苦痛も伴わずに行われる

これはもちろんまちがっている！　変化が起これば、人はそれに適応しなければならないのだから、社員にストレスを与えることなく〈変化〉を行うことは不可能である。考えられるとすれば、ストレスを管理しながら〈変化〉を行うことであるが、それはストレスがまったくなくなるということではない。変化が起これば、ストレスは生じる。それを認めないのは重大な誤りである。

あるビジネス・ウーマンの証言

「情報システムが変更されることになって、二日間、研修を受けたんです。それなのに、新しいソフトを使う段になって、私はひどくうろたえてしまって……。もう引け目を感じてしまいましたよ。私には能力がないんだと思って……。だって、最初は何の困難もないだろうと思っていたんですから……」

第二の神話　人はすぐに変化に対応できる

これもまた、まことしやかに言われていることである。しかし、変化が起こってから、それを受け入れ、消化するまでの間には、いくつかの重要な段階が必要である。変化というものは、瞬時に行われるものではなく、いくつもの段階を追って進行していく、ひとつのプロセスなのである。

人間はコンピュータのように一瞬にして古いソフトを新しいソフトに置き換えるといった機能は持っ

ていない。もちろん、ウィンクひとつで魔法のようにある状態から別の状態へと変えてしまうような〈オン―オフ〉のスイッチもついてはいない。それを忘れたら、失敗の危険は大きくなる。

ある管理職の証言

「社内で私の職務や責任についての見直しがなされてね、私は翌日からでも、新しい職務を遂行しなければならなくなったのだが、結局慣れるまでには数週間もかかってしまった。いや、今だから言うが、新しい仕事には準備期間が必要だということを上司はよくわかってはいないのではないかと思ったよ」

第三の神話　大きな変化だけが大きな問題を引き起こす

ある大きなビスケット製造会社がほかの食品会社との合併を決定して、社名が変わることになった。これは大きな変化である。だが、その社名によほど愛着のある人間（たとえば幹部や愛社精神の旺盛な人）は別として、一般のサラリーマンにとっては、社名の変更など、あまり大きな問題ではないことが多い。

その反対に、たとえば新しい事務所への移転、すなわち勤務する場所の変更のような小さな変化のほうがよほど大きな問題や困難を引き起こす場合が多い。〈変化〉というのは、著しく主観的な概念である。したがって、企業にとってはごく小さなことがそこで働くサラリーマンには我慢できないと感じられることがあり得るのだ。

あるビジネス・ウーマンの証言

「二年前、会社が大きな国際グループに買収されたの。でも、私は別に動揺しなかった。それよりも、社内の仕事が組み替えられてしまったことのほうが問題だったわ。いままでの同僚とはもう一緒ではなくなってしまったのよ。そう、私にとってはこのことがほかの何よりも辛かったわね」

こういった一般社員の心理的メカニズムは、往々にして企業の幹部には理解されない。幹部たちは、たとえ合併や組織の再編のように変化が大きなものであっても、解雇を伴うわけでなければ、その変化に不満を持ったり、うまく適応できなかったりする人がいることを不思議に思うのである。ましてや、もっと小さな変化であればなおさらである。しかし、明らかにサラリーマンは重大なストレスに耐えている。十年、二十年、あるいは三十年来の職務や決まった作業手順に慣れている人々がある変化に直面すれば、たとえ解雇される心配がなくてもストレスから逃れることはできない。人は〈変化〉に直面しただけでストレスを受けるものなのである。

第四の神話　変化にうまく適応できないのは能力の低い人間である

これもまた事実に反する。能力が高く、また会社のために情熱を持って力を注いできた人々が（というより、そういった人々にかぎって）、変化についていけないということがよくあるからだ。だが、この神話は思いのほか根強い。というのも、能力のある社員（たとえば上級管理職）自身が、自分たちは変化に強い、したがってストレスに強いと思い込んでいるからだ。ひとつ例をあげよう。ある企業でストレスについての講演を行った時のこと。会場には一般の事務職の社員たちが集まっているだけで、管理職の姿は見あたらなかった。いや、私の講演があることを管理職たちが知らなかったわけではない。その証拠に、講演のあと、廊下でそういった管理職のひとりとすれちがった時、その管理職は満面に笑みを浮かべると、私に向かってこう言ったからである。「そうか、あなたがお見えになるのは今日でしたね。ストレスについてですか……。良いことです! 確かに彼らには助けが必要だ」。言わずもがなのことだが、その言葉の裏には、〈我々には関係のないことだがね〉という本音が顔を覗かせていた。

管理職（あるいは能力のある社員）はストレスとは無縁であり、ストレスは一般の社員（あるいは能力の低い社員）だけに関わることだ、という考え方は、単にまちがっているばかりでなく、危険でさえある。能力があろうがなかろうが、変化が起これば人は誰でもストレスにさらされる。その時にうまく適応できないことが〈能力が低いこと〉の証しだということになったら、それは余計

表3-2　〈変化〉にまつわる神話と現実

神　話	現　実
〈変化〉は何の苦痛も伴わずに行われる	〈変化〉は結果的には適応を要求する。すなわち、ストレスを伴うものである
人はすぐに〈変化〉に対応できる	〈変化〉を受け入れ、消化するにはいくつかの段階が必要である。したがって、〈変化〉が即座に実行に移されることはまれである
大きな〈変化〉だけが大きな問題を引き起こす	ある〈変化〉をどのように受けとめるかは人によってちがう。また、その受けとめ方はいつも合理的であるとは言えない
〈変化〉にうまく適応できないのは能力の低い人間である	能力が高く、仕事に情熱を注いできた人のほうが〈変化〉に耐えられないケースも多い
〈変化〉を成功させるには過去を忘れなければならない	過去には素晴らしい思い出もあるので、それをすべて忘れなければならないとしたら、多大な喪失感や哀惜感を抱かせることになる

な罪責感を助長するだけである。それはまた〈変化は何の苦痛も伴わずに行われる〉という第一の神話に結びつき、〈いつも問題を投げかけるのは最も能力のない者たち、つまりは会社の役に立たない者たちだ！〉というさらに恐ろしい神話を創造することになる。これは絶対によくない！

第五の神話　変化を成功させるには過去を忘れなければならない

ある〈変化〉を実行しようとする時、企業はどのくらい将来が輝かしいものになるのか、懸命になって説明しようとする。その結果、つい過去を否定しがちになるが、これは社員にとって大きなストレスの原因となる。

ある サラリーマンの証言

「実は最近、販売戦略が変更されたんです。新しいやり方を身につけ、それに慣れることは、私にとっては楽ではありませんでした。ですが、最も辛かったのは、〈今まで君たちがやってきたことは失敗だったんだ〉と、よその部の人から言われることでした。せっかく今まで築きあげてきたものが音をたてて崩れてしまうような気がして……。え

昇進などの〈良い変化〉がどうしてストレスの原因になるのか？

不思議なことだが、昇進もストレスの原因になり得る。だが、これには理由がある。というのも、まず昇進のおかげで人は以前よりも自由のきかない立場に追い込まれ、また、その地位にふさわしい仕事をしなければという思いから、自分の能力に疑問を持つようになることがあるからだ。そのうえ、管理しなければならない部下も増え、他人の視線にさらされることもが多くなる。というわけで、昇進というのはストレスの強い要因になり得るのである。

いや、昇進だけではない。結婚や出産などの幸福な出来事、すなわち〈良い変化〉もストレスの原因になり得る。これはストレスというものの一面をよく表していると言えるだろう。

え、誰もが自信をなくしてしまいましたよ」

たとえ過去のやり方によくない部分があったとしても、そこには〈一生懸命努力した〉とか、〈このやり方で業績をあげることができた〉など、そのやり方をしてきた人々にとって大切な思い出が付随《ふずい》している。それをまるで《ゴミ箱を空にする》というアイコンをクリックするかのように、すべてを忘れさせようとするのは無駄なことである。いや、有害なことですらある。過去を否定せずに受け入れることのほうが、私たちが進歩していくためには有益なことも多いのだ。

変化の意味は社内の立場によってちがう

たとえば、社長なり上層部なり、〈変化〉を決定する人は、それを実行する一般の社員ほど、〈変化〉に対する不安を持っていない。だが、実を言うと、このずれが物事を複雑にしているのだ。そこでこの項では、社内のそれぞれの立場から〈変化〉を見てみよう。

サバイバー・シンドローム(ストレス後遺症候群)

リストラが行われたあと、解雇をまぬかれた人々には〈サバイバー・シンドローム〉と呼ばれる状態が突然、襲いかかってくることがある(これは自然の大災害にあって難を逃れた人々や、人質にとられて先に解放された人々に起こる状態とよく似ている)。このシンドロームは、具体的には次の2つの特徴を持つ。ひとつは、危機が去った状態のもとで、「もしかしたら、自分が解雇されていたかもしれない」と思うと、あとから不安が生じ、ストレスを感じるということ。もうひとつは、「同僚の誰それは解雇されるべきではなかったのに、解雇された。それなのに、自分は解雇されなかった」というように罪責感を抱き、それがストレスになるということである。リストラをまぬかれたというのは、確かに幸運なことかもしれないが、それはそれであらたな重荷を背負わされることになる。生き残った人々も決して楽ではないのである。

企業のトップ――変化の決定者から見た場合

企業のトップには〈変化〉について、じっくり考えて準備をするための期間がある。また、〈変化〉を経営戦略のなかに位置づけ、長期的展望のもとに考えることができる。したがって、企業のトップにとって、自ら決定した〈変化〉は不安でもなんでもない。むしろ、希望の灯りである。要するに、企業のトップは、早く〈変化〉を実行に移し、その結果を見たくてうずうずしているのだ。

一般の社員――変化の実行者から見た場合

これに対して、〈変化〉の実行者、すなわち、一般の社員の場合は、〈変化〉に対してじっくりと考えたり、準備をしたりする期間がない。というよりも、トップがぎりぎりになってから〈変化〉を発表するのを聞いて、茫然とすることのほうが普通である。しかし、企業の側からすれば、一般の社員に対して〈変化〉に対する準備をさせることは可能である。実際、中間管理職をセミナーに参加させて、〈実行に困難の伴う決定を前もって部下に伝える〉ことを学ばせている企業もあるくらいだ。というのも、たとえ〈ソフトを入れ替える〉といった小さな決定であったとしても、日常業務への影響は――特に最初のうちは――地震でも起きたかと思うくらい大きなものだからである。この時、この決定を伝えるのに、〈業務通達〉という方法を用いるのは最悪である。そういった伝達法は、〈部下を尊重していない非人間的なやり方だ〉と受け取られる恐れがあるからだ。「直接伝える勇気もないんだよ。まるで自分には関係ないっていうように、メールで知らせてくるんだからね」……。部下たちはそう感じてしまうのである。

また、きちんと伝えるのを怠っているうちに、上層部の決定した〈変化〉が別のところから洩れてしまうこともある。これは社員に与える影響としては、さらに悪い。たとえば、ある社員が同僚に対して、「新聞に書いてあったんだけど、うちの会社、リストラの計画があるんだって？　そんなことをいきなり新聞に発表するなんて、いったいなんてひどいやり方なんだ！」と憤慨したとしたら、その憤慨は当然である。

確かに〈困難を伴う決定〉を伝えるのは、気の進まないものだろう。だが、もともと〈困難な決定〉を行い、それを実行に移させていくのが〈会社を経営する〉ということなのだ。そのつけをストレスの形で、一般の社員に押しつけてはならない。

さて、こういった準備期間の問題のほかに、企業のトップと一般社員の間には、〈変化〉に対して、また別のずれがある。そのずれとは、すなわち、企業のトップが〈変化〉を経営戦略の一環として、いわば知的に考えているのに対し、一般の社員のほうは、自分たちの日常を脅かすものとして、どうしても感情的に考えてしまいがちだということである。いや、この感情という問題をおろそかに考えてはいけない。感情というのは、会社内で生きていくために、きわめて重要で厄介な問題なのだ。この問題については本書のなかでこの先、繰り返し論じることになるだろう。〈ストレス〉と〈感情〉というのは、互いに交錯して職場での日常生活を織っていく二本の糸——縦糸と横糸なのである。

そこでストレスに絡めて、この感情の問題を少し考えてみよう。実を言うと、ビジネスの世界では、この感情というものがあまり大切な要素だと思われていない。その結果、たとえば〈変化〉について考えてみても、社員たちが〈変化〉を前にして不安になったり腹を立てたりすることが、一般的には認められていないのである。しかし、たとえそこが職場であったとしても、生きている以上、人が感情を持つのは当たり前である。「今までやってきたことは、まったく無駄なことだったんだ。だから、今になってすべてを変えてしまうんだ！」。社員がそう考えて、失望したとしたら、まずはその感情を受け入れ、それからその感情をなだめるべきである。〈変化〉には感情がつきものなのだ。企業のトップは、自分たちが〈変化〉を知的に受けとめているので、それに気がつかないのである。〈変化〉を円滑に進めていくためには、この一般の社員の感情を考慮に入れることが不可欠になろう。それによって、〈変化〉に伴う社員のストレスはずいぶん小さなものになると思われる。

さて、トップと一般社員との間にはこれ以外にもずれがある。それは〈変化〉の決定がなされた時、一般社員のほうはこの〈変化〉をつい「上から押しつけられたもの」として感じてしまいがちなことである。このことがまた〈変化〉を受け入れがたくしているのだが、これはあながち理由のないことではない。これまでに何度も述べてきたように、心理学の理論からみても、〈変化〉に直面した時にストレス反応が起こるのは当たり前のことだからである。あらたな状況に置かれた時、私たちの生体システムは自動的に警戒態勢に入る。突然、経験したこともない環境に追い込まれた動物はすぐさまストレス反応を起こし、不安に苛まれはじめる。全神経を集中させて起こり得る危険について考えを巡らせる。芝生はもはや緑には見えなくなり、太陽も暖かいものとは感じられなくなる。考えることはただひとつ、「気をつけろ、草むらには猛獣が隠れていて、今にも飛びかかろうと狙っているかもしれないぞ」ということだ。〈変化〉というのはそういった意味を持っているのである。

もちろん、この〈変化〉、そしてそれに適応するためのストレス反応によって、私たちは新しい状況を生き延びることができる。その意味で言えば、〈変化〉も、そしてまたストレスも必要なものである。

だが、そのいっぽうで、何らかの〈変化〉が起こった時、その〈変化〉に直接関わる社員が、それによって生じた不都合な部分しか見ようとしないのは、これもまた当然のことである。「新しいコピー機は、性能は良くなったけれども、また最初から使い方を覚えなくてはならないのが面倒だ」、「事務所の内装をやり直すのにすべての備品を運び出さなければならない。そんなことで時間をとられるのはうんざりだ」。こう社員が感じるのは、決して理由がないわけでも、わがままなことでもない。

こういった社員の感情をなだめ、それが重大なストレスになるのを防ぐには、やはり〈変化〉の理由をきちんと説明することが大切になるだろう。一般社員のほうだって、トップと同じように〈変化〉の必要を頭で理解し、それに備えてしっかりとした心構えができているなら、それによって生じる不都合をあまり強くは感じないはずだからである。といっても、それでもなお〈変化〉に対して消極的な姿勢を見せる社員たちがいたら、その社員たちに罪悪感を抱かせないようにする配慮も必要である。彼らは不平屋でも愚か者でもない。ただ、〈変化〉を前に、ごく当然のこととして、不安を感じているだけなのである。〈変化〉を導入する際にストレスを考慮に入れないのは、心理学的に見てもまちがっている。大切なのは、この〈変化〉とストレスのメカニズムをよく理解することなのである。

最近、ある巨大電気通信企業が、技術者の仕事内容に少しずつ営業的な要素を加えていき、ついには技術者を営業マンに変えてしまうという〈大変革〉を成しとげたという事件があった。これはおそらく当の技術者たちにとっては大変な問題で、新しい仕事に慣れるにはかなりの努力が必要だっただろう。だが、結局のところ、それがうまくいったのは、この電気通信企業が「変化は簡単には進まない」という認識を持ち、「この変化によって社員たちは大きなストレスにさらされる」ということを考慮に入れていたからではないか? 私はそう思う。

中間管理職――変化の管理者から見た場合

社内の立場から〈変化〉を見る場合、トップや一般社員と並んで、もうひとつ忘れてならないのが中間管理職である。中間管理職は、トップで決定された〈変化〉が一般社員のレベルで実行されるよう、そのプロセスを管理する立場にある。別の言い方をすれば、〈変化〉を計画する人間と、それを実行する人間との間で〈サンドイッチにされる〉立場にあるわけで、もしそうなら、これがどれほどストレスのたまるものか、あらためて言うまでもない。

問題はとりわけ、自分自身が反対する〈変化〉を部下に実行に移させる場合に起こる。すなわち、中間管理職は意思決定には参加できないし、参加できてもその関与は制限される。そのいっぽうで、上層部の決定を部下に伝えて実行に移させるのがその主な役目である……。ということから、自分の内部で〈価値観の対立〉が生じてしまうのだ。この中間管理職の戸惑いはよくわかる。自分自身も受け入れられない〈変化〉を実行に移させるのに、どうしたら部下にやる気を持たせることができるだろう？

こういった中間管理職のストレスを少しでも小さくしようと思ったら、企業のトップは中間管理職に対して、〈変化〉をもっと人間的に実行に移させる方法を学ばせるべきである。たとえば、〈実行に困難が伴う決定を部下にうまく伝える技術〉、〈変化に不安を抱く部下の話を真摯に聞く気持ち〉、そして〈心情的には部下の味方になる心づもり〉、そういった技術や気持ちがあれば、当の中間管理職のストレスはもちろん、部下のストレスもかなり小さなものなるだろう。だが、ほとんどの中間管理職はこういった訓練を受けていない。しかも、もともと彼らが中間管理職になったのは、仕事の能力が高かったからで、必ずしも人間的な側面が豊かであったからではない。その意味では、自他の感情を認めることも含めて、人間性を高めさせること——あるいはそういった訓練を受けさせることが大切である。

いや、今「自他の感情を認める」と言ったが、これは重要なことである。というのも、管理職は不安や同情、怒りなど、感情的な反応を持つことさえ認められていないからである。「有能な管理職というのは、会社の玄関に入った瞬間、感情を捨て去らなければならない」と、そう思い込まされているのだ。

ひとつ例を挙げよう。あるアメリカ系巨大企業のフランスの子会社で、リストラが行われた時のことだ。本国からの指示で、その子会社の各部門の責任者は「組織が変わって、君のポストがなくなってしまった」という辛い知らせを部下に伝えなければ

表3-3　社内での立場による〈変化〉に対する見方

社内での立場	〈変化〉に対する見方
企業のトップ (〈変化〉の決定者)	・〈変化〉についてじっくり考える時間がある ・〈変化〉を知的に理解できる ・実行者（一般社員）の反応と直接向き合うことがない ・大局的に物事を考える ・長期的に物事を考える ・〈変化〉によって生じる事態、あるいは〈変化〉そのものをコントロールできる立場にある ・〈変化〉が根づくのを見たくて、また結果を出したくてたまらない ・とりわけ〈変化〉がもたらす利益に敏感である
中間管理職 (〈変化〉の管理者)	・決定者と実行者の間で板挟みになる ・意思決定に参加することができない ・〈変化〉をうまく伝える訓練がされていない ・〈変化〉が部下に与える衝撃をうまく管理する訓練がされていない ・〈変化〉に対して迷いを持つことが許されていない
一般社員 (〈変化〉の実行者)	・〈変化〉に対して備える時間がない ・〈変化〉に対して感情的に反応することが多い ・個人レベルで物事を考える ・短期的に物事を考える ・〈変化〉によって生じる事態、あるいは〈変化〉そのものをコントロールできる立場にはない ・〈変化〉に対して即座にストレス反応を示す ・とりわけ〈変化〉がもたらす損失に敏感である

ばならなかった。この時のことを思い出すと、責任者たちは口々に言う。「夜も眠れなかったよ」、「会社勤めのなかでいちばん辛かったのはあの時だね」。こういった辛さが上層部に理解されたら、中間管理職はどれほど気持ちが楽になることだろう。企業の上層部も、そして当の中間管理職も、「人間には感情がある」ということを、この際、はっきりと認めるべきである。

止まらない変化

さて、これまで述べてきたように、〈変化〉というものは働く人々にとって大きな影響を与えるものである。だが、いくら変化が起こると言っても、それが時たまであれば、人はうまく対応できる。その結果、状況は改善される。だから、変化自体は悪いことではない。問題は、その変化が絶え間なく起こっているということである。しかもあらゆるレベルで……。

実際、組織の再編、職場の異動、仕事の方針転換、新しいオフィス機器の導入、コンピュータ・ソフトの入れ替えなど、大きなものから小さなものまで、〈変化〉は日常的に起こっていると言ってよい。いや、新しいオフィス機器の導入やコンピュータ・ソフトの入れ替えなどを小さな変化と言って軽視してはならない。どんなに簡単に見える仕事でも、人はその仕事をするのにいちばんふさわしい手順を覚え、それに従って作業を進めている。ところが、新しい機器の導入やソフトの入れ替えは、これまでの慣れた手順を捨てて、一からまたあらたな手順を覚えなおすということを意味する。これはもちろん必要なことであり、また、私たちはこれまで何か小さな変化が起こるたびに何百という作業手順を覚えなおしながら生きてきたのではあるが、それでも、そういった変化が表れるテンポがとてつもない速さで増大していくとするなら、いったいどんなことが起こるだろう？　私たち自身のハードディスクはすぐにいっぱいになってしまわないだろうか？　これは多くの研究が示していることである。

変化が起これば、必ずそれに対応するための新しい仕事が増える。働く人々にとって、それは仕事の負担の増加を意味する。新しい状況に慣れ、そこで結果を出すためには、その状況を把握し、そこでうまくやっていくための訓練もしなければならないからだ。それには多くの時間と心理的エ

テクノストレス

コンピュータもインターネットも電子メールも私たちの仕事を楽にするために考案され導入されたものである。ところがこういった新しい道具は、その技術が絶え間なく進歩するおかげで、利用者は常にその進歩についていかなければならなくなる。そこで発生するのがテクノストレスである――最新技術というのは、人間の活動のあらゆる領域にじわじわと浸透してきて、多くのサラリーマンを苦しめているのだ。また、実際の機器の扱いに関するストレスはもちろん、さまざまな理由で機器を扱うのが苦手な人々（たとえば中高年管理職）は、職場の変化についていけないのではないかという不安も感じている。こうして、機器の扱いそのものからくるストレスは、〈自分には能力がないのではないか〉、〈仕事をする資格がないのではないか〉という不安と結びついて、さらに大きなストレスになっていくのである。これはテクノストレスのうちでも〈テクノ不安症〉と呼ばれるものである。

いっぽう、こういった機器を扱うのが得意な人々も、別のタイプのテクノストレスから逃れられない。それは〈テクノ依存症〉と呼ばれるものである。最近、精神科医たちがしきりに論じている〈インターネット依存症〉などは、その典型である。この依存症にかかった人々は、コンピュータから離れられなくなり、もしそれを取りあげられたりしたら、不安や苛立ちなどの禁断症状を示すようになる。これは社会的にも大きな問題で、国によってはこの新しい型の依存症患者を治療するための相談室が開かれているくらいである。また直接的なコミュニケーションの減少に伴って人間的な要素が失われた結果、緊張や不安が大きくなって不眠症になったり、モニターの画面を見つづけることによって目が疲れたり、頭が痛くなったりするのも、テクノストレス、あるいはその結果だと言える。

ネルギーが必要とされる。そういった負担のかかることが、あらゆるレベルで絶え間なく起こっていること――〈変化〉のいちばんの問題はここにある。

変化とストレス

ただ、こういった〈変化〉も、前に述べた企業のトップの場合のように、自分で決定した〈変化〉であれば、さほど苦にはならない。変化の必要がわかっていて、そのための準備もできるからだ。また、変化の速度をゆるめたりと、〈変化〉をコントロールすることもできるだろう。だが、その変化が予測もできなければ、コントロールもできないものであったら？

変化が激しく、先行きが予測できなければ、企業のトップにとっても、〈変化〉はストレスの要因となる。先のことがわからず、何の見通しも立てられない。これは非常に厄介な状況である。そのような状況では、計画的に事業を進めることができなくなるからだ。これがどれほど経営者にとってプレッシャーのかかる状況であるか……。

いっぽう〈変化をコントロールできない〉ということで言えば、

パンタン門まで35分

数年前から、パリの外周環状道路には大きな電光掲示板が掲げられて、ドライバーに渋滞情報を提供している。その掲示板にはある門から別の門まで行くのにどのくらい時間がかかるのか、かなり正確な情報が示されている――たとえば〈バニョレ門まで47分〉、〈マイヨー門まで20分〉という具合である（外周環状道路は、昔の城壁の門を結ぶ形で走っている）。これはもちろん、ドライバーに先の見通しを与え、〈遅刻〉というストレッサー（ストレスの要因になるもの）や、それが招く結果に立ち向かう準備をさせるためである。確かにこの情報では渋滞を解消させることはできない。しかし、予測を可能にさせることによってストレスの有害な影響を減らすことはできるのである。

会社の決定をいきなり聞かされた一般社員もこれと同じ状況に直面する。というのも、ごく普通に考えた場合、一般社員は〈変化〉を決定することはまずできないと言ってよいからだ。たいていの場合、〈変化〉は上から押しつけられる形でやってくるのである。すると、そこで、前にも述べたように、〈変化〉を前にしたストレス反応が始まる。〈変化〉をコントロールできなければ、自分が変わるしかないからだ。

ここで、〈変化〉に関する簡単な原則を三つ挙げておこう。

①〈変化〉は、個人にとっては予測のできないものであるだけに、いっそう大きなストレスを感じさせてしまう。もし自分の所属部署が変わることを一ヶ月前から知らされていれば、その変化はずっと受け入れやすいものになる。反対に、今日の明日で押しつけられたなら、ストレスははるかに大きいものになるにちがいない。

②自分でコントロールできない〈変化〉には、普段の変化以上に大きなストレスを感じてしまう。ある変化に対して「それをとどめる術《すべ》はない」と感じたら、あるいは変化が上から押しつけられて反論ができないものであれば、その時感じるストレスのレベルは上昇するだろう。

③自分が望まない〈変化〉には、より大きなストレスを感じてしまう。変化の必要を認めた場合と認めなかった場合では、認めなかった場合のストレスのほうがはるかに大きい。

これは要するに、人間の問題である。〈変化〉に対応するということが、いかにストレスのかかるものであるか、いかに心理的なエネルギーを必要とするものであるか。この章のまとめをかねて、最後にもう一度、そのことに触れておきたい。まずは、それに関連する証言を聞いていただこう。

ある中間管理職の証言

「うちの会社は台風の目のなかにいるようなものだよ。組織の再編に合併、おまけに新しい業務の実施だ。管理職である以上、私は日頃の自分の判断基準からは、ずれるような事態も受け入れなければならない。何故ならこれが新しいやり方だからだ。といっても、コンピュータの扱いはやっぱり苦手だがね。と、まあ、そんなこともあって、時にはどうしていいかわからなくなってしまうこともある。なにしろ、状況は日々、めまぐるしく変わっていくんだからね。そして、思うんだ。自分には今のポストに就いているだけの能力や資格があるのかってね。だが、同時に、自分がついていけないと感じていることを自分では認めたくないんだよ」

解雇が健康に与える影響

ここ数年の間に、先進工業国各国では大規模な解雇が行なわれてきた。その影響は社会的なものだけにとどまらず、働く人々の健康にまで及んでいる。

これについては、ひとつ興味ぶかい調査の結果を紹介しよう。1991年から1995年にかけて、フィンランドの南西部の都市に住む981人のサラリーマンを対象にして行なわれた3回の調査の結果である。フィンランドは1990年代の初めに深刻な経済危機を経験し、その間に失業率も1990年の3.4%から1993年の18.9%へと増大したのだが、研究者たちはこの経済危機によって大規模な解雇が行われる直前の1991年、経済危機がもっとも厳しかった1993年、そして状況が回復しはじめた1995年の3回にわたって、解雇と病気欠勤の関係を調べたのである。結果は一目瞭然だった。解雇が激しかった時には長期欠勤率も2倍から3倍にあがり、ある種の病気、特に筋骨格障害の発生率は10倍にまで増えていたのである。

ただ、厳密に収益性という観点だけから言えば、この長期欠勤や病気による財政的コストは、解雇によって達成した〈削減コスト〉の8～13%を目減りさせたにすぎない。これでは〈リストラ〉と名を変えて、企業が解雇を行うわけである。

〈変化〉はこの場合、映りのよくない鏡のような働きをする。その鏡には〈めまぐるしく変わる状況についていけない〉ということから、矮小化された自分の姿が映しだされ、その結果として、自己評価が揺るがされるのである。また、〈変化〉によって、「これまでの自分のやり方はまちがいだったのか」と社員に疑念を抱かせ、自信を失わせるという側面も見逃せない。それなのに企業の対応は……。企業は社員の心の奥に潜む、この種の〈危機〉をおろそかにしすぎているのではないだろうか？　なるほど、ビジネスの世界では〈変化〉は必要である。だが、その〈変化〉をうまく社内に導入したいのであれば、もっと社員の心理的な面を考慮し、変化の必要性を社員に少しずつ納得させ、最後には自ら変化を望むように、そしてまたうまく変化に適応できるように社員をバックアップすることが大切だと思われる。

4 私の気持ちもわかってほしい

私に好かれたらご用心――――ビゼー作曲のオペラ『カルメン』より
（アンリ・メイヤック、リュドヴィク・アレヴィ台本）

ストレスの要因は〈変化〉だけではない。人間の心理に即して考えてみた時、欲求不満《フラストレーション》もまたストレスの要因となり得る。そこで、この章ではおもに〈報酬と罰のシステム〉という観点から、職場におけるフラストレーションとストレスの関係を考えてみたい。まずは、その〈報酬と罰のシステム〉から……。

報酬と罰のシステム

人間の行動というものは二つの大きなシステムによって支配されている。〈報酬のシステム〉と〈罰のシステム〉である。私たちは、ある行動をした結果、快感を得られればその行動を繰り返すようになるし、嫌な目にあわされればその行動を控えるようになる。いや、確かに人間心理の複雑さという点から考えれば、このシステムは単純すぎるとさえ思われる。だが、実際にはその応用範囲は広く、私たちの職業生活にも多大な影響を及ぼしているのだ。

では、ストレスとの関係でこのシステムの働きを述べるとしたら、どうなるか？　それはこの章のテーマである〈フラストレーション〉という言葉をキーワードにすると、簡単に説明できるだろう。すなわち、嫌な目にあわされること（罰）が多くなればなるほど、また快感を得られること（報酬）が少なければ少ないほど、フラストレーションがたまり、それがそのままストレスにつながるのである（この場合、罰はフラストレーションに直結し、報酬の場合は期待していたものが得られないとフラストレーションになる）。

さて、このフラストレーションを今度はまた別の分け方で見ると、〈フラストレーションには物質的なものと心理的なものがある〉と言うことができる。具体的な例を挙げれば、物質的なものというのは〈給料〉や〈キャリア〉に関することであり、心理的なものというのは〈人から認められたいという欲求〉に関することである。そこで、ここからはこの二つの種類のフラストレーションについて説明したい。最初は物質的なフラストレーションである。

欲望に比べて満足しがたい給料

労働者にとって、いちばんの〈物質的な報酬〉は、もちろん給料である。人々は何故働くのか？　たいていの場合、それは金を稼ぐためである。だが、私たちは、働いた結果、十分な報酬を得ていると言えるだろうか？　少なくとも、主観的には「ノー」である。というのも、〈消費は美徳〉の考え方や広告による扇動などによって、私たちの物質的欲望はどんどん大きくなってきているからだ（たとえば、自宅のテレビが超フラット画面でなければ、あなたは時代遅れのものを持っている気分に陥ってしまうだろう）。それなのに給料のほうはと言うと、「まったく頭にくるよ。やれ資格を取れとかコンピュータを覚えろとか英語をマスターしろとか、次から次へと要求するくせに、給料に関してはまったく変わらないんだ！」という状態である。この気持ちはよくわかる。こういったフラストレーションを持っていない人はまずいないだろう。

予測不可能なキャリア計画

次はキャリアについて……。ビジネスの世界ではキャリアを積んでいくことが大切である。良い仕事をして、それが認められ、それにふさわしい仕事や地位を与えられる。それがキャリアを積んでいくということの意味だ。そして、これは給料に次いで二つ目の〈物質的な報酬〉ということになる。だが、現実問題としては、ひとりひとりの社員に対して、企業がキャリアを積ませていくことは難しくなってきている。「キャリア計画という概念は、もう会社には存在しないね。むしろ、場あたり的な管理がなされている気がするよ」、「私は仕事をきちんとこなしているし、自分の仕事が気に入っているわ。でもそれに見合うだけの評価をしてもらえない。だから、どうしたらいいのかわからなくなるの」、「昇進するためにどういうことが行われているのかを見れば、私はキャリアを磨くのもほどほどにしておこうと思うわね。むしろ、家庭の母親としての生活に専念する方がいいわ」……。この不満の声を聞いてほしい！

また、キャリアを積むということで、最も影響を受けるのは期間限定の契約社員である。「契約を更新すると言われたのは、期限が切れる当日なんだからね。こんなの人間のすることじゃないよ！」。あるいは、このあたりの事情をよく知っている人間の言葉によれば……「期間限定契約社員に応募してくるのはたいてい若者なんだよ。言葉巧みに誘い込まれて、あとは何の保障もない立場に置かれるんだ」。要するに、企業はキャリアを積ませて育てるよりは、使い捨てにできる人材を求めているわけだ。

そして、キャリアとの関係でフラストレーションを生む大きな要素は、なんといっても昇進の問題である。サラリーマンたちは言う。「これまでしてきた仕事をすべて考えあわせれば、昇進してもおかしくないと思っていた。でも、駄目だった。そんな口約束もあっただけに、いっそう悔しいよ」、あるいは、「昇進に関して言えば、この会社の方式は、まったく単純なんだ。宝くじみたいなもんだよ。誰に特賞が当たるかわからない。勤続年数とか目標達成率のような公正なものとは何の関係もないんだ。なにしろ、ほかの社員と比べて、それほど成績も良くない人間が昇進するんだからね。ほんとに、けしからんよ！」。

社員たちは、昇進などもう自分の期待に応えてくれるものではないと半分あきらめている。あとに残るのは、ただフラストレーションだけである。

認めてもらえない

次は心理的なフラストレーションである。仕事というのは、ただ〈物質的な報酬〉だけを求めてするわけではない。人間には誰しも、〈人に認めてもらいたい〉という欲求がある。家族や友人、近親者はもちろんのこと、話を職場にかぎったとしても、その相手が同僚であれ、上司であれ、顧客であれ、出入りの業者であれ、ともかく他人から評価され、尊重され、認められたいと願っているものなのだ。人から認められること、これが職場における〈心理的な報酬〉である。

　ところが、企業においてはその〈心理的な報酬〉がなかなか得られないことが多い。労務管理の仕方を見れば、その企業の体質がわかると言われるが、たとえば、こんな企業はどうだろう？「仕事のできが良くない」と言う時しか、部下に声をかけないやり方がまかりとおっている企業……。優秀な成績をあげても感謝ひとつしてくれないくせに、ほんの小さなものでもミスを見つけると、たちまち上司が指摘してくる企業……。こういった企業では〈心理的な報酬〉が得られないことによって、一般社員にとっても、また中間管理職にとってもフラストレーションがたまり、それがきわめて大きなストレスの要因となる。「私は保険会社の社員です。私が作成した契約書のことで上司が私のところに話をしにくるのはミスを指摘する時だけです。よくできているなんて言いにきたことは一度もありません！」、「私はコート・ダ・ジュールにあるレストランのボーイ長をしています。客が私に会いたいと言ってくるのは決まって文句を言いたい時なんです。楽しく食事ができたなんて言うために会いにくる客なんて、めったにいませんよ」……。おそらく、これは誰しも経験することだろう。現代の職場では、コミュニケーションがただ不満を伝えるためだけに行われる、という実に恐ろしい人間関係が定着しつつあるのだ。

　ところで、動物実験のレベルで、ネズミを強いストレスにさらそうと思ったら、どんな方法を取ればよいかご存じだろうか？　それは嫌な結果しか与えないということである。ネズミは指示通りの行動をしても餌（報酬）をもらえない。しかし、まちがった行動をすればそのたびに電気ショック（罰）を与えられる。そうすると、たちまち強いストレス反応を示すようになるのだ。

　現代のサラリーマンはこのネズミと同じようになりつつある。いや、しかし、これは今に始まったことではなく、もしかしたら、フランスの固有の文化に根ざしていることなのかもしれない。というのも、フランスでは、児童が返された答案を見ると、誤りや書き損ない、欠点についてしかコメントがつけられていない。教師はできていない箇所にしか赤線を引かないのである。ほかの国々やほかの文化においては、教育システムははるかに前向きである。小学校からすでに、教師はよくできたことを強調する。「いいぞ！　よくできている！　難しい言葉なのに、ひとつのまちがいもない！　すごいぞ！」。このことは次の研究者の証言でもわかる。

ある研究者の証言

「私は生物学の研究者で、フランスでもアメリカでもしょっちゅう講演をしています。そこで彼我《ひが》のちがいについて言うと、フランスでは私の発表が終わったあとで、まず初めに投げかけられるのは、『重要なポイントがひとつ漏れていましたよ！』といった批判の言葉なのです。いっぽう、アメリカではまったく逆です。たとえ、あとからもっと批判的な指摘があるとしても、まずは決まって褒め言葉から始まるのです」

感謝の言葉や褒め言葉に否定的な文化

私たちはただ生活費を稼ぐためだけに仕事をしているわけではない。〈自分の貢献に対する感謝〉という形での見返りを期待しているのである。それなのに、どうして企業は感謝の念を表わすことを厭うのだろうか？　別に感謝の言葉を口にしたところで、資金繰りが危うくなることなどないはずなのに……。だが、このことに関してはいくつかの説明が可能である。すなわち、企業が感謝の言葉を口にしないのは、以下に述べる三つの思い込みがあるからなのだ。

第一の思い込み——仕事をきちんとこなすのは当たり前のことである

経営者の多くは、いくら社員に厳しい要求をしても、今、支払っている報酬で十分だと考えている。要するに社員は良い仕事をするために給料を支払われているというわけだ。したがって、仕事ぶりが良かった時には、あえてそれを告げる必要はない。月末に銀行口座への振込があれば、それは仕事ぶりが良かったということだからである。反対に仕事ぶりが悪かった時には、それをわからせてやらなければならない。だから、ミスをした時だけ、社員に言いにくることになるのである。だが、それは決してよいことではない。仕事ぶりが良かった時には感謝をして褒める。そのほうがむしろ当たり前のことのはずなのである。

第二の思い込み——褒めすぎるのはよくないことである

これはおそらく〈ユダヤ—キリスト教〉の遺産から影響を受けた文化に由来するものである。というのも、この文化では、「もし人を褒めたら、その人は思いあがりを持つだろうし、褒められたことに満足して努力をしなくなるかもしれない」と考えるところがあるからだ。

だが、これはもちろん、心理学の基本原則さえ知らない、誤った考え方である。褒める分にはいくら褒めても褒め足りないことはない。良い教師や良いスポーツ・コーチは、そのことをよく心得ている。最良の結果はことあるごとに褒めることによって獲得されるのである。

第三の思い込み――褒めることは弱みを見せることである

多くの人々にとっては、褒めることよりも批判をすることのほうがずっとやさしい。ある日、ひとりの管理職が私にこう打ち明けたことがある。「部下を叱ったり、仕事ぶりに満足できないと告げたりする時にどうすればいいかはわかっている。だが、仕事ぶりに満足していると言わなければならないとしたら、どうすればいいのかほとんどわからなくなってしまう。相手がその言葉をどんなふうに受け取るだろうかと考えたりしてしまうんだ」。また、「人を褒めれば相手に弱みを見せることになる。反対に批判をすれば、力を見せつけられる」と、褒めることが少ない理由をそんなふうに説明してくれた管理職もいる。

この管理職たちの言うことは、あながちまちがっているわけではない。攻撃的な気持ちとともに相手を批判すれば、相手を支配することが容易になるからだ。しかし、企業の内部の人間関係がこのような力関係だけで成り立つというのは非常に悲しいことである。

感情的なフラストレーション

さて、これまでフラストレーションのタイプとして、〈物質的なフラストレーション〉、そして〈心理的なフラストレーション〉について論じてきたが、ここで少し変わった、そして考えようによっては深刻な、もうひとつ別のタイプのフラストレーションを紹介しよう。それは〈感情的なフラストレーション〉である。これはさらに〈感情を支配される〉タイプのものと、〈感情を無視される〉タイプのものに分けられる。

感情を支配されるフラストレーション

この場合、〈感情を支配される〉というのは、たとえば、前項で出てきた「人から認めてもらいたい」という気持ちを悪用されるということを意味する。すなわち、〈むやみやたらと褒めたりして、言葉巧みに仕事に情熱を持たせ、精力的に働かせて、最後には使い捨てにする〉といったやり方をされること……。これに気づいた社員は、「自分の気持ちをいいように利用された」、「感情を通じて会社に支配されている」と感じて、不満を抱く。これが〈感情を支配される〉タイプのフラストレーションである。

いや、このやり方は本当に巧みである。というのも、人はもともと自分の仕事を愛し、その仕事に情熱を持って、精力を傾けたいものなのだから……。そして、それ自体は悪いことでもなんでもないのだから……。だが、それはたとえ本人が自発的にやっていたとしても、問題を起こす場合がある。仕事を唯一の生き甲斐にしてしまったうえで、会社から見捨てられた時の失望感、バーンアウト（燃え尽き症候群）になる恐れ……。これは第Ⅳ部のストレス管理のところでまた触れるが、仕事に情熱のすべてを注ぎ込むこと、それは自分を窮地に追い込むようなものなのである。しかも、それが自分の本当の意思でやったものならともかく、会社に感情を支配された結果、やったものだとしたら……。

この感情による支配（実質的には「仕事に情熱を持って、精力を傾けろ」という要求）は、すでに人材募集の時に表れている。〈私たちの仲間に加わることで、あなたの人生に生き甲斐を見つけませんか！〉、〈仕事に対するあなたの情熱を大切にします！〉

どうだろう？　これは企業の側からすれば要求であるのに、社員のほうからすると、要求には見えな

ワーカホリック

ワーカホリック（仕事依存症の人）という言葉が初めて使われたのは、今から20年前のこと――ニューヨークの《ウォール・ストリート・ジャーナル》がアメリカの大企業の幹部300人を対象に調査を行った時のことである。というのも、実はこの調査によって、幹部たちの大部分が週に60時間から70時間働いていること、仕事でたびたび出張していること（月に6日から10日）、家庭生活や自分の健康よりも仕事やキャリアのほうを重要視していることなどがわかったのだが、この状態を見て、調査を行った人がこれをワーカホリズム（仕事依存症）と名づけ、また、その状態にいる人をワーカホリックと命名したのである。

といっても、ワーカホリックは企業の幹部に限られたものではなく、その裾野は中間管理職をはじめとして、一般に責任のある仕事を任されている人々にまで広がっている（アメリカでは労働人口の約5％を占めると言われている）。性格的には競争心が強く、自己中心的な人が多い。しかし、健康状態が良好で、家族の理解があれば、ワーカホリックも仕事に対する依存をそれほど気にかけなくてすむ。なにしろ、仕事を通じて自分の能力を証明することに真の喜びを感じるのであるから、安心して仕事に打ち込め、またその成果が出ているのなら、これ以上の幸福はないと言えるのである。

だが、もちろん、いつまでもそういった状態が続くとはかぎらない。問題はまずは仕事をしていない時に現れる。すなわち、仕事以外に楽しみを見つける能力に欠けているので、週末やヴァカンスなど、暇な時間が退屈で、居心地が悪くて仕方がない。そこでまたいっそう仕事にのめりこむという悪循環に陥るのだが、そうなると、今度は心身の健康の問題も出てくる（ワーカホリックの人々は、たとえ自分が望んだものだとはいえ、概してかなり高いレベルのストレスを受けている）。また、家族関係や友人関係もおろそかにしているので、最終的には仕事にも悪い影響が出てくる。すなわち、仕事上で辛い目にあっている時、家族や友人の励ましが得られないので、苦境を切り抜けることができず、そのまま挫折してしまうことがあるのだ。

い。企業はあなたに「会社を愛して、情熱的に働け！」とは命令しない。その本音は隠したまま、あくまでも表面は優しく、だがその背後には脅しをちらつかせるという、きわめて巧妙なやり方で自分たちの意向を伝えるのだ。そのやり方がごく当たり前の形で行われているのが、たとえばベンチャー企業のような小さな企業である。ここでは、感情をきわめて強い形で巧みに操作するような人間関係がかなり一般的なものとなっている。一見したところでは何もかもが素晴らしく、人間味に欠ける大企業とは程遠いように思われる。人々は小さなチームに分かれて仕事をしており、上下関係も見られない。しかしながら、その裏には「社員を徹底的に働かせよう」という狡猾な計算が働いていることも、決して珍しくはないのだ。

あなたはワーカホリックですか？

次に挙げる10の文章を読んでみてください。そのうち、少なくとも5つの文章について、自分にあてはまると思ったなら、あなたはワーカホリックである心配があります。もしあてはまるのが8つ以上であれば、まちがいなくワーカホリックです。

1．生活のなかでもっとも満足感を感じるのは仕事である。
2．もし生活するのに十分なお金があったとしても、今と同じくらいたくさん仕事をするだろう。
3．人生の重要な目標のひとつは、仕事で自分の理想を実現することである。
4．職場で無駄な時間を過ごさないように、常にやるべきことのリストが頭のなかにある。
5．「あの人は、いつも精力的に仕事をこなし、また仕事をしていると活気にあふれている」とまわりの人たちから思われている。
6．週末やヴァカンスの間も仕事をすることが多い。
7．仕事が忙しすぎてヴァカンスに行けないことも珍しくない。
8．仕事のためにプライベートな約束や会合をキャンセルしなければならないことがある。
9．仕事はまさに生活のなかに溶け込んでいるので、仕事の時間と休息の時間をはっきりと区別することは難しい。
10．仕事に執着しすぎるあまり、家族や友人との間に問題を引き起こすことがよくある。

あるベンチャー企業に勤める社員の証言

「この会社に入社した時、ぼくはようやく安心して、この三十一歳の若い経営者に自分を預けられると思ったんだ。仕事は山のようにあったし、夜中まで働いたこともあったけれど、少なくとも自分の思いどおりに仕事を進めていくことができた……。それに、職場の雰囲気も良かった。ファーストネームで呼び合い、よく冗談を飛ばし、ノーネクタイで出社することもできたからね。束縛されているという感じはあまりしなかったんだ。

だけど、すぐにぼくはその幻想を捨てたね。自分はうまく利用されているんじゃないかと思ったんだよ。たとえば、社長はよく、『君は本当に素晴らしいね！』とか『こんなに早くに溶け込めるなんてすごいことだよ』とか口にするんだけど、それはこっちをやる気にさせるためのお世辞なんだ。そうじゃなければ、わざと下手に出て、『君がこれを引き受けてくれると本当にありがたいんだがなあ……』とか言って、次々に仕事を頼んでくる。いや、これは決して命令じゃないんだ。はっきりした上下関係はない会社だからね。でも、その頼みを断るのには勇気がいる。〈断ったりしたら、自分勝手な人間だと思われないだろうか？　やる気のない社員だと見なされないだろうか〉と、つい気持ちの問題として考えてしまうからね。前にいた会社ではそうではなかった。自分の責任の範囲ははっきりと決められていたんだ。わかるだろう？　これはこちらの善意と熱意につけこんだ、新しいタイプの束縛なんだよ」

このように、企業は今、社員の行動のみならず、感情にまで影響を与えようとする新しいタイプのマネージメント法を取り入れようとしている。ニコル・オーベールが言うような、社員に対して《管理上手な》企業というのは、表面のあたりは柔らかくても、その裏には〈社員のほうだけに愛社心や忠誠心を要求し、仕事にすべてを捧げさせたい〉という冷徹な意思を隠し持っているのである。「君は情熱を持って私を愛さなければならない。しかし君には、私が君を愛しているかどうかは決してわからない。第一、私には君を愛する必要などない」。この事態に気づいたら、社員が強いフラストレーション、そしてストレスを感じるのは当たり前だと思われる。

感情を無視されるフラストレーション

こうして、企業は社員に対して〈仕事に情熱を傾けること〉を要求するのだが、そのいっぽうで、社員の気持ちを無視するということも平気で行う。その際に社員が感じるフラストレーション――それがもうひとつのタイプのもの、すなわち〈感情を無視される〉タイプのフラストレーションである。これはひと口で言うと、会社を愛し、情熱的に仕事をしたのに、それが報われなかった時に感じるフラストレーションである。

たとえば、企業が要求する〈愛社精神〉の問題を考えてみよう。これは合併が行われた時などによく起こることだが、社名の変更を受け入れたり、帰属意識をあらたにしたりすることは、とりわけ愛社精神の旺盛な社員にとっては、かなりの心理的エネルギーを必要とする。それまでは、「我々はX社の社員である。そのことに誇りを持たなければならない」と言われていた。それなのに、ある日、突然、こう宣告されるのである。「今から我が社はもはやX社ではない、Y社を名乗ることにする」……。と、それと同時に、会社への愛情が――社名や社風への感情的な愛着が、あらためて求められることになる。これは強制的に今の恋人と別れさせられて、新しい恋人を持たされるのと同じことである。

買収を経験した企業で働く社員の証言

「私がこの会社に勤めはじめてから十五年間、トップいる人たちは、〈我々は伝統のある、業界屈指の企業であり、それに比べたら、ほかのライバル会社はたいして立派な社風は持っていない〉と繰り返してきました。ところが想像してみてください、我々は今まさにそのライバル会社に買収されたばかりなんです！　私は今まで信じてきたものをすべて捨てなければならないし、今度の会社の社風が立派なものなんだと自分に言いきかせなければならないんです」

また、これとは別に、突然の方針転換で、それまでの仕事の努力を無にされるということも行われる。たとえば、ある中間管理職が市場計画に全力を注ぎ、ベストを尽くすようにと要求されたとしよう。ところが、その要求に従って情熱的に仕事に取り組んでいるうちに、突然、その計画が本人にはとうてい納得しかねる理由で中止され、白紙に戻されたとしたら？　これはかなりのフラストレーションになるのではないだろうか？　もちろん、状況に応じて、企業が方針を転換するのは当然のことである。しかし、それが社員に大きなフラストレーションを与え、ひいてはストレスの要因になるのだとしたら、もう少しやり方を考えてもいいのではないだろうか？　なにしろ、そのいっぽうで、企業はすべてを捧げることを社員に要求しているのだから……。

5 おまえがストレスの原因だ！

人間は人間にとって狼である――――プラトゥス

職場のストレスについて考えるのであれば、その大きな要因として、〈対人関係〉も忘れてはならない。この〈対人関係〉によるストレスには、顧客から受けるもの、上司や同僚など職場の人たちから受けるものの二つがある。

顧客から受けるストレス

かつて顧客は〈王様〉と呼ばれていた。だが、今ではそれからさらに進んで、〈独裁者〉と呼ばれるほうがふさわしい。実際、この消費社会において、顧客はその要求を一〇〇％満足させてやらなければいけない存在なのだ。しかも、その要求はますますエスカレートする傾向にある。思いきり無理を言って、それが通るのが当たり前だと思っているのだ。そのうえ、ちょっとでも気に入らないことがあれば平気で文句を言うくせに、感謝の言葉を口にすることは少ない。これでは働く人々がストレスを感じるのも当然である。また、顧客自身の要求とは別に、〈顧客を満足させなければならない〉という企業の思い込みが働く人々にストレスを与える場合もある。

現在、フランスでは六百万人以上の働く人々が、直接であれ、電話を通してであれ、顧客と接していると言われている。つまり、それだけ多くの人々が顧客から受けるストレスにさらされているというわけだ。

では、顧客はいったいどんな形で、働く人々にストレスを与えているのだろうか?

顧客は待ってくれない

顧客の要求はまず時間に表れる。顧客は待つことを知らないのだ。たとえば、「私はエレベータの修理をしていますが、お客様のところへ着くたびに、来るのに時間がかかりすぎるという声を耳にします。呼ばれてすぐに飛んでこられるわけがないことを誰もわかっちゃいないんです」……。あるいは、昔だったら待つのが当たり前だった状況でも、不満をあらわにするようになってきている。「確かに私どもの郵便局ではいつもお客様の行列ができていました。しかし、ここ数年の間に、その列は目に見えて短くなったと思うんです。それなのに、近頃ではたった数分の間も待てないお客様がいて、トラブルになることが増えてきました。なかには大声で怒鳴りだすお客様もいらっしゃいます」

もちろん、これには待たせるほうにも問題がある場合もあるだろう(職員の能力が不足している、あるいは、対応の不手際から、順番通りに処理されていないのではないかという印象を与える、等)。また、状況によっては顧客自身がストレスを感じていて、それが職員にぶつけられてしまう場合もある。職業安定所などは、その典型だろう。「私ども国立雇用局の事務所では、求職者との対応に苦労します。というのも、求職者自身が不安を抱いていて、イライラしているからなんです。そして、適当な職がないとわかると、その苛立ちを窓口にいる私どもにぶつけてくるのです」。あるいは、これはある航空会社の社員から聞いた話だが、次のような例もそれにあてはまるだろう。「仕事をしていていちばんストレスを感じるのは、飛行機が遅れた時にお客様の苦情を受けなければならない時です。搭乗ロビーには殺気立った雰囲気が満ちているので、この対応には非常に神経を使わなければなりません。お客様はとてもストレスを感じています。というのも、この遅れのために先の予定が狂ってしまうからです」

企業が顧客の要求を先取りする

次は顧客自身の要求というよりは、〈顧客に満足を与えなければならない〉という企業の思い込みが社員にストレスを与える場合である。たとえば、ライバル銀行に差をつけようと、預金者が二十四時間いつでも担当者と連絡が取れるようなシステムを作りあげ、それを〈他行にはないサービス〉と謳った場合、担当者の労働条件はいったいどうなるのだろう？　また、そもそも預金者は本当にそれを必要としていたのだろうか？

こういった例は枚挙に暇がない。たとえば、フランスでは誰もが知っているように、ここ数年来、ある大手銀行が幅広い融資の要求に応えようと、次のようなキャッチコピーを掲げてきた。「イエスと言える実力を！」。おそらく、広告代理店のクリエーターにとっては自信たっぷりのアイデアだったのだろう。しかし、担当の行員が顧客に対して、「申しわけございませんが、お客様の融資のご要望はお受けいたしかねます」と言わなければならない時、誰がその行員の代わりをしてくれると言うのだろうか？

また、現在、ラジオでは大手ガス会社のスポット広告として、〈顧客の要求があれば、昼食もとらずにその場に駆けつけるサービスマン〉のＣＭが繰り返し流されている。これは人々の評判もよく、その意味では大成功だと言えるだろう。しかし、実際に顧客の要求があった時、あるサービスマンが、「申しわけありませんが、ただ今、お客様にはお答えすることができません。私は昼休み中なんです」と言うことになった場合、このサービスマンがどんな立場に置かれるか、そこまで考慮に入れただろうか？ＣＭのように「すぐに伺います」と言えばいいのだろうが、きちんと昼休みをとるというのはサラリーマンとしての当然の権利である。この場合、顧客の要求を断るサービスマンのストレスたるや、いかばかりのものか……。もっと、そういったことも考えてほしい。

それはともかく、このように、お客様を大切にしようという姿勢は、民間企業だけではなく、公共企業や医療機関にまで及んでいる。国鉄や郵便局では、〈利用者〉と言わずに〈お客様〉と言うようになった。また、病院でも〈患者さん〉と言わずに〈お客様〉と言うようになった。もちろん、それ自体は悪いことではない。だが、それは見せかけだけで、結局は現場にいる職員たちのストレスだけが高まっている――そういったことはないだろうか？

給料は顧客が決める

こうして、企業がひたすら顧客のニーズに応えようとすると、サービス体制の強化にともなって、きめ細かい対応や勤務時間の延長を余儀なくされるなど、サラリーマンの仕事には大きな影響が出てくることになる。かつてヘンリー・フォードは、「フォードのＴ型モデルならどんなカラーでも選べる。だが、今の流行はブラックだ」と言って、堂々と黒いフォードだけを売ったことがある。だが、今はもうそんな時代からは程遠い。今や顧客は、車のカラーはもちろん、細かい部分にまでさまざまな要望を持っていて、その要望を満足させることができなければ、たちまちライバル会社の車に移ってしまうのである。

こういった顧客の要望は、インターネットの普及によって、ますます細かくなっていて（それは企業が顧客の要望を先取りするからである）、社員たちのほうは、その対応に追われることになる。また、インターネットの普及によって、顧客は自分の注文した商品の発送状況まで確認できるようになったので、社員の受けるプレッシャーはいっそう大きくなる……。このように、顧客はサラリーマンの日常業務に大きな影響を与えるようになったのだ。

いや、日常業務に影響を与えるだけではない。場合によっては、給料までが顧客に決められてしまうことさえある。すなわち、報酬の一部が顧客の満足度によって計算されてしまうのだ。これはサラリーマンが直接顧客に雇われているという状態に近くなってきたことを意味している。その傾向は、サービス部門で働く人々にとってはますます顕著だと言えるだろう。はたしてこれはサラリーマンにとって歓迎すべきことなのだろうか？　横暴な上司とわがままな顧客を比べたら、どちらがより耐えやすいだろう？　それに答えるのは難しい。だが、少なくともひとつだけ言えることは、顧客に対するストライキというのは、いまだかつてお目にかかったことがないということである。

矛盾した関係

さて、多くのサラリーマンにとって、顧客はストレスの原因である。だが、そこには大きな矛盾が含まれていることも確かである。というのも、顧客の大部分が、実は自らもサラリーマンであるからだ。それなのに、顧客としての立場でいる間は、真夜中に銀行融資の相談をするのも、日曜日に食料品を配達させるのも当然のことだと考える。ところが、いざ働くほうの立場になると、週末や夜中に仕事をするのは耐えられないと考えるのだ。

ここには〈働く人は人ではない〉という考えが見え隠れしている。こういった考えが現代社会の〈殺伐とした人間関係〉と結びつくとどうなるか？　次の項ではそれを見てみよう。

働く人は人ではない？

現代社会というのは、他人のことを考えない、自分勝手な行動に満ちている。食料品を売る店に入って平気で煙草に火をつける人。狭い道に車を停めて、新聞を買いに行く人。こういった自分勝手な人々が銀行や郵便局、スーパーマーケットなどに入ると、行員や職員、店員などに横暴なふるまいをしかねない。しかも、このような攻撃的な態度は、何も治安の悪い、問題のある地域だけにかぎって見られるものではない。最近の調査では、高級住宅街でも頻繁に見られることがわかっているのだ。一見したところ、非の打ちどころもない服装をしている人々でさえも横暴で攻撃的な態度をとり得るのである。また、そこまでいかなくても、次項で述べるように、人として認められないという辛さもある。そう考えると、働く人々にとって顧客がどれほどストレスの要因になっているか、それは想像にかたくない。

存在を認められないストレス

「こんにちは」もなければ「ありがとう」も「さようなら」もない。日頃、顧客から受ける要求や暴力に加えて、働く者にとって最も憂鬱な気分にさせられるのは、こういったコミュニケーションの欠如である。スーパーのレジ係でもバスの運転手でも、顧客とのコミュニケーションがないと、自分の存在が無視されている痛みを覚えるのである。実際、パリ交通公団に所属するバスの運転手に対して行った調査によれば、運転手の最大のストレス要因というのは、交通渋滞ではなく、乗客の態度だったという。

運転手の証言（1）

「いちばん辛いのは、自分がいてもいなくてもいいように感じることなんです。たとえば定期券を示す時、乗客は私たちのほうを見ようとはしません。人によっては、私たちを道具か機械の一部とでも思っているような印象を受けることさえあります。バスの運転手はよく機械操作者《マシニスト》と呼ばれますが、それはおそらくこんな発想から来ているのでしょう」

いや、こんな例を紹介すると、おそらく、「運転手のほうがもっと積極的に接触を試みて、自分からこんにちはとか挨拶してみたらどうだ」と指摘する人もいることだろう。だが、何人かの運転手は、「そういった愛想のよい態度をとると、逆に厄介なことになりかねない」と主張する。

運転手の証言（2）

「ある日のことですが、私は乗ってくる客のほうを見て、わざと視線を合わせたのです。すると、その乗客は喧嘩腰の言葉を浴びせかけてきました。『人の顔をじろじろ見るんじゃない。俺の写真でも欲しいのか？』と……。それ以来、私は乗客と目を合わせるのを避けるようになりました」

これに加えて、平気で規則を破ったり、挑発的な態度をとったりする乗客もいる。そういったことがあると、やはり運転手は自分の存在を無視されたように感じてしまう。

運転手の証言（3）

「煙草をくわえたり、犬を抱えたりして乗ってくる客がいるんだ。もちろん、規則では禁止されているのにね。まったく、運転手を挑発して楽しんでいるとしか思えないよ。それだけじゃない。切符ははっきりと見せないし、後ろから乗ったり前から降りたり、自宅の前や店の前で降ろせと要求してきたり……。こうなったら、いっそ、何ごとにも目をつぶってしまおうと思うよ。そうじゃないと、もうやってられないからね。いや、もちろん、乗客に規則を守らせるのは自分たちの責任だということもわかってるさ。だけど、そんなことは不可能なんだ。なにしろ、運転手のことを下僕のように思っているんだからね。こっちはサービスを提供しているんじゃなくて、義務として仕えているような気分になるよ」

攻撃的な態度

こういったことがさらに高じてくると、前にも書いたとおり、現代社会の殺伐とした人間関係を反映して、働く人々に対して顧客が横暴なふるまいをしたり、攻撃的な行動をとったりするということも起こってくる。そのいちばんの攻撃は、言葉や態度による侮辱である。たとえば、アフターサービス担当の社員はこう言う。「そりゃあ、私の仕事は顧客の不満を解消することですよ。それはよくわかっています。でも、だからって、私を侮辱しないでくれ！　そう言いたい気持ちになります」。あるいは、スーパーのレジ係はこう打ち明ける。「私たちは現場で働いているので、お客様のストレスを一手に引き受ける立場にいます。そうすると、なかには乱暴な方もいらっしゃいますから、『おい、売り場に品物が切れてるぞ』とか、『どうしてこの商品は値上がりしたんだ』とか、いきなり怒鳴りつけられたりすることもあるんです」。レストランのウエイターもこう愚痴をこぼす。「私はまるで奴隷にでもなったような気がします。それでも笑顔を絶やさずに、無礼な客に対しても丁重な扱いをしなければならないのです」

また、職業によっては、最初から侮辱や罵倒を受けやすいものもある。これは相手が顧客であるとは言えないが、不特定多数の人々から攻撃を受けるという意味で言えば、たとえば駐車違反を取り締まる婦人警官がそうである。「みんな、ありとあらゆる侮辱の言葉を浴びせかけるんです。いくつかの言葉はあまりに卑猥なので口にすることもできません」……。あるいは郵便局員なども、比較的侮辱を受けやすい。「ええ、何かトラブルが発生すると、興奮したお客様から、『俺たちの税金で食ってるくせに！』と、よくそう言われることがあります」

こういった言葉による侮辱や攻撃は、前にも述べたように、あらゆる階層、あらゆる地域で起こっている。治安の悪い、文化的レベルの低い地域だけに見られる現象だというわけではないのである。たとえば、ある銀行に勤める女子行員はこう指摘する。「高級住宅街に住む立派な紳士でも、何が気に入らないことがあると、私たちを娼婦呼ばわりするのです。ええ、なんのためらいもなく……」

繰り返すが、これは何も特別な例ではない。その証拠に、飛行機の乗客についての例を挙げてみよう。ある客室乗務員はこう言う。「同僚たちの間では、最近、お客様の態度が乱暴になっているとよく話題になります。しかも、それは座席のクラスに関係ないのです」

客室乗務員たちの話を聞くと、乗客とよくトラブルが起こる原因になるのは禁煙の問題だという。機内での禁煙を乗客の一部が受け入れず、客室乗務員につっかかってくるのだ。また、乗客から常軌を逸した要求を受けて、それを断ったために侮辱されることもある。たとえば、最近、ある客室乗務員は、有名俳優から、ビジネスクラスとしての限度を超える要求をされ、それを拒んだという理由で、フライト中ずっと侮辱を受けつづけたという。その間のストレスたるや、いかばかりのものであったろう。いや、こうして乗務員の神経がぎりぎりまで追い詰められれば、ことは安全にまで関わってくる。その意味から言っても、顧客から受けるストレスの問題は決しておろそかにはできないのである。

職場の人たちから受けるストレス

最近の調査によると、フランスのサラリーマンの八三％が、企業を選ぶ際、仕事の内容よりも職場の雰囲気を重要だと考えていることがわかった。逆に言えば、それだけ職場での人間関係から来るストレスが大きくなっているということである。そこでここからは、多少なりとも、社内での人間関係に関わる問題を取りあげてみよう。

社内における競争

ビジネスの世界において競争が熾烈だというのは、何も企業間のことだけではない。昇進や昇給をめぐって、企業の内部でもまた苛酷な競争が行われている。それはたとえば、次の例を見れば明らかだ。

ある若い国際弁護士の証言

「私たちの事務所はとても競争が激しいのです。ここで真のキャリアを目指そうとする人間は大勢います。しかし、最終的に共同経営者の資格を得られる者はごく少ないことも、みんなよくわかっています。そこで、仲間同士の雰囲気は一見、なごやかなように見えますが、実際のところは、誰もが相手を打倒すべきライバルだと考えているのです」

連帯感の欠如

産業社会が始まってからこのかた、労働条件が現在よりも厳しい時代はたくさんあった。だが、いくら厳しい条件のもとで働かされていても、社員の間には連帯感があって、それによって耐えがたい状況を切り抜けてきたことも多かった。ところが、一九七〇年代になって不況が訪れると、〈自分の身は自分で守る〉という意識のもとに、その連帯感は消えていった。これは言葉を換えて言えば、〈自分さえよければ、人のことはどうでもいい〉ということである。その結果、人々は職場の問題に対して集団で戦うことがなくなり、たとえば、同僚が上司からモラル・ハラスメント（精神的な暴力）を受けていても、見て見ぬふりをするなどということが起こっている。

社内での対立

そのいっぽうで、職場において社員同士が対立する機会はむしろ増えてきていると言える。たとえば昇給の問題やポストの問題、はてはヴァカンスの予定から事務所内の配置まで、上司や部下、同僚といつも意見が合って、物事が円滑に決まるとはかぎらない。これは大きなストレスである。

ダブルバインド

そういった個人的な事柄に関する問題とは別に、サラリーマンは別の種類の葛藤に悩んで、それがストレスの要因になることもある。たとえば、二人の上司から相反するような命令を受けたというような場合……。現代の企業では、複数の部署で同一のプロジェクトを進めるなど、組織の縦割り構造が崩れてきているので、ひとりの社員が複数の上司の指示に従うことも決して珍しくはなくなってきている。だが、そこで複数の上司から相反する命令を受けたら、その社員は心理学で言う〈二重拘束《ダブルバインド》〉の状態に陥り、心理的に大きな危機にさらされる。

また、上司としてかつての同僚のミスを処罰しなければならない時も、サラリーマンはこの〈ダブルバインド〉の状態に置かれる。これが多大なストレスとなるのは言うまでもない。

自分の価値観に反する業務

この〈ダブルバインド〉の変型としては、企業の使命や目標が社員の道徳的信念に反する状況や、あるいは社員が自分の道徳観に反する行動をとるように命令された時の状況が挙げられる。たとえば、平和主義者が武器製造工場に配属される場合や、環境保護論者が原子力発電所に異動を命じられる場合がこれにあたる。

いや、この例が極端すぎるというなら、年齢上の理由から部下を解雇しなければならない管理職の場合はどうだろう? おそらくこの管理職は罪責感に悩まされ、強いストレスを感じるだろう。顧客の要望に合いそうもない商品を売ろうとしているセールスマンや、借入金の返済ができなくなった顧客のもとに執行吏を派遣しなければならない銀行員も同じような悩みを抱くはずである。これはそういった状況に置かれたある銀行員の言葉。「執行吏を派遣したって、返せる金などないことは、私自身がいちばんよく知っているんです。そう考えると、本当にぞっとしますよ」

ストレスを与える労務管理

これまで述べてきたもののうち、〈ダブルバインド〉や〈自分の価値観に反する業務〉というのは、職場内の直接的な人間関係からもたらされるというよりは、指導方針や組織のあり方など、企業の体質とも深く関わる問題である。すなわち、会社の命令（上司の命令）がストレスを生みだすのだ。だが、企業によっては、そういった体質を改善して社員のストレスを軽減しようとするどころか、〈社員にわざとストレスを与える〉という労務管理法をとっているところもある。

この管理法は、〈人は強い心理的プレッシャーをかけられた時、いちばん実力を発揮するものだ〉という考え方にもとづいている。そこで上司が部下を怒鳴りつけたり、減給や降格で脅したりして、プレッシャーを与えるのだ。最近ではさすがにこうした管理法を行っていると公言する企業は少なくなってきたが、一九九〇年代の初めには自動車部品メーカーのヴァレオなど多くの企業がこのやり方を採用していた。現在でも、たとえば流通業界などではこの管理法の影響が色濃く残っている。

このやり方は確かに短期的に効果をあげる。だが、長期的に見れば、〈社員の定着率が悪くなる〉、〈社員の健康に悪影響が出る〉など、失敗する可能性が高い。また、倫理的にも許されるものではない。これは聞いた話だが、アメリカのヒューレット・パッカード社には、《人は健康であって初めて仕事もよくできる》という標語があるという。〈ストレスを与える労務管理〉の信奉者はこの言葉の意味をよく味わって、一度真剣に考えてみるべきだろう。

難しい性格の人々

さて、ここからはもっと直接的に〈ストレスを生みだす人間関係〉について触れてみよう。精神科医のフランソワ・ルロールとクリストフ・アンドレは、その著書『難しい性格の人との上手なつきあい方』（邦訳は紀伊國屋書店）のなかで、通常の人間関係を結ぶのが難しい性格の人々のことを挙げている。そこで、ここではそういった性格の人々がどんなストレスをもたらすのか、実例を挙げて説明する。

心配性の性格の人々

「うちの営業マンはひどい心配性なんです。顧客に会うために地方出張する際、交通渋滞に巻き込まれて飛行機に乗り遅れるのではないかとか、いつも最悪の事態を考えるのです。自分のした仕事についても心配でしかたがないらしく、あれでよかったのかどうかと、いつも私のところに確認を求めてきます。私のほうは、『大丈夫だ』と安心させるだけでひと苦労ですよ」

妄想性の性格の人々

「私はある同僚と一緒に、同じ部屋のなかで二人っきりで仕事をしているのですが、もうその同僚には我慢できません。なにしろ、とっても疑い深くて、ほんのちょっと席をはずすだけでも引き出しに鍵をかけていくのですから……。もちろん、気楽に会話を交わしたこともありません。というより、そもそも会話が成り立たないんです。『ヴァカンスはどこに行くのか？』と訊こうものなら、『どうしてそんなことを知りたがるんだ？』という答えが返ってくるんですから……。仕事上の書類を見せてもらうのも大変です。というのも、自分の顧客をとられるのではないかと疑って、なかなか貸してくれないからです。それだけではありません。ちょっと誰かと冗談を言って笑っていると、『さっきは俺の悪口を言っていたろう』と、すぐにつっかかってくるんです」

強迫性の性格の人々

「私の同僚は腹が立つほどの完璧主義者なんです。よく共同で書類を作成するのですが、そのたびに細かいところを修正したり、あるいは注意書きをつけて返してよこすのです。その同僚の意見を全部取り入れていたら、仕事は絶対に終わりません。それ以外のことでも、几帳面というか、偏執的というか……。たとえば、戸棚に整理してある書類の順番がちがっていると、『ちゃんと順番どおりに並べてくれないと困る』とすぐに文句をつけてくるんです。ええ、そんなことが原因で、私たちはしょっちゅうやりあっています。いい加減、もう、うんざりです」

演技性の性格の人々

「上司といると劇場にでもいるような気分になります。というのも、その上司というのは服装もきちんとした上品な女性なのですが、何かというと自分に注目を惹きつけるような言動をするからです。うちの会社は旅行代理店なのですが、この上司が男性のお客様の相手をしていると、お客様を誘惑しようとしているのではないかと思うことさえあります。また、女性のお客様ににこやかに応対するので、お客様の評判はよいのですが……。その反面、社員に対しては態度や評価ががらりと変わります。優しい声で激賞したかと思うと、イライラした様子でこきおろしたり……。まったく、やりにくいったらありゃしません」

自己愛性の性格の人々

「傍目から見れば、私の会社の社長はむしろ感じのよい男性だと思います。少なくとも、この会社に就職した時は、私もそう思いました。でも、それはすぐに幻想だとわかりました。というのも、社長は想像もつかないほどの自己愛的な性格だったからです。なにしろ、自分のすることは何もかもが優れていて、他人のすることはまったくつまらないものだと思っているのですから……。いや、それどころか誰かが素晴らしいアイデアを思いつくと、そのアイデアを横取りしようとさえするのがわかります。でも、この会社で働くかぎり、そういったことには我慢するしかないのです」

回避性の性格の人々

「新しい製作アシスタントは本当に引っ込み思案なんです。真面目だし、仕事はよくやってくれていますが、他人とのつきあいは極力避けようとするんです。先日も職場で飲み会をしたのですが、彼女は顔も出しませんでした。誰とも話をせずに自分の殻に閉じこもっているんです。いえ、それはそれでかまわないのですが、仕事で問題を抱えている時にも何も相談してくれないので、それはちょっと困ります。また、おそらく自分に自信がないんでしょう、極端に傷つきやすいところがあるので、彼女に何か言う

表5-1　難しい性格とその特徴

性格の型	特徴
心配性の性格	・あまりにも頻繁に、また過度に不安を感じ、心配する ・その不安には肉体的な緊張も伴う ・絶えず危険に注意を払う
妄想性の性格	・警戒心が強い（嫉妬深い。相手が自分に悪意を持っている証拠を必死になって探す。すぐに人から傷つけられたと感じる） ・頑なで冷徹な態度（冷たい合理性を持ち、優しさや愛情を示すことが難しい。ユーモアに欠ける）
強迫性の性格	・完全主義 ・頑固 ・冷たい感情 ・ためらい（まちがいを犯すのが嫌で、決断ができない） ・厳しい倫理観（過度に真面目で良心的）
演技性の性格	・いつでも他人の関心を惹こうとする ・自分の感情を芝居がかった態度で表現する ・感情的な話し方をする ・まわりにいる人を過度に理想化したり、その反対に、過度に貶めたりする傾向がある
自己愛性の性格	・自分は特別な人間だと思っている ・素晴らしい成功を収めたいと思っている ・他人から注目されたり、特別扱いされるのを期待するが、他人に対して同じようにすることはまったく考えていない ・自分の目的を達成するために相手を利用し、操ろうとする ・他人の気持ちが理解できない
回避性の性格	・極端に傷つきやすい ・好意を持ってくれているとわかっているのでないかぎり、人とのつきあいを避ける ・自己評価が低い ・失敗を恐れて、あまり目立たない役割で我慢してしまう
タイプA行動パターンの性格	・絶えず行動していないと気がすまず、目的に向かって精力的に邁進する ・困難に対しても果敢に向かっていき、決して後ずさりすることがない ・感情を攻撃的なくらいはっきりと表すことが多く、他人を傷つけやすい

（F・ルロール＆C・アンドレ『難しい性格の人との上手なつきあい方』より）

時には、いつも言葉に気をつけなければなりません。それに、たとえばヴァカンスの予定を変更したいという希望があっても、自分から上司に言いにいくことができません。見るに見かねて、私が話してあげる始末で……。要するに、手間のかかる人なんです」

タイプA行動パターンの性格の人々

「私の上司はいつも闘志にあふれています。実際、本当に信じられないほどの活力を持っているのです。でも、その上司についていく身になってみれば……。まったく、いくら時間があっても足りないのですから、たまったものじゃありません！　それと、この上司のもうひとつ難しいところは、絶えずイライラして、不機嫌をぶつけてくること。たいていは、むっつりと黙りこんだり、ちょっとトゲのある皮肉を言ったりする程度ですが、時には大声で怒鳴りだすこともあります」

精神科医として、私はこういった〈難しい性格〉の人々とのつきあいで悩んでいるという相談をよく受ける。その経験から言うと、このようにちょっと変わった性格を持つ人々は、ある種の業界——たとえば、個性的であることが何よりも優先されるファッション業界や広告代理店などに多く、仕事の上では優れた能力を発揮することが多い。また、こういった性格のなかには、リーダーになったり、管理職になったりするのに向いているタイプの性格もある。したがって、企業にとってはそういったタイプの性格は有用だと言えることさえある。だが、そのまわりで働く人々にとっては、悩みの種にほかならない。その結果、大きなストレスがたまってしまうのである。

モラル・ハラスメント

もうひとつ、職場の人間関係でストレスの要因になっているものに、数年前からフランスで話題になっているモラル・ハラスメント（精神的な暴力）がある。これは働く人々にとっては耐えがたいものであるが、私の見るところでは、それほど頻繁に起こっているとは思えない。あれほど話題になったのは、マスコミが大々的に取りあげたからだろう。とはいっても、モラル・ハラスメントは確実に存在する。したがって、その正体を暴き、そういった行為を糾弾するのは十分に価値のあることだと思われる。

このモラル・ハラスメントという言葉を定着させた精神科医のマリー＝フランス・イルゴイエンヌは、最新の著書、『モラル・ハラスメントが人も会社もダメにする』（邦訳は紀伊國屋書店）のなかで、この言葉を次のように定義している。《職場におけるモラル・ハラスメントとは、不当な行為（身振り、言葉、態度、行動）を繰り返し、あるいは計画的に行うことによって、ある人の尊厳を傷つけ、心身に損傷を与え、その人の雇用を危険にさらすことである。また、そういったことを通じて職場全体の雰囲気を悪化させることである》

こういった行為は時には自覚なしに行われることもあるが、自覚があろうがなかろうが、他人を苦しめてやろうという悪意を含んでいる点で卑劣なことに変わりはない（そのうち、いちばんひどいもの、つまり純然たるタイプのものは、加害者が被害者をいじめるのに喜びを見いだすという形で行われる）。また、加害者と被害者の関係もさまざまで、上司が部下に対して行うものから、社員が結束してひとりの新入社員をいじめるというものまである。

上司との問題――あなたの苦しみの原因は?

ひと口に上司との問題で悩んでいるといっても、その原因は一様ではありません。あなたは〈モラル・ハラスメント〉の被害者なのか? 〈ストレスを与える労務管理〉に苦しんでいるのか? それとも、〈難しい性格〉の上司とのつきあいに悩んでいるのか? 原因がちがえば対応もまたちがってきます。そこで、まず自分に次のような質問をしてみてください。

1．上司の態度に苦しんでいるのは、私ひとりだろうか?

もし答えが「はい」なら、あなたは〈モラル・ハラスメント〉の標的にされている可能性があります。一般にモラル・ハラスメントの加害者は標的をひとりに絞るものだからです。それ以外の2つの場合は、部下全員が苦しめられることになります。

2．私が仕事でよい結果を出した時、上司はどんな態度をとるだろうか?

ストレスを与えて部下を管理している上司なら、あなたがよい結果を出せばきっと満足するはずです(もともと、そのためにあなたにプレッシャーをかけているのですから……)。でも、モラル・ハラスメントを行う人間であれば、反対にイライラした態度を見せるでしょう。というのも、その上司はあなたがうまくいくことなど望んでいないからです。そういった上司は、逆にあなたが仕事に失敗するように仕向けるものなのです。

3．ほかの部署でも、やはり上司が部下に対して厳しい態度をとっているだろうか?

もし答えが「はい」なら、あなたの上司が〈モラル・ハラスメント〉の加害者であったり、〈難しい性格〉の人間であったりする可能性はほとんどありません。この場合は、むしろ企業全体として、〈社員にストレスを与える労務管理〉の方法がとられているのだと考えられます。

4．私の上司は、私生活ではどんな態度をとっているのだろうか? 会社にいる時と同じだろうか?(これはその情報が得られれば、の話です)

もし、あなたの上司が家族や近親者に対しても、あなたに対するのと同じような態度をとっているなら、あなたの上司は〈難しい性格〉の人間である可能性が高いと思われます。それ以外の2つの場合は、職場と家庭で態度がちがうのが普通だからです。

注意

以上の例は、あくまでも目安にすぎません。実際の状況はもっと複雑で、〈モラル・ハラスメント〉、〈ストレスを与える労務管理〉、〈難しい性格〉の3つの要素が重なりあっている場合も多いからです。たとえば、〈社員にストレスを与える労務管理〉がとられている会社では、その状況を利用して、ただ部下を苦しめることだけを目的とする〈モラル・ハラスメント〉が行われやすくなるということもあるのです。

コミュニケーションを拒否して相手を孤立させる言動

・標的にした社員が話そうとすると、話をさえぎる
・相手に話しかけない（上司が部下に。同僚に。あるいはその両方）
・メモや手紙、メールなど、書いたものだけで意志を伝える
・目も合わせないなど、あらゆるコンタクトを避ける
・仲間はずれにする
・一緒にいても、ほかの人たちだけに話しかけて、存在を無視する
・標的にした社員と話すことをほかの社員たちに禁じる
・ほかの社員と話すのを許さない
・話し合いの要求に応じない

言葉による暴力、肉体的な暴力、性的な暴力

・殴ってやると言って、相手を脅す
・わざとぶつかるなど、たとえ軽いものであっても肉体的な攻撃を加える。目の前でバタンとドアを閉める
・大声でわめいたり、怒鳴りつけたりする
・頻繁に電話をかけたり手紙を書いたりして、私生活に侵入する
・道であとをつける。家の前で待ち伏せをする
・言葉や態度でセクシュアル・ハラスメントを行う。性的な暴行を加える
・相手の健康上の問題を考慮に入れない
・個人的な事柄を批判したり、馬鹿にしたりする。また、女であること、男であることに対して、侮辱する言動をする

（マリー＝フランス・イルゴイエンヌ『モラル・ハラスメントが人も会社もダメにする』より）

表5-2
モラル・ハラスメントの具体例

仕事に関連して相手を傷つける言動

・命令した仕事しかさせない
・仕事に必要な情報を与えない
・相手の意見にことごとく反対する
・相手の仕事を必要以上に批判したり、不当に非難したりする
・電話やファクシミリ、コンピュータなど、仕事に必要な道具を取りあげる
・普通だったら任せる仕事をほかの人にさせる
・絶えず新しい仕事をさせる
・相手の能力からすると簡単すぎる仕事をわざと選んでさせる
・相手の能力からすると難しすぎる仕事をわざと選んでさせる
・きちんとした理由のある休暇や遅刻・早退、助成金など、労働者として認められている権利を活用しにくくさせる
・昇進ができないようにする
・意志に反して、危険な仕事をさせる
・相手の健康状態を考えた時、負担の大きすぎる仕事をさせる
・職務上、相手の責任になるような失敗を引き起こす
・わざと実行不可能な命令を与える
・産業医の専門意見を考慮に入れない
・わざと失敗させるように仕向ける

相手の尊厳を傷つける言動

・侮蔑的な言葉で相手に対する評価を下す
・ため息をつく、馬鹿にしたように見る、肩をすくめるなど、軽蔑的な態度をとる
・標的にした社員について、同僚や上司、部下の信用を失わせるようなことを言う
・悪い噂を流す
・精神的に問題があるようなことを言う（「あいつは精神病だ」等）
・身体的な特徴や障害をからかったり、その真似をしたりする
・私生活を批判する
・出自や国籍をからかう
・信仰している宗教や政治的信条を攻撃する
・相手が屈辱だと感じる仕事をさせる
・猥褻な言葉や下品な言葉で相手を罵る

モラル・ハラスメントが行われるステップ

一般に純然たるタイプのモラル・ハラスメントは次のようなステップを経て行われる。
——第一段階　加害者が被害者を標的として選びだす（年齢や性別、人種、あるいは社内で孤立しているとか、性格的に弱点があるとか、その基準はさまざまである。そのほかにも、能力が優れていたり、社内で目立つ存在だったりして、上司の地位を脅かしたり、同僚の羨望を買った場合も標的にされる原因となる）
——第二段階　周囲の人々の感情を操作するなど、モラル・ハラスメントを行いやすくする状況を整える
——第三段階　被害者を不安に陥れる（加害者の行動は筋の通ったものではなく、また言うことも論理的ではない。それでいて漠然とした非難だけは感じるので、被害者には何が起きているのかよく理解できない）
——第四段階　被害者に罪悪感を植えつける（こういったハラスメントを受けるのは、自分が悪いせいだと被害者に思わせる）
——第五段階　被害者を精神的に破壊する（加害者の攻撃が激しくなると、被害者は辞職に追いこまれる。ひどい場合には精神障害に苦しんだり、自殺したりすることもある）

さて、職場におけるモラル・ハラスメントでは、被害者のタイプとして心理学的に分類されるようなタイプは存在しない。また、純然たるモラル・ハラスメントを除いて、加害者のタイプとして特定でき

るタイプも存在しない。すなわち、職場では誰もが加害者や被害者になり得るのである。したがって、モラル・ハラスメントが起こる要因としては、職場の状況について注目したほうがいい。たとえば、社員のストレスがすでに深刻なレベルに達している職場。社員をあまり尊重していないシステムを持っていたり、社員同士の連帯感が希薄だったりする職場。こういった職場では、モラル・ハラスメントが起こりやすいのである。

また、最近アメリカとヨーロッパで行われた調査によると、さまざまな部門を通じて、公務員を含む三%から一〇%のサラリーマンがモラル・ハラスメントの被害を受けているという。これを産業別に見ると、製造部門、特に技術的に専門性の高い分野ではモラル・ハラスメントが起こりにくく、サービス産業や教育、社会福祉部門などでは比較的起こりやすいという数字が出ている。官公庁など公共部門でもモラル・ハラスメントは起こりやすい。

なお、フランスではこのモラル・ハラスメントの被害を少なくするため、二〇〇一年の一月に〈モラル・ハラスメントを規制する法律の条文を労働法に取り入れる〉法案が国会に提出されて、審議が重ねられている（その後、この法案は二〇〇二年の一月に成立した――訳者）。

6 職場は危険に満ちている

お呼びじゃねえ、まもなく騒ぎが始まるぜ、ああー
――シュプレームＮＴＭ（フランスのラップ・グループ）
『新しい虐殺のために』

現代の職場では、〈暴力〉という問題から目をそらすことができなくなってきている。この〈暴力〉には、会社の内部で上司や同僚からふるわれるもの、そして会社の外部の人間からふるわれるものの二種類がある。また、別の見方からすれば、〈身体的な暴力〉と〈精神的な暴力〉の二種類に分けることもできる。このうち〈精神的な暴力〉について言えば、前章でも述べたように、最近ではますますおろそかにできない問題になってきている。その証拠に、たとえば〈職場における暴力〉について報告した国際労働機関（ＩＬＯ）のレポートのなかで、ヴィットリオ・ディ・マルティーノは、こう述べている。《職場における暴力の概念は変化しつつあり、その意味で言うと、これからは精神的な暴力も肉体的な暴力と同じくらい重要なものとして考えなければならないし、暴力としては一見取るに足らないものでも、その結果が重大な影響を及ぼすものについては、注視していく必要がある》

また、ＥＵ（欧州連合）のなかで、ごく最近、行われた調査によると、職場で暴力をふるわれた人の数は、身体的暴力で六百万人、精神的暴力で千二百万人いたという結果が出ている。

職場における暴力が働く人々のストレスになることは言うまでもない。そこで、この章ではその問題

について、さまざまな角度から考えてみたい。まずは精神的な暴力である。

精神的な暴力

職場における精神的な暴力の代表と言えば、前章にも述べたモラル・ハラスメントである。これは加害者が被害者を最初から傷つける目的で行った時、いちばん深刻な結果を招く。だが、そこまでいかなくても、モラル・ハラスメントのなかには、職権を濫用して部下や同僚に横暴なふるまいをするというのもあって、これもまた働く人々に重大な影響をもたらしている。

この職権濫用型のモラル・ハラスメントは、労務管理との関係で、どこまでが正当な管理行為なのか、はっきりした線が引きにくい。たとえば、部下がミスを犯した時、そのミスを指摘して反省を促すのは必要なことだろう。だが、その指摘の仕方がしつこく、また相手の人格を侮辱するようなものであれば、そのやり方が正当であるとは言えない。それはまさしくモラル・ハラスメント（精神的な暴力）である。そういった意味では、前章で見てきた〈ストレスを与える労務管理〉もモラル・ハラスメントに近いと言えよう。また、〈難しい性格〉の人々もまわりの人に〈精神的な暴力〉をふるっていると言える。また、モラル・ハラスメントについて言えば、それが行われる背景には、社員を人間として尊重しない組織のあり方が関係することも言っておこう。

身体的な暴力

　次は〈身体的な暴力〉である。その前に職場の内外という観点から暴力を考えてみると、一般に職場の内部の暴力は、前項で述べたモラル・ハラスメントのように精神的な暴力であることが多い。これに対して、職場の外部からの暴力となると、身体的な暴力が占める割合が多くなってくる。だが、これは職種とも深く関係している。したがって、ここではまずどんな職種が身体的な暴力をふるわれやすいか、それを見てみよう。

　身体的な暴力をふるわれる職業の代表は、なんと言っても、その職業自体が危険を伴うもの、すなわち軍人や警察官であろう。だが、そういった国防や治安に関係する職業以外でも、身体的な暴力によって、時には生命の危険にまでさらされる職業がある。銀行員や宝石商の店員など、いわば〈経済的標的〉として、武装強盗に狙われる恐れのある職業である。郵便局員なども、そのうちのひとつに挙げられるだろう。また、最近では睡眠薬や興奮剤などのドラッグを扱う関係から、薬剤師が標的にされるようにもなってきた。

　いや、こういう話をすると、不思議に思う人がいるかもしれない。というのも、ここ数年、警報装置や防犯カメラなどによって、セキュリティ・システムが高性能になってきたのだから、銀行強盗や郵便局強盗は少なくなったはずだと思うのが普通だからだ。しかしながら、フランスでは、その件数は増加しつづけているのである。

暴力のあらたな標的

そのいっぽうで、〈経済的標的〉とはまた別の標的も生まれてきている。バスの運転手や国立雇用局の職員など、公共性の高い仕事に従事する人々である。近年、バスの運転手が突然、暴漢に襲われるという事件が目立つが、それは決して強盗を目的としたものではない。というのも、バスの運賃などはたかがしれているので、たいした金額にはならないからだ。それなのに、そういった事件が起こるというのは、バスの運転手は公共交通機関の職員であるということから、ある意味で地域社会（ひいては公権力）を象徴しているからである。また、国立雇用局の職員が暴力をふるわれるのは、仕事が見つからない苛立ちが職員にぶつけられてしまうからだろう。この場合、国立雇用局の職員は、やはり国や社会を象徴する存在とみなされている。これは〈経済的標的〉ならぬ〈象徴的標的〉と言えるだろう。

そのほかにも、ただ職務を遂行するだけでも攻撃を受ける医師や救急隊員、生徒から暴力をふるわれる教師など、暴力に関係する職業はますます増えてきている。

どういう職業の人々が狙われやすいか？

では、ここで暴力をふるわれる危険性の高い職業をタイプ別にまとめてみよう。ちなみに、そういった職業の大部分はサービス部門に集中している。

――孤立して行う仕事。自宅看護派遣事務所やタクシー・ドライバー、バスの運転手、ガソリン・スタンド、小規模小売店など。

――現金や貴重品を取り扱う仕事。レジ係や現金護送隊員、銀行員や郵便局員、警備員、薬剤師（睡眠薬や興奮剤などドラッグとして用いられる薬を扱っているため）など。

——監督や取締りなどの職務を遂行する仕事。交通整理やパトロールの警察官、駐車取締官、公共交通機関の乗務員、駐車場の管理人など（さらに一般的に言えば権力を象徴するような職業）。

——看護や相談、教育などサービス部門における仕事。看護師や救急隊員、社会福祉職員、教員、不動産業者、外食産業やホテルの従業員、金融機関の預金係など。

——扱いの難しい人々や暴力をふるう可能性の高い人々と接する仕事。精神病院の医師や看護師。刑務所の看守など。


なお、職業によっては、こういった要素が重なる場合もある。この場合、当然のことながら、暴力をふるわれる危険性はいっそう高くなる。孤立して仕事をし、社会や国家という公権力を象徴しており、治安の悪い地域を通過しなければならないバスの運転手の場合がそうである。

暴力の三つの型

さて、これまでは〈暴力〉を〈身体的な暴力〉と〈精神的な暴力〉に分けて考えてきたが、実を言うと、これはまったく質の異なるものとして二つに分けられるものではない。〈精神的暴力〉の原因である〈相手を人間として

暴力の3つの型

働く人々が顧客やサービスの利用者など、職場の外部から受ける可能性のある暴力には次の3つの型がある。
——他人を尊重する気持ちが欠如した無礼なふるまい
——相手を傷つけてやろうという意図のもとに行われた攻撃的な態度（身振りや言葉）
——身体的な暴力、あるいはそれをふるうという脅迫

みない無礼な言動〉は、〈攻撃的な態度〉につながり、やがて〈身体的な暴力〉に発展する。表にあらわれる形こそちがえ、これはひとつの現象なのだ。

ある電話交換手は言う。「電話口でも人は喧嘩腰になります。十五分か二十分待たせただけで、私たちに辛く当たるんです。そうして、決まって侮辱の言葉を投げつけてくるんです」。また、こんなふうに言う電話のオペレーターもいる。「電話での照会の際、こちらがちょっと手間取っていると、すぐにそのことに腹を立てて、耳元でガチャンと電話を切ってしまうんです」。そして、ある警察官は……。「私は定期的にパトロールを行っているのですが、常々、状況は悪化しているという印象を受けます。いつだったか、実弾を込めた銃を向けられたこともあるくらいです」

電話をガチャンと切ることと、実弾を込めた銃を向けることの間にはっきりとした境はない。この二つは地続きなのである。

では、この暴力の三つの型は被害者にどのような影響を与えるのか？　それを以下に簡単にまとめてみよう。

――無礼な言動を繰り返し受けると、自己評価の低下やあるいはやる気の低下がもたらされる。
――日頃から言葉による攻撃を受けていると、慢性ストレスや不安障害の症状が表れてくる。
――身体的な攻撃を受けると、心的外傷後ストレス障害（ＰＴＳＤ）を引き起こす危険にさらされる。

この三つはいずれも軽視できないものであるが、職業によってはこの三つの暴力に絶えずさらされている職業もある。これまでに何度も例として挙げたバスの運転手の場合がそうである。バスの運転手というのは、日頃から乗客の無礼な言動を受けると同時に、一部の乗客からの攻撃的な態度にもさらされており、さらには実際に身体的な暴力をふるわれることもある。その結果、ほかの職業に比べて、重大な心理的障害を引き起こす危険性がかなり高いのである。

無意識の恐怖

もうひとつ、暴力の問題で考えなければならないことは、暴力はそれが存在するという事実だけで、〈無意識の恐怖〉を引き起こすということである。というのも、たとえばフランスでは金融機関への武装強盗が毎年二百件以上も発生している。また、パリ交通公団では平均して一日に十件も深刻な暴力事件が起こっている。もしそうなら、こういった事実がその職業に従事する人々にとってどれほどの恐怖をもたらすかは、あらためて言うまでもないことだろう。ある治安の悪い地域を走るバスの運転手はこう告白する。「私は毎朝仕事に出かけようとすると、無意識に恐怖を感じてしまうんです」

この恐怖を鎮めようとして、なかにはアメリカの現状を引き合いに出す輩もいる。「アメリカでは毎年百万人のサラリーマンが暴力の被害者になっていて、そのうちの十六万人が負傷し、八百人が職場で命を落としている」というのである。それに比べたら、フランスなどましなほうだ、というわけだ。

だが、もちろん、そんな論法は詭弁にすぎない。暴力のふるわれる危険性が高い職場では、そんな言葉に安心する人間はいない。むしろ、このまま放っておくわけにはいかないという声が日増しに強まっているくらいである。実際、二〇〇一年の春には、大都市を走るバスの運転手が定年の引き下げを求めて数回にわたってストライキを行ったが、そうした要求をした理由のひとつにはこの暴力の問題があった。すなわち、自分たちは暴力の犠牲になったり、あるいはその危険性に常にさらされたりしているので、精神的にも肉体的にもかなり辛く、高齢になるまで働けないというのだ。

職場の状況が常に身の危険を感じなければならない状況ならば、たとえ実際に暴力がふるわれた経験がなくても、無意識に恐怖を感じるの当たり前である。また、そういった状況では、ほんのちょっと大きな声を出されただけでも、拳をふりあげられたとの同じくらい不安を感じるだろう。その結果、こうした状況で働く人々は、絶えずストレスを感じながら生きていくことになるのである。

7　こんな環境じゃ働けない！

坑夫たちはまるで膝でも痛めているかのように重たげな足取りでゆっくりと前に進んでいった。そうして、これはあとになってぼくにもわかったことだけど、ぼく自身、階段を歩き、梯子をつたって地の底まで降りていくと、坑夫たちの顔がまるで煙突掃除夫のように真っ黒になり、衣服や帽子は炭塵や泥の塊で覆われているのが目に入った——エクトール・マロ『家なき子』

右に引用したエクトール・マロの小説は十九世紀後半に書かれたものであるが、ここに出てくる炭鉱のような場所では働くのはさぞかし辛く、またストレスがたまったことだろう。

このように、つい一世紀ほど前までは、職場におけるストレスの主な要因は物理的な環境と仕事の厳しさであった。この炭鉱のように炭塵にまみれ、落盤の恐怖に怯えながら、命を賭して働く。あるいは、酷暑のなか、また北風の吹きすさぶなか、戸外で肉体労働をする。工場で働けば、機械の騒音が耳を弄した。仕事では絶えず肉体的な努力が要求された。休日も少なく、一日の労働は長かった。いや、何も『家なき子』ばかりではない。このような非人間的な仕事の環境については、『居酒屋』や『ジェルミナール』など、エミール・ゾラの小説のなかでもこと細かに描かれている。

いや、もちろん、現代でも建設業界や土木事業では、あいかわらず辛く危険な作業が行われていて、その労働条件や安全管理にはなおいっそうの注意を払う必要があるだろう。また、チャップリンの『モダン・タイムス』さながらに、単調な機械作業が行われている職場もあるだろう。だが、それでも、全般的に見れば、働く環境は改善されたように思える。さまざまな労働基準が設けられ、職場の設備も一世紀前から比べれば、はるかに快適なものになってきているからだ。

しかし、だからと言って、現代の職場――特にオフィスで働く人々の環境から苦痛が消えたと言えるのだろうか？　答えは否である。現代の職場の環境は、働く人々にあらたな苦痛をもたらしているのだ。たとえば、コンピュータに向かっての仕事は、不自然な姿勢のまま動かずにいることを強いられるため、産業医にはお馴染みの職業病である筋骨格障害を引き起こす。いや、コンピュータの仕事に関することだけではなく、そういった例は枚挙に暇がない。そこで、この章では〈現代の職場の環境がいかにストレスの要因になっているか〉、そのことを中心に話を進めていきたい。

職場の環境とストレス

エミール・ゾラの時代とはちがって、現代の多くのサラリーマンは、空調設備が整えられ、機能的なデザインの備品が備えつけられ、厚いカーペットが敷かれて、観葉植物が飾られたような事務所で働いている。だが、今さっきも述べたように、そういった環境にもストレスの要因はひそんでいる。

開放型の事務所

開放型の事務所とは、ほかの社員、あるいは部署との間が透明な間仕切りや観葉植物、スクリーンなどでしか遮られてないような大きなフロアのことである。これまでフランスでは個室で働くことが多かったので、こういった環境は社員たちに新しいストレスをもたらしている。すなわち、そこで働く社員は男女を問わず、窮屈な思いをして、絶えず他人の視線にさらされていると不満を漏らしているのだ。

あるビジネス・ウーマンの証言

「広報部が移転してからというものひどい状態になりました。今は十二人の女子社員が全員——といっても、広報部には女子社員しかいないのですが——広い部屋に集められて仕事をしています。ええ、十二人が全員、お互いを隔てている**つもりらしい**馬鹿げたパネルをはさんで並ばされているのです。おまけに、広報部というのはほとんど電話だけで仕事をする部署なんです。私の電話は一日に少なくとも五十回は鳴ります。ですから、ちょっと想像してみて下さい、五十回が十二人分ですよ。つまり、一日に六百回も鳴るんです。これでは集中するとか、まちがいなくメモを取るなんて不可能です。それに、誰かが入ってくると見張られているような気もします。別に隠さなければならないものがあるわけではないのですが、それでも、職場でどういうふうにふるまっているのかまで、わざわざ人前にさらしたいとは思いませんよ」

決められた机を持たない人々

コンサルタント会社のなかには決められた机のないところもある。各コンサルタントは個々にノートパソコンと自分の仕事道具を入れた小さなアタッシュケースを持って、顧客の間をまわっているのである。顧客を訪問する予定がない時には会社に置いてある机のひとつを**仮に**使って、やがてまた出かけていく。だが、決められた机がないということは、会社のなかに〈自分専用の場所〉がないということである。それがどれほど不安で落ち着かないものか、ちょっと考えてみれば容易に想像がつくだろう。

在宅勤務

現代では、職種によっては、職場に行くことなく仕事をすることができる。これが〈在宅勤務〉と呼ばれるものである。自宅にコンピュータがあり、インターネットに接続できれば十分なので、自宅と会社が十キロ離れていても、百キロ離れていても、あるいは千キロ離れていても、業務を遂行することができる。そういったことからすれば、これはまさに革新的な勤務形態だと言えよう。

さて、このような勤務形態は、サラリーマンにとっては、仕事時間が自由に決められるようになり、通勤の苦労からも解放されるという利点がある。しかし、そうは言っても、在宅勤務はよいことばかりではない。

たとえば、ひとりで仕事をしなければいけないのは当然として、在宅勤務では、仕事と私生活との区別をはっきりとつけることができない。どちらも同じ場所で行われるからである。その結果、どちらも中途半端になってしまえば、これはかなりのストレスになる。また、この先でも論じるように、家庭というのはストレスの要因に満ちた場所でもある。したがって、職場と私生活のストレスを同じ場所で同時に受けることになる在宅勤務というのは、働く人の精神を不安定にさせやすい環境だとも言えるのである。

ある在宅社員の証言

「私はある出版社で在宅社員として働いています。二人目の子どもが生まれてから地方に引っ越しました。子どもたちを抱えてのパリでの生活に耐えられなかったからです。最初は、私が在宅で仕事を続けるのを社長が認めてくれたことを大変嬉しく思いました。事務所のほうには、週に一度、顔を出せばよいだけで、それ以外は電子メールや電話、ファックスを使ってやっていけばよいからです。自宅で赤ん坊の面倒を見てくれるベビー・シッターもいますし、上の子は学校に行っています。ですから、すべてが順調にいくように思えたのですが……。ええ、問題は、私生活と仕事との境目がなくなってしまったことなんです。仕事中に赤ん坊の泣き声が聞こえると心配になって、大丈夫がどうか見にいきたくなります。上の子は学校から戻ると、私がキスをしてやるまで仕事部屋のドアを叩きつづけます。そのあとは、いつまでもまとわりついて、部屋から出すのが大変！　しかも、そんな時にかぎって仕事の電話が鳴るのです。こんな状態では仕事も中途半端、母親の役割も中途半端になってしまいます。家にいたって、母親の役割ができるわけじゃありませんから……。反対に、夜になってようやくすべてが片づいたと思って落ち着いている時に、仕事部屋の電話が鳴るのが聞こえてくることもあります。もちろん、夜は留守番電話にしているのですが、それでも私は急用かどうか確かめずにはいられません。そんな生活ですから、ベッドに入っても、時々仕事のことが頭から離れないことがあります。そんなこんなで結構、ストレスがたまっています」

勤務時間帯

〈勤務時間帯〉というのもまた、大きな意味で職場の環境のうちに入れることができると思われる。フランスでは勤務時間は徐々に減少する傾向にあるが、勤務時間帯のほうは逆に、サラリーマンの望まない方向に変化しつつある。すなわち、第5章でも少し述べたように、〈顧客からの要求〉と〈生産性の向上〉という二つの理由から、週末や夜間に仕事をする人々の数が増加しているのである。実際、年中無休で二十四時間、顧客の要望に応じる体制をとっていれば、八時間ずつ三交代制にするなどのシフト制によって、誰かが真夜中に働かなければならない。これでは健康によいはずがない。いや、それは単に、生体リズムが絶えず狂わされることによって睡眠が乱されるというだけではない。もっと深刻な問題が生じているのである。また、そんな生活をしていれば家庭生活に影響が出るのも目に見えている。

通勤や出張

職場への通勤も多くのサラリーマンにとって、日常的なストレスの原因となっている。大都市圏では通勤に費やす時間がますます長くなっているのだ！　その主な理由は何か？　それは大多数の人々が自分の居住地域で仕事をしていないからである。

確かに交通網や道路網の発達によって、サラリーマンは比較的遠距離からでも会社に通えるようになった。だが、道路の渋滞や通勤電車の混雑などによって、出勤する人々の神経はぼろぼろになっている。交通の発達は、決してストレスを低減させる役には立っていないのだ。その証拠に、たとえばあるサラリーマンはこう証言する。「ストレスを感じるのは働いている時よりも、むしろ通勤途中なんです。そのせいで、私はへとへとになって会社に着いて、またへとへとになって家に帰るんです」。また、別のサラリーマンは言う。「私は自動車通勤をしているのですが、会社に行くには二本の橋を渡らなければなりません。それが、渋滞という点から見ると最悪なんです！」。そして、またこんな証言もある。「私は通勤にかなり時間を取られます。なにしろ、朝一時間と夜一時間はそのために使っているんですから……。といっても、私の場合、子どもたちと過ごせる時間があるだけ、まだマシなほうでしょう。ああ、でもストが行われたら……。そんな日は、もう悪夢ですよ」

職場への移動ということで言えば、たとえば商社マンなどのように、ほとんど日常的に出張を必要とする職業もある。また、役職に就いている人々のなかには、TGV（フランスの新幹線）や自動車、飛行機などで、フランス国内はもちろん、世界中を飛びまわらなければいけない人々もいる。

ある持株会社の財務部長の証言

「私はだいたい週に一度は外国や地方に出張します。そのたびに、飛行機や列車に間に合うようにと夜明けに起きなければなりません。もちろん帰りは真夜中になります。翌日出社すると、一日空けたおかげで決済すべき書類や、かけるべき電話が山のようにたまっています。ところが、そういった用事を急いで片づけ終わったと思ったら、もう次の出張の準備をしなければなりません。そしてまた同じことが始まるのです。仕事は面白いけれども、これでは本当に疲れます」

働く女性とストレス

一般に、仕事と家事を両立させる責任を負っているという意味で、働く女性は男性とはまたちがったストレスを抱えている。また、女性であるという理由で、男性よりもさらにストレスを受ける状況に置かれることも多い。そこで、ここでは比較的女性に多いストレスの要因を挙げてみよう。

1．少ない時間でより多くの成果を出さなければならない

仕事と家事を両立させようと思ったら、女性には時間がない。ところが、その少ない時間のなかで、女性は職業人と認められるために、より多くの成果を出さなければならない。「時間が足りない」という言葉は、仕事を持つ女性がよく口にすることである。在宅勤務の場合は、家庭の用事で仕事がたびたび中断されることも、また別のストレス要因となっている。

2．変化に対して弱いところがある

職場で起こる変化に対して（それが一般的なものであろうと、あるいは個人的なものであろうと）、女性は心理的に不安定になりやすい。とりわけ、テクノストレスなどは男性よりも女性に多く影響を及ぼしている。そのうえ女性は家庭における変化の影響も、より直接的に受けやすい。たとえば、家庭生活がうまくいかなくなったあげく、離婚をして引っ越しをすることになれば、その間のストレスは男性よりもはるかに大きいと思われる。

3．感情的な要素や人間関係の影響を受けやすい

一般に、女性は会社での地位が抑えられているため、「給料が低い」とか、「一生懸命仕事をしても認められることが少ない」など、感情的な部分で〈欲求不満〉に陥りやすい。また、人間関係の問題でも傷つきやすい（しかも、モラル・ハラスメントやセクシュアル・ハラスメントなどの標的にもされやすい）。ということから、そういった部分では容易にストレスがたまってしまうと言えよう。といっても、あとから述べるように、ストレスというのは男性にも女性にも同じ形で表れるわけではない。そのうえ、その感情に敏感だという能力を逆に利用して、人間関係のストレスを未然に防ぐこともできるという強みも持っている。

私生活からくるストレス

さて、職場の環境とは直接関係ないが、最後に私生活からくるストレスについても簡単に触れておこう。というのも、これから述べるように私生活のほうもストレスの要因に満ちていて、サラリーマンが職場におけるストレスと同時に私生活におけるストレスを感じていたとしたら、かなり辛いことになるからである。

家計の心配や夫婦喧嘩、さらには離婚、近親者の病気や死など、私生活はストレスの要因に満ちている（どんな人でも長く静かな川の流れのように、一生を安定した形で送るということは、まずあり得ないのだ！）。また、もう少し小さな例を挙げてみても、近所がうるさいとか、アパートに水漏れがする、あるいは子供の世話が大変だ、などストレスの要因には事欠かない。

この点からすれば、在宅勤務のところで紹介した例のように、女性のほうが多くストレスの要因を抱えているかもしれない。というのは、女性は会社の仕事のほかに、家事をしたり、子供の面倒を見たりしなければならないことが、まだまだ多いからである。いや、最近では男性も変わってきて、家事の一部を引き受けようとする人が増えてきていることも確かである。しかし、それでも家事や育児の多くが女性の負担となっていることはまちがいない（これは多くの調査によって証明されている）。

いずれにしろ、家庭でのストレスは仕事にも影響するので、問題があるなら、できるだけ早めに解決することが大切である。

8　そして、あなたのストレスは?

敵を知り己を知らば、百戦して危うからず――孫子の兵法

ここまでの章を読んできたところで、職場におけるストレスの原因には、実にさまざまなものがあるということが理解いただけたと思う。いや、その点からすれば、〈職場におけるストレスの最大の特徴は、その原因の多様性にある〉と言っても過言ではない。ストレスの原因は唯一無二のものではなく、小さなものから大きなものまで、人目に明らかなものから内に潜むものまで、無数の要因が存在するのである。だが、そういった無数の要因に対して、どんなふうに反応するかは個人差がある。そこで、この章ではその問題について考えると同時に、読者自身のストレスの要因はなんであるのか、それを理解していただくための一助として、最後に簡単な自己診断テストをつけることにする(表8－1)。

ストレスの要因に対する反応は人によってちがう

さて、これまで述べてきたように、ストレスの要因のなかには、〈時間の制約〉や〈ノルマの達成〉のように大多数のサラリーマンに関わりのあるもの、また、そのいっぽうで〈暴力をふるわれる恐れ〉

のようにごく一部の職種の人々にしか関わりのないものなど、一般的なものから特殊なものまで本当にさまざまなものがある。それだけでも話が複雑なのに、ある人にとっては〈激しい変化〉がそれほどのストレスではないのに、別の人にとっては〈ちょっとした変化〉が大きなストレスだったりするということもある（こういった個人差は、たとえば〈職場の環境〉についても言えることである）。

おまけに、職場のストレスは、複数の要因が重なった時に、一気に増大する。いや、これは単に倍になったり、三倍になったりということではない。何十倍、何百倍にもなってしまうのだ。たとえば、仕事量が増えれば、誰でもストレスを感じるようになる。だが、その時のストレスはそれほど大きいものとは言えない。ところが、この時、職場の環境が変わって、それにもストレスを感じ、さらにはフラストレーションによるストレスもたまっていたとすれば、そのすべてが結びついて、ストレスのレベルは爆発的に上昇してしまうのである。

こうしたことから、ある人が「ストレスがたまっている」と言った時、それがどの程度大変なことなのか、まわりの人から正確に理解してもらうことは難しい。はなはだしい場合は、「ストレスがたまっている」こと自体が無視されかねない。たとえば、ある企業の幹部と話をしていた時のこと、私が社員のストレスの問題に触れると、こう言われたことがある。「そんな話は信じられませんね。週に三十五時間仕事をしただけでストレスがたまるなんて……。私などその倍は働いているというのに！」。おわかりいただけただろうか？　この幹部はストレス要因のひとつである〈勤務時間〉のことしか考えず、ほかの要因は完全に無視してしまっているのである。だが、企業の幹部とちがって、一般の社員は〈会社から認められない〉、〈会社の方針転換による変化をそのまま受け入れるしかない〉という要因でストレスがたまることも多い。したがって、この幹部が一般の社員より〈勤務時間〉という要因でストレスがたまっているとしても、全体のストレス・レベルで考えれば、一般社員との間にほとんど差がないということも考えられるのである。

あなたのストレスの原因は？

では、そういった周囲の無理解のなかで、私たちはストレスからくる悪影響とどうやって戦えばよいのだろう？　そのためには、まず自分にとって何がストレスの要因になっているのか、できるかぎり正確に把握することである。というのも、たとえストレスの要因のひとつがはっきりわかっていたとしても（たとえば、最近仕事がはかどらない、等）、それ以外にも、自分では気づいていない要因があるかもしれないからだ。

そういった意味で、次の頁にある自己診断テスト②は、読者が自分自身のストレスの要因を把握する助けとなると思われる。これによってすべての要因を網羅したとは言えないが、少なくとも、ストレスに関して自分自身をふり返ることはできるだろう。よろしければ、活用していただきたい。

さて、こうして自分自身のストレスについてある程度の理解ができたら、ストレスそのものにも正確な知識を持っていたほうがいい。ということで、第2部では、〈ストレスのメカニズム〉について説明しよう。

12R	仕事のことでも、あるいは仕事以外のことでも、職場の人たちと満足のいく触れあいができない	3	2	1	0
13P	職場でミスをすると大変なことになる	3	2	1	0
14E	通勤や出張、外回りなどで、移動に多くの時間をとられている	3	2	1	0
15V	仕事中、人と接していて、恐怖を感じたり、身の安全が心配になったりしてしまうことがある	3	2	1	0
16F	社員がキャリア・アップしていくことについて、会社は無関心である	3	2	1	0
17R	仕事中、無礼な人々や、不愉快な人々との接触が多い	3	2	1	0
18C	仕事に関係して、絶えず新しいことに適応する必要がある	3	2	1	0
19V	仕事中に殴られたり、怪我をさせられたりしたことがある	3	2	1	0
20P	達成するのが難しいと思われるような目標を与えられることが多い	3	2	1	0
21V	上司や同僚のなかに、人をいじめて楽しむような人間がいて、その標的にされている	3	2	1	0
22E	職場の雰囲気がうるさくて落ち着かない	3	2	1	0
23F	うちの会社には特典が少ない	3	2	1	0
24R	人間関係がぎくしゃくしていて、職場の雰囲気が悪い	3	2	1	0

表8-1　自己診断テスト②

あなたの職場のストレス度は?

以下のそれぞれの質問について、あなたの職場にあてはまると思うものを○で囲んで下さい。どの質問も必ず、〈あてはまる〉、〈どちらかと言えばあてはまる〉、〈どちらかと言えばあてはまらない〉、〈あてはまらない〉のどれかに○をつけてください。質問によってはおそらく答えるのが難しいものもあるでしょうが、それでも、あなたの思っていることにいちばん近いものを選んでください。

下の文章のようなことがありますか?	あてはまる	どちらかと言えばあてはまる	どちらかと言えばあてはまらない	あてはまらない
1P　1日にやるべき仕事が多すぎると思う	3	2	1	0
2C　この先、1年間にどんな仕事をすることになるのか、見通しが立たない	3	2	1	0
3E　職場の環境が悪く、気持ちよく仕事ができない	3	2	1	0
4R　上司や同僚のなかに嫌な性格の人や、難しい性格の人がいる	3	2	1	0
5E　肉体的に辛く、厳しい仕事をしている	3	2	1	0
6V　暴力をふるわれるなど、人から攻撃を受ける危険性の高い仕事をしている	3	2	1	0
7F　仕事の成果に対して、見返りが十分に支払われているとは思えない	3	2	1	0
8P　職場では複数の仕事を同時に片づけていかなければならないことが多い	3	2	1	0
9C　現在、配属されている部署がほかの部署と統合されるか、あるいは自分自身が異動させられる可能性がある	3	2	1	0
10F　職場ではほめられるよりも批判されるほうが多い	3	2	1	0
11C　職場での最新技術（情報処理、インターネット、等）を自分のものにするのが苦手である	3	2	1	0

から得られる点数を合計したものが、これにあたります。

スコアＲ：このスコアはRelations〈人間関係〉に関するストレス要因に対応しています（第５章参照）。番号のあとにＲのついた４つの質問（４、12、17、24）から得られる点数を合計したものが、これにあたります。

スコアＶ：このスコアはViolence〈暴力〉に関するストレス要因に対応しています（第６章参照）。番号のあとにＶのついた４つの質問（６、15、19、21）から得られる点数を合計したものが、これにあたります。

スコアＥ：このスコアはEnvironnement〈職場環境〉に関するストレス要因に対応しています（第７章参照）。番号のあとにＥのついた４つの質問（３、５、14、22）から得られる点数を合計したものが、これにあたります。

どのスコアの合計点が高いかによって、あなたのストレス要因がわかります。

この自己診断テストからは、〈あなたの職場はストレス要因が多いか?〉と〈あなたのストレス要因は何か?〉という2つのことがわかります。

あなたの職場はストレス要因が多いか？

○で囲んだ点数をすべて合計して下さい。その合計点が

■ 0点から10点なら、
あなたの職場にはほとんどストレスがないと思われます。

■ 11点から20点なら、
あなたの職場にはいくつかストレス要因があります。

■ 21点から30点なら、
あなたの職場にはかなりストレス要因があります。

■ 31点から40点なら、
あなたの職場はストレスの多い職場です。

■ 40点以上なら、
あなたの職場はきわめてストレスの多い職場です。

あなたのストレス要因は何か？

あなたが職場で最もよく直面させられているストレス要因が何であるかを知るために、次の6つのスコアを計算し、最も高いスコアを見つけ出して下さい。

スコアP：このスコアはPression〈プレッシャー〉に関するストレス要因に対応しています（第2章参照）。番号のあとにPのついた4つの質問（1、8、13、20）から得られる点数を合計したものが、これにあたります。

スコアC：このスコアはChangements〈変化〉に関するストレス要因に対応しています（第3章参照）。番号のあとにCのついた4つの質問（2、9、11、18）から得られる点数を合計したものが、これにあたります。

スコアF：このスコアはFrustrations〈フラストレーション〉に関するストレス要因に対応しています（第4章参照）。番号のあとにFのついた4つの質問（7、10、16、23）

II

ストレスのメカニズム

ストレスというのは、誰もが知っている言葉なのに、「では、その正しい意味は?」と問われると、なかなか答えられる人はいない。また、どちらかと言うと、否定的なニュアンスで語られることのほうが多く、エイズや癌のように、〈恐ろしい現代病〉の仲間に入れられることさえある。

だが、ストレスというのは病気ではない。また、〈魂〉や〈精神〉のように目に見えない抽象的な概念でもない。動物が生きていくために必要な、科学的にも研究された具体的な現象なのである。実際、ストレスの研究は今から70年以上も前に始まり、そのおかげで、私たちはストレスの生物学的・心理学的な実態が理解できるようになっている。そこで、この第II部ではストレスの定義から始めて、その生物学的・心理学的メカニズムを明らかにすると同時に、〈ストレスと仕事の効率の関係〉についても考えてみたい。

9 ストレスの三つの段階

生き残る種族というのは、最も強いものでも利口なものでもない。
いちばんうまく環境に適応できたものである
——チャールズ・ダーウィン

ストレスの歴史は一九三〇年代の後半に、カナダの生理学研究所から始まる。ハンガリー出身の生理学者ハンス・セリエがネズミの実験を行っている最中に、〈動物が有害な刺激を受けると、その刺激がどんな種類のものであっても、その身体には共通した生理学的反応が起こる〉ということを発見したのである。

その発見までの過程をもう少し詳しく説明すると、当時、セリエはネズミの性ホルモンの研究をしていて、ネズミに性ホルモンを注射するという実験を行っていた。ところが、実験をしているうちに、ネズミは健康状態が悪くなり、なかには死んでしまったものもいた。だが、それは性ホルモンを注入されたこととは直接的な関係がなく、ただ注射をされたという刺激のためだということがわかったのである（その証拠に、注射する物質を性ホルモンのかわりに、ホルマリンや不純物を含んだ水に換えても、同じような症状が表れた。つまり、ネズミの健康状態が悪くなったのは、注射された物質が原因ではなく、刺激が原因だったことになる）。そこで、セリエは、今度は注射という刺激ではなく、ネズミを非常に寒い場所に置いたり、罠にかけたり、あるいはガスバーナーや電気ショックで驚かせたりするなど、別の形の刺激にさらしてみた。すると、ネズミは注射の時とまったく同じような症状を示して、健康状態を悪くしたのである。

あとから述べるように、これはネズミがあらたな状況に適応しようとして反応した結果、健康状態を悪くしたのであるが、このように外部から有害な刺激を受けると、生体が共通した反応を示すことは、実はセリエ以前からも知られていた。たとえば、十九世紀の後半にあの有名な進化論を発表したイギリスの博物学者、チャールズ・ダーウィンは、〈動物は恐怖心を感じることによって、危険な状態から逃れることができる〉という発想のもとに、生き延びるための反応としての恐怖心の役割を考えた（『人及び動物の表情について』邦訳は岩波文庫）。また、二十世紀初頭のアメリカの生理学者ウォルター・キャノンは、その有名な緊急反応理論のなかで、〈捕食者に会うなどの

ストレスの語源はフランス語

一般に考えられているのとはちがって、「ストレス」という言葉は、コカ・コーラやマクドナルドとともに、アメリカから入ってきたわけではない。その語源はフランス語にあって、古フランス語の estrece、すなわち、「抑圧」から来たものなのである（さらにその先まで遡れば、ラテン語の stringere「締めつける」という言葉に由来する）。

さて、古フランス語の estrece は、いつしか英仏海峡を渡って、英語の stressとなり、「圧力」や「圧迫」を意味するようになった。たとえば、橋の桁やアーチにかかる力、これが stress「ストレス」である。ちなみに、この stress を「試練」や「苦悩」の意味で用いる例は、英語ではすでに14世紀に見られる。

そのいっぽうで、stress は近代になると、物理学用語として、圧力がかかった時の物体の「歪み」を意味するようになった。そうして、有名な〈緊急反応理論〉を提唱したアメリカの生理学者、ウォルター・キャノンによって、初めて医学用語として使われると、「テニス」という言葉と同じように、数世紀ぶりにまたフランスに戻ってきたのである。ちなみに、tennis「テニス」のほうは、フランス発祥の掌で玉を打つゲーム jeu de paume（ポーム。掌の競技）がイギリスに渡って球技として完成されたもので、サービスをする時に、Tenez「ほら、受けてみろ」と叫んだところから、この名前がついた。

危険に直面した時、動物はその体内でアドレナリンを分泌するが、それは闘争——あるいは逃走するためにいつでも素早く動けるよう、身体の状態を準備する必要があるからだ〉と説明した。

したがって、セリエの発見したことは、こういった研究の延長上にあると言えるのだが——しかし、そうは言っても、この現象について、最初に、また徹底的なまでに研究したのがセリエであることはまちがいない。というのも——そこでまたネズミの実験の話に戻るのだが——注射や電気ショックの刺激でネズミが同じような症状を示すことに気づいた時、セリエの頭には昔の記憶がよみがえってきた。それは医学生だった時に、〈病気にかかると、それがどんな病気であっても、関節の痛みや発熱、胃腸障害や食欲不振などの共通した症状が表れる〉という事実に強い印象を受けたという記憶である。ということは、ネズミが有害な刺激を受けた場合に表れる症状も、これと同じことではないのか？　セリエはそう考えた。そうして、〈外傷であれ、寒暑であれ、あるいは恐怖や緊張であれ、刺激の種類にかかわらず、動物が外から有害な刺激を受けると、身体のほうには共通した生理学的反応が起こる〉という説を唱えたのである（ちなみに、この共通した生理学的反応というのは、副腎皮質の肥大、胸腺、脾臓、リンパ節の萎縮、胃や十二指腸の出血や潰瘍などである）。また、セリエはこの有害な刺激に対する身体の反応を〈適応のメカニズム〉と捉え、そういった一連の反応を〈あらゆる状況下ですべての人々に共通する〉という意味を込めて、〈汎適応症候群〉と名づけた。そして、〈この反応が生じている状態がストレスだ〉とした。つまり、これがストレスの定義なのである。

ということで、まずはこの〈汎適応症候群〉について、もう少し詳しく説明しよう。

汎適応症候群

外部から刺激を受けると、動物の身体はあらたに発生したその状況に適応し、危険から身を守るために、生理学的な反応を起こす。この時、その反応は次の三つの段階で進行する。セリエが行った実験をもとに、ここではネズミを例にとって話を進めていこう。

▼警告反応期

注射をされたり、罠を仕掛けられたり、普段とはちがう状況に置かれると、ネズミは数多くの強い身体的な反応を起こす。すなわち、鼓動が速くなり、筋肉が収縮し、体毛が逆立ち、瞳孔が散大する。また、生理学的には、まずアドレナリンなどの分泌が起こり（鼓動が早くなったり、瞳孔が散大したりするのはそのせいである）、それに続いて副腎皮質ホルモンが分泌され、身体の抵抗力が高められる。これが危険に直面した時の最初の段階の反応である。

▼抵抗期

次に、有害な刺激を受けているその状態が長く続くと、ネズミは心身に負担のかかるその状況に適応するため、前段階で高くした抵抗力を維持して対抗しようとする。この状態では、最初に見られた〈鼓動が早くなる〉などの身体的徴候が少なくなり、また反応自体も小さくなる。これを外から見ていると、ネズミは環境に慣れたように見える。

▼疲憊期

だが、それでもなおストレスのかかる状況が続くと、身体の抵抗力が弱まり、ネズミはもはや適応状態を維持できなくなる。これが疲憊《ひはい》期である。この状態になると、ネズミは健康状態を悪くして、最後には死ぬこともある（もう少し具体的に言うと、セリエは有害な刺激を受けたネズミが決まって三つの症状を示すことを発見した。それがさきほども述べた①副腎皮質の肥大、②胸腺や脾臓の萎縮、③胃や十二指腸の潰瘍や出血である）。

　これをもっと簡単にまとめて言うと、ストレッサー（反応の原因となる有害な刺激）を受け

ストレスとストレッサー

「ストレス」という言葉は、もともと、〈有害な刺激に対して、身体が生物学的に反応している状態〉のことを指す。ところが、一般的な使われ方では、〈ストレスの原因〉、すなわち有害な刺激のことを意味している場合が多い（たとえば、「コンピュータが故障したのがストレスになっている」、「この渋滞はストレスだ」、等。本書でもそういう使い方をしている部分がある）。だが、厳密に言うならば、ストレスの原因となる有害な刺激は、「ストレス」とは言わない。「ストレッサー」と言うのである。また、睡眠障害や消化器障害、あるいは〈不安でたまらない〉とか、〈煙草をたてつづけ吸う〉という事実なども「ストレス」と呼ぶことがあるが、これももちろん、ストレスではない。〈ストレスの結果〉である。

さて、そこで、この原因と結果の流れを図にしてみると、次のようになる。

ストレッサー
↓
ストレス反応
↓
ストレスの結果

だが、場合によっては、この流れはもっと複雑になることもある。たとえば、ストレスの結果、腹を立てて攻撃的になったりすると、人間関係に問題が生じ、それがストレスの原因となることもあるからだ。この場合は原因と結果がストレートにつながらないで、円環構造のなかに閉じてしまうことになる。そうして、ストレスの悪循環が始まってしまうのである。

ると、生体は身体の持つあらゆる能力を結集してこの緊急事態に立ち向かい、素早くその状況から逃れようとする。だが、それでも事態が変わらず、その状況が長く続くようだと、今度はやり方を変えて、いわばがんばりとおす形で、その状況に適応する努力をする。ところが、そのがんばりもいつまでも続けられるわけではないので、最後には疲れきってしまうのである。

セリエは汎適応症候群の三つの段階をネズミの実験で発見したが、その後の研究によると、この三つの段階は、人間にも見られることが確認されている。

たとえば、毎日、激しい騒音に耐えながら仕事をしている鉄工所の工員について調査を行ったところ（この調査のために工員には小型の心電計を装着してもらった）、あらたに鉄工所に入った工員の場合、心電計には非常にはっきりした特徴が記録された（警告反応期）。しかし、数週間（時には数ヶ月間）勤めたあとでは、まるで騒音から遮断されたところで仕事をしているかのように平気な顔をして働き、記録上にも目立った反応が見られなくなった（抵抗期）。

また、それとは別に同じような調査が空港の近くに住む人々に対しても行われ、やはり同じような結果が得られた。だが、もちろん、これはどちらの場合も、人々がこの騒音という状況に完全に適応したわけではない。というのも、なおもその状態を続けていると、高血圧や消化器障害（胃潰瘍、十二指腸潰瘍）、あるいは精神の変調など、健康状態の悪化を訴える人々が多くなってきているからである。これはストレスが続いたせいで、身体の抵抗力が弱まったせいである（疲憊期）。

ストレスは重要な生体機能のひとつ

さて、これまで説明したところで、重要なことをひとつ確認しておきたい。それは、〈ストレスは長く続くと、結果的には病気を生みだしてしまうことがあるが、ストレス反応自体は、決して悪いものではない〉ということである。ストレスは忌むべきものではない。むしろ、環境から来る有害な刺激に適応しようとして起こる、絶対不可欠な素晴らしい生体反応のひとつなのである。この分野を研究している科学者はよく「ストレス」と言わずに、「適応反応」という言葉を使うが、これはそういう理由からである。

実際、数十年にわたる研究のおかげで、私たちは今日、ストレス——すなわち適応反応が、呼吸や消化、生殖、免疫機能と同じくらい重要な生体機能のひとつであると理解できるようになった。いや、この場合、「重要な」というのは、単に「役に立つ」というだけでない。「生きていくのに必要不可欠だ」ということを意味する。このことは、すべての哺乳動物に共通するものである（ただし、人間の場合には、この先で見るように、独自の特徴がある）。

ストレスが生きていくのに必要不可欠だということについて言えば、いつだったか、次のような逸話を聞いたことがある。誰かがハンス・セリエに、「ストレスを感じることのない人間はいますか？」と尋ねたところ、セリエはこう答えた。「ええ、この近くには、まったくストレスを感じない人々がいますよ」。そして、この答えに興味津々の質問者に、「よろしかったら、これから会わせてあげましょう」と言うと、すぐ近くの墓地に案内したというのである。ストレスを感じないのは死者だけである。ストレスとは人生であり、ストレスなしでは、私たちは生きてはいけないのである（『現代社会とストレス』邦訳は法政大学出版局）。

ストレスが病気の原因になるからと言って、ストレスそのものを取り除こうとするのは無意味なことである。呼吸機能を取り除けば喘息の問題は解決するだろうか？　あるいは消化機能をなくしてしまえば胃潰瘍はよくなるのか？　それと同じことである。大切なのは、ストレスが病気を引き起こす前に状況を改善することなのだ。

10 ストレスの正体――ホルモンの働きについて

我に与えよ、変えられるものに対しては闘う力を！　そうでないものに対しては受け入れる知恵を！　そのうえでまた、変えられるものとそうでないものを見分ける知性を！　――中国のことわざ

前章でも紹介したように、現在、私たちはこれまでの多くの研究のおかげで、ストレスのメカニズムについて相当な知識を持つことができるようになった。そこで、この章では、生物学的な事柄に絞って、もう少し詳しくストレスのメカニズムをお話しししよう。

ストレスの正体はホルモン

さて、生体にストレッサー〈有害な刺激〉が加えられると、身体にはさまざまな生理学的な変化が起こるが、その変化を生みだす原因はなんだろう？　生物学的に見ると、それはストレス・ホルモン、すなわち副腎髄質から分泌されるアドレナリンなどのカテコールアミン類、そして副腎皮質から分泌されるグルココルチコイドである。この二つのホルモンは、それぞれ汎適応症候群の反応における最初の二つの段階、つまり〈警告反応期〉と〈抵抗期〉に対応して、動物が危険な状況に直面した際、その状況に身体を適応させるための中心的な役割を果たしている。

ということで、ここからは〈警告反応期〉と〈抵抗期〉に分けて、ストレス・ホルモンの働きを説明しよう。

警告反応期――アドレナリンが私たちを行動に駆りたてる

たとえば、捕食者に出会うなど、動物が生命に関わる危険に直面した時、その身体にはどういうことが起きるのか？〈警告反応期〉のストレス・ホルモンの働きを見るには、そのことについて考えてみるのがいちばんいい。

人間も含めて、動物が目や耳、鼻などの感覚器官で環境のなかに危険（ストレッサー）を感じとった場合、感覚器官はその情報を大脳に伝達する。大脳はその情報を分析し、視床下部に伝える（この器官は感情の中枢でもある）。すると、その視床下部が脊髄を介して副腎（腎臓の上にある小さな器官）に合図を送り、カテコールアミンという化学物質を血液中に放出するように命令する。このカテコールアミンのうち、いちばんよく知られているのはアドレナリンであるが、そのほかにもノルアドレナリンという物質があり、こちらのほうもストレス・ホルモンとして大切な役割を果たしている。ちなみにアドレナリンは、副腎のなかでも副腎髄質から分泌される。

さて、アドレナリンが血液中に行きわたると、私たちの身体にはたちまち一連の変化が起こってくる。そのうち、主なものを挙げれば次のようになる。

〈心血管レベルの変化〉

心拍数の増加（心臓が普段よりも速く打つ）。筋肉の血管拡張（筋肉により多くの血液が供給される）。瞳孔の散大。

〈呼吸レベルの変化〉

呼吸が激しく、深くなる。

〈筋肉レベルの変化〉

筋肉が収縮するため、筋緊張が増大する。

〈皮膚レベルの変化〉

血管収縮（細動脈が収縮する）。発汗の増加。鳥肌（身の毛がよだつ。体毛が逆立つ）。

〈消化器レベルの変化〉

消化機能の低下（消化が遅くなる、さらにはその活動が停止する）。

〈血液レベルの変化〉

血液凝固時間の短縮。血糖値（すなわち血液中の糖の割合）の上昇。

では、この一連の変化はいったい何を目的としているのだろうか？　それは〈大脳にも筋肉にも同時に、迅速にかつ大量に酸素を送ることができるようにする〉ためである。心臓の鼓動が速くなり、呼吸が深く、激しくなるのは、すべてそのためなのだ。細静脈が収縮するのも、とりあえず必要のないところに血液を送るのをやめて、逆に酸素を含んだ大量の血液を大脳や筋肉に送りこむためである。ちなみに、この一連の変化によって、身体のいくつかの部分には、特有の症状が表れる。

——細動脈に血液が送りこまれなくなるため、指先が冷たくなる

——消化機能が低下するため、吐き気などがする

——腎臓に血液が送りこまれ尿を生産し、そのいっぽうで膀胱括約筋が収縮するため、尿意を催すこと

もある

それではどうして〈大脳や筋肉に、迅速にかつ大量に酸素を送る〉のが必要になるかと言うと、それは大脳や筋肉の働きを活発にして、いつでも行動を起こす準備ができるようにするためである。たとえば、最初に言った〈捕食者に出会うといった危険〉に直面した場合、動物はまず逃げるか闘うかを判断し、そのどちらにしても、激しい運動ができるよう身体の準備をしなければならない。すなわち、大脳が危険を感じとるや否や、ただちに行動に移れるよう、身体の機能を調節する。一連の反応は、そのために生じるのだ。そして、これが前章でも紹介したウォルター・キャノンの緊急反応（闘争あるいは逃走するための反応）なのであ

ネズミと人間

フランスの生物学者アンリ・ラボリは、ストレスについて数多くの研究を行ない、〈現代社会のなかでいちばん恐ろしいのは、ウォルター・キャノンの言う緊急反応（闘争—逃走反応）が禁じられていることだ〉と結論した。そして、このラボリの主張は、興味ぶかいことに、映画という形で世界中の人々に知られることになる。というのも、ラボリの考えに共感した映画監督のアラン・レネが『アメリカの叔父さん』という映画で、ラボリの主張を映像化したからである（しかも、脚本の執筆にはラボリ本人が関わり、そのうえ本人役で出演までした）。

さて、映画の内容のほうは、まずラボリ教授本人が登場し、ネズミを使った実験をして、動物は緊急事態に直面した時、闘争するか、逃走すると説明する。そのあとで、今度は登場人物たちがさまざまなドラマを繰り広げていくのだが、この登場人物たちは〈逃げだしたくなるような〉状況に直面しても、もちろん、逃げることはできない。そこで、映画は登場人物たちにネズミや猫、犬などの着ぐるみをかぶせて、〈緊急事態に直面した時、私たちの反応はほかの哺乳動物と変わりはしないのに、社会的な制約によって、人間は闘争することも逃走することも許されない〉ことに異議を申したてる。こうして、ラボリ教授は、〈緊急反応を抑制するのは有害である〉ということ、〈逃走するのは称えられるべきことである〉ということを、逆説的にではあるが、映画の観客に知らせたのである。

る。

いや、ただ〈迅速な行動がとれるようにする〉だけではない。たとえば、瞳孔が散大すれば、相手の状況をよく把握できるようになる。また、それと同時に聴覚や嗅覚も敏感になるので、ちょっとした物音や匂いも感じとることができるようになる。汗をかくのも、筋肉がオーバーヒートしないようあらかじめ冷やしておくためである。また、猫が犬に会った時など、体毛を逆立てるが、これは自分を大きく見せて、敵を威嚇するためだ。ほかにも、こういった状況では血液凝固時間が短縮するが、それは傷を負った場合に出血を最小限に食いとめるためである。このように、動物の身体は危険に遭遇すると、その状況に適応するために一致協力するのだ。

ところで、こういった〈捕食者に出会った時の反応〉は、当然のことながら人間にも見られるものである。元来は種の保存のために有効であったこの反応を、人類は遺伝的にプログラムされているのだ。実際、人間にとっての主な危険が捕食者や外敵、自然災害であった頃、そういった危険に際して、ともかく人間は逃げるか闘うしかなかった。したがって、こうした生物学的反応（ストレス反応）が是非とも必要だったのである。

だが、そのいっぽうで、現代の職場で働く人々にとって、この生物学的反応（ストレス反応）が役に立たないことが多いのも明らかである。たとえば、急ぎの約束があるのに交通渋滞で動けない場合、いくら筋肉に大量の血液を送ってもどうにもならない。また、会議中に社長から叱責を受けた場合、その場を逃げだすわけにも、また社長と闘うわけにもいかない。このように強いストレスがかかる状況でも、緊急反応では解決できない場合が存在するのである。

したがって、危機に際したこの最初の反応については、私たち人間は、時代遅れのシステムを受け継いだと言える。現代のストレッサー（有害な刺激）は身体的なものより精神的なものが多いので、このシステムはうまく機能しない。いや、それどころか、ストレッサーが加わった時、逆に私たちはこの最初の反応（逃げるか闘う）を抑制しなければならないのである。

抵抗期――グルココルチコイドが私たちを持ちこたえさせる

次は〈抵抗期〉である。前段階の〈警告反応期〉を過ぎてもストレッサーが加わる状態が長く続くと、身体のほうではさらにストレス・ホルモンの活動が活発になる。だが、この段階での活動の主役は、同じストレス・ホルモンと呼ばれるものでも、アドレナリンではない。グルココルチコイド（糖質コルチコイド）である。

さて、ストレスのかかる状態が続くと、今度もまた、脳の視床下部から副腎に命令が下り、ホルモンが分泌される（視床下部というのは、ストレスの生物学的な反応を司るコンサート・

ストレスの生物学的測定

ストレス反応というのは、まず初めの段階として化学物質（ストレス・ホルモン）が血液中に放出されるという形で現われてくる。したがって、こうした物質が血液中にどれくらいあるかを見れば、ストレスの状態は客観的に判断できると考えられる。実際、コルチゾール（糖質コルチコイドの代表）などは、ストレスがかかっている状態の時、その量が普段の５倍から10倍になることがわかっている。だが、実際に測定を行おうと思うと、ストレス・ホルモンは血液中の濃度が低いので、検出するのにかなり複雑な作業を要する。というのも、たとえばさきほどのコルチゾールは、１ミリリットル中にわずか100万分の１グラムしか存在しないからである。また、アドレナリンやノルアドレナリンなどのカテコールアミンにいたっては、さらに検出するのが難しい。カテコールアミン類は、コルチゾールよりもさらに含有量が少なく、血液中では不安定な形でしか存在できないからである。そこで、最近では血液ではなく、唾液や尿から検出するという方法もとられている。また、鼓動のリズムや血圧を調べることによって、ストレス・ホルモンがどの程度、作用しているかを測定することも行われている。

マスターのようなものなのだ）。だが、今度は脳下垂体を通じて、まず副腎皮質刺激ホルモンを分泌させるという経路をとる。そして、この刺激によって、副腎皮質ホルモンであるグルココルチコイドが分泌されるのである。このグルココルチコイドの役割は、エネルギーの生産を助けることである。というのも、ストレスが続く状況では心身に負担がかかるので、生体は抵抗力を高め、できるだけ長く持ちこたえなければならないからである。

もう少し詳しく言うと、グルココルチコイド（糖質コルチコイド）は、私たちにとって最大のエネルギー源であるブドウ糖（グルコース）の合成を促進し、それと同時に余ったブドウ糖をグリコーゲンという予備のエネルギーにして貯蔵するという働きをしている。すなわち、アドレナリンが危険に際して、一気に力を放出するための準備をするのに対し、グルココルチコイドのほうは、長期戦に備えてエネルギーを確保するという役目を果たしているのだ。

短期戦か長期戦か？

以上、〈警告反応期〉、〈抵抗期〉におけるストレス・ホルモ

表10-1　ストレスが作用する、2つの生物学的経路

	視床下部ー脊髄ー副腎髄質ーアドレナリン	視床下部ー脳下垂体ー副腎皮質ーグルココルチコイド
作用する系	交感神経系	血液循環系
分泌されるホルモン	カテコールアミン（アドレナリンとノルアドレナリン）	グルココルチコイド
主な分泌場所	副腎髄質（アドレナリン） 交感神経系の末端（ノルアドレナリン）	副腎皮質
作用する期間	素早く短期に	ゆっくり長期に
目的	身体を行動に備えさせる	抵抗力を高める
適応戦略	状況をコントロールする	状況を受け入れる

ンの働きを足早に見てきたが、ここまで読んでいただいたところでおわかりのように、この二つのストレス反応システムは、まったく異なった機能を持っている。それを簡単にまとめると、次のようになる。

――第一のシステムは、急激なストレスを受ける状況下で作動し、ストレッサーに対して迅速な行動を起こさせるように機能する。

――第二のシステムは、慢性的なストレスに作動し、行動を起こさせるのではなく、身体を持ちこたえさせるように機能する。

　では、この二つのシステムがどのように機能するのか、より具体的なイメージで理解していただくために、船の遭難事故の場合を例にとって説明しよう。

〈警告反応期〉

　これは船が難破した直後の状態である。船が沈没して、仲間が海上に放りだされているのに気づくと、船員は救命胴衣を身につけ、救命ボートに

図10-1　ストレスの生物学的反応

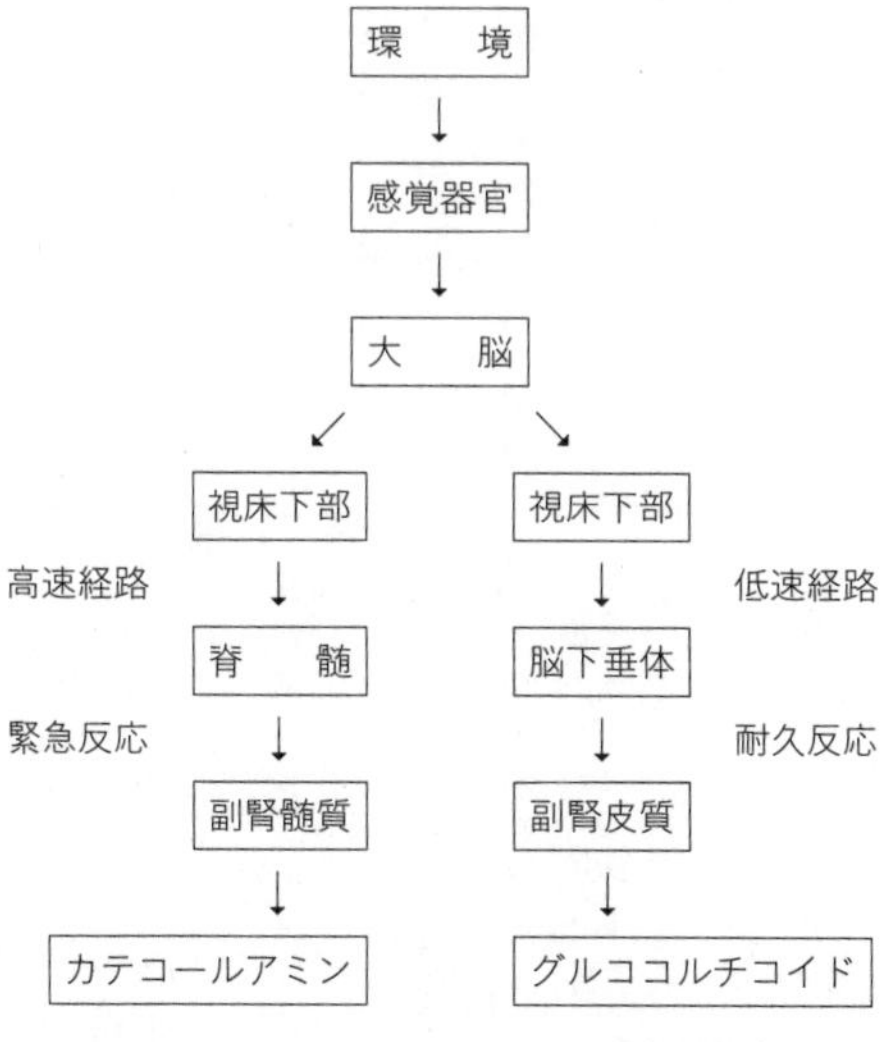

飛びのって、仲間を助けにいく。こういった行動は、アドレナリンやノルアドレナリンの分泌が盛んになることによって、迅速に行われるようになる。

〈抵抗期〉

これは救命ボートが波まかせに漂流している状態である。この状況を乗りきるために、船員たちの体内ではグルココルチコイドが分泌され、長期戦に備えてエネルギーが蓄えられる。

だが、もちろん、これはあくまでもイメージであって、物事は決してこれほど単純ではない。というのも、この二つの反応システムは、単独ではなく相互的に作用することがあるし、またストレス反応にはこれ以外の免疫システムやホルモン・システムも関係してくるからである。

いや、実際、研究が進むにつれて、ストレスにまつわる生物学的現象が想像するよりもはるかに複雑であることがわかってきた。たとえば、生物学と心理学の関わりである。さきほどの遭難の例を考えてみても、第一の状況（警告反応期）の場合、船員はまず不安にとらわれ、「すぐに行動しなければ」思うだろう。また、第二の状況（抵抗期）の場合は、「こうなったら、あわてて行動してもしかたがない。助けが来るまでなんとか持ちこたえなければ」と思うだろう。その結果は、生物学レベルでのストレス反応と一致する。つまり、そういうことからすると、この問題を考えるにあたって、心理学と生物学の間には、はっきりとした境を設けることはできないのである。

ちなみに、そのような立場から見ると、〈警告反応期〉、〈抵抗期〉における生物学的レベルでのストレス反応が、人間の心のあり方を説いた数千年前の中国のことわざに似ていることに気づいて、あらためて驚かされる。これはこの章の冒頭で引用したものだが、ここでもう一度、繰り返したい。《我に与えよ、変えられるものに対しては闘う力を！　そうでないものに対しては受け入れる知恵を！》。まさにそのとおりではないか？　そして、このことわざは冒頭でも紹介したように、さらにこう続く。《そのうえでまた、変えられるものとそうでないものを見分ける知性を！》。だが、これについては、もっと先で触れることにしたい。

そのほかのストレス・ホルモン

さて、アドレナリンとグルココルチコイドは副腎から分泌される、いわばストレス・ホルモンの主役であるが、それ以外にもストレス・ホルモンには脳内で生産されるエンドモルフィンのような脇役も存在する。エンドモルフィンとはその名のとおりモルヒネに似た性質を持つことから、同じような仲間であるエンドルフィンなどとともに脳内モルヒネと呼ばれている（モルフィンとはモルヒネのこと。また、ご存じのとおり、モルヒネとは阿片の主な成分であり、鎮痛作用や止瀉（下痢止め）作用、沈咳作用があることが知られている）。ちなみに、この脳内モルヒネの発見は一九七〇年代の初めに遡る。

では、この脳内モルヒネは、ストレスに関連してどんな働きをするのだろうか？　これについては、ひとつ興味深い事実を紹介したい。その事実とは、戦闘を行った兵士が受けたばかりの傷に耐えることができたり、はなはだしい場合は、痛みを感じなくなったりするというものである。これは昔から観察されて不思議に思われていたことだが、これまで見てきたように、生体にとって危険な状況（この場合は戦闘）のなかでストレス・ホルモンが果たす役割を考えればすぐに理解できる。というのも、この状況では戦闘を続けるか、あるいは逃走しなければならないが、そのいずれを選択するにしろ、痛みは余計な感覚である。そこで、エンドモルフィンが働いて、とりあえず痛みを抑えてしまうのだ。

このエンドモルフィンのような物質に限らず、生体の内部ではそのほかにもストレスに関係する多くのホルモンが発見されている。そういったことからすると、おそらくストレス・ホルモンは、全体として大きな〈体系〉を持っていることが推測される。だが、残念ながら、その全容については、まだはっきりしたことがわかっていない。ストレスに関する生物学の歴史は、まだ始まったばかりなのである。

11　ストレスの心理学

人間の心をかき乱すのは出来事そのものではない。その出来事を気に病む考え方である
——エピクテトスの『提要』

当然のことながら、ストレスに関しても個人差はある。たとえば、同じ状況がある人にはストレスになるのに、別の人にはなんでもなかったりする。また、同じ人物でも、ある場合にはその状況をストレスだと感じるのに、別の場合には何も感じなかったりする。これは要するに、人間の心理と深く関わっている問題である。そこで、この章では、ストレスと心理の問題について考えてみたい。

ある出来事がどうしてストレスになるのか？

同じ状況が人によって、また場合によってちがったふうに感じられるのは、決して理由がないわけではない。というのも、私たちは出来事を主観で解釈するが、その主観というのは人によってちがい、また同じ人物でもその時々によって変わってくるからである。

その証拠に、パリ交通公団のバスの運転手に対する調査をしていくうちに、私たちは、運転手のストレスが積み重なるにつれて、乗客の行動についての解釈が否定的になっていくことに気づいた——すな

わち、この場合はストレスがストレスを生みだす状況ができる。たとえば、ひとりの乗客が切符を見せずにバスに乗り込んできたりすると、ストレスのたまっている運転手は、「この乗客はわざとそうやって私を挑発しているんだ」と解釈して、さらなるストレスを感じてしまう。ところが、この同じ状況でも、それほどストレスを感じていない別の運転手は、「うっかりして切符を見せるのを忘れたんだろう」と、そのままやりすごしてしまうのである。

実を言うと、こういったストレス反応の主観的な側面については、これまでにも数多くの研究がなされてきた。たとえば、これはすでに古典とも言えるものだが、スカイダイバーが感じる不安の強さを調査した研究がある。これによると、スカイダイビングを行う時、ダイバーが初心者であるかベテランであるかによって、不安を感じるピークがかなりちがっていることがわかったのである。もう少し詳しく説明すると、経験の浅いダイバーは飛ぶ直前にいちばんストレスを感じるのに対し、ベテランは当日の朝と着地の寸前にいちばんストレスを感じる。当日の朝というのは、まださまざまな状況が確定していないためであり、着地の寸前というのは、その瞬間に事故が起きる危険性がいちばん高いからである（ベテランはそのことをよく知っている）。この結果、当日の朝から着地するまでのストレスをグラフにしてみると、ベテランと初心者ではストレスの強さを示す曲線がほとんど正反対の様相を呈したのである。

判断は二つの基準で行われる

では、どうして、人によって、また場合によって、ストレスを感じるかどうか、あるいはそのストレスが強いかどうかに差が出てくるのだろう？　その問題をより深く理解するには、その状況だけではなく、それに立ち向かう能力という要素についても考えてみる必要がある。というのも、私たちはある状況を解釈するのに、次の二つの基準で判断を行っているからだ。

①その状況が危険や脅威を含んでいるかどうか
②それに立ち向かう手段を持っているかどうか

　このうち最初の基準による判断は、ストレッサーに対して行われる。たとえば、〈かなり大量の仕事を与えられた時に、時間内に終わらないのではないかと思う〉、〈難しい職務を実行している最中に、ひとつくらいはミスもあるはずだと考える〉、〈不満そうな顧客と接していると、この顧客を失ってしまうのではないかと心配になる〉などがこれに当たる。

　いっぽう、二番目の基準による判断は、私たち自身がその状況に対処することができるかどうか――つまり、私たち自身の能力に対して行われる。たとえば、〈うまくやる自信がない〉とか、〈どうしたらいいか見当もつかない〉と

図11-1　ストレス評価のモデル

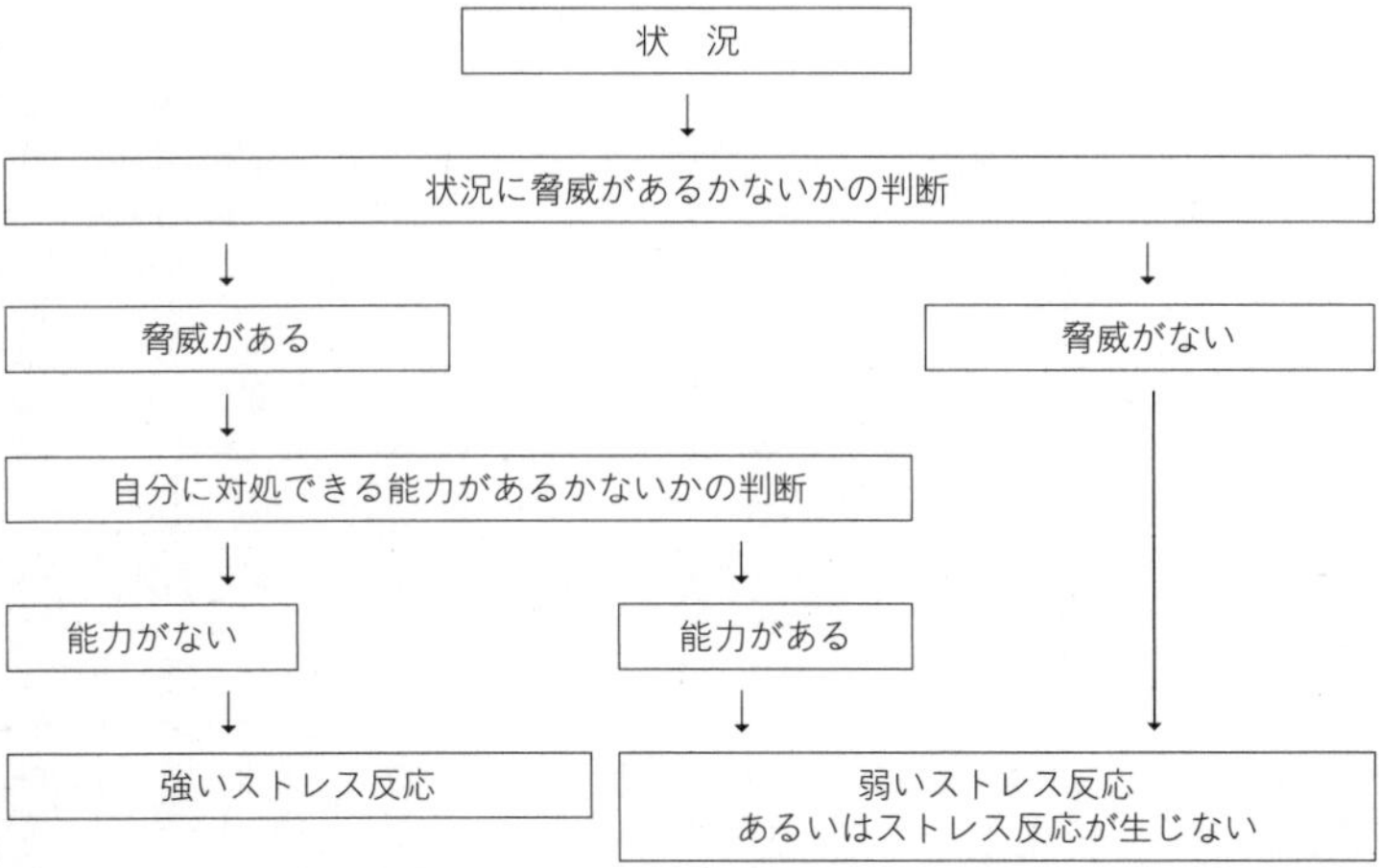

R・S・ラザルス、S・フォルクマン『ストレスの心理学――認知的評価と対処の研究』（邦訳は実務教育出版）参照

か、あるいは、その反対に〈うまくいくに決まっている〉、〈解決の方法はわかっている〉とか、そういったことについて判断が下されるのである。

そして、当然のことながら、ストレス反応はこの二つの判断が対立する形で下された場合に活動を開始する。すなわち、その状況が持つ危険や脅威に対して自分が持っている能力や手段では不十分だと判断した時、ストレスが表れてくるのである。

といっても、この二つの基準による判断は、あまり考えることなく、その場で自動的に行われるため、客観的に分析したものとはまたちがっている。つまり、判断としてはまったく主観的なもので、そこには本人の性格や過去の経験も大きく影響している。したがって、いくらその状況に立ち向かう能力があっても、自分自身に自信がなければストレス反応が始まってしまうのである。

ということで、②で大切なのは、〈実際にその能力があるかどうか〉ではなく、〈その能力があると、自分で判断を下すかどうか〉なのであるが、それを前提にしたうえで話を進めると、この二つの基準による判断からは、状況に対して次の三つの反応パターンが導きだされることがわかる（図11－1参照）。

聴衆の前で講演をする人を例に挙げて、この三つを説明しよう。

(1)①の基準による判断から、その状況が危険であるとか、脅威であるとかいう認識がなされていない。たとえば、講演者が、「今日の聴衆は感じがよさそうだ。テーマにも興味を持ってくれるだろう」と感じている場合である。

(2)危険であるとか、脅威であるとかいう判断は下されているが、②の基準から、自分にはその状況に対処できるだけの能力があると判断している場合。たとえば、講演者が、「今日の聴衆は気難しそうだ。厳しい質問をしてくるだろう。しかし、このテーマについてはよく知っている。同じような状況でもい

警戒の信号と安全の信号

環境のなかに何か危険なものを察知すると、私たちの身体はストレス反応を起こし、周囲に対する警戒心を増大させる。その結果、たとえば目を大きく見開き、ちょっとした物音や匂いにも敏感になる。そうして、その場から逃げだすか、あるいは闘うか、いずれにしろ、いつでも行動できる準備を整えるのである。つまり、ストレス反応は、周囲の環境から〈警戒の信号〉を受け取った時に起こると言える。これに対して、ストレス反応が生じない場合は、私たちは〈安全の信号〉を受け取っていると言える。

たとえば、野生動物にとっての〈安全の信号〉とは、聞き慣れた物音のなかで、仲間たちがのんびりと行動していることであり、周囲の様子に怪しげなところがまったく見えないことだろう。反対に、耳慣れない物音がして、仲間たちが苛立ちを見せたり、何か怪しげな徴候——たとえば、風もないのに草が動いたりしていれば、それは〈危険の信号〉である。というのも、そういった時には、近くに外敵がいる危険性が高いからだ。

このように捕食者から常に狙われているという状況を考えた場合、ストレス反応によって周囲への警戒心が増大するということは、生き延びるためには絶対に必要なことである。しかし、私たち現代の人間が、日常的な状況のなかで仕事上のストレッサーを受けることを考えると、ストレス反応が起こって警戒心が高まるのは、必ずしもいいことばかりであるとは言えない。反対に状況を見誤ることにもなりかねない。というのも、さきほどの〈危険の信号〉と〈安全の信号〉の関係で言えば、ストレスのレベルが高くなると、〈危険の信号〉だけに敏感になり、〈安全の信号〉はほとんど感じられなくなってしまうからである。

本文にあった〈ストレスを感じている講演者〉を例にとって説明してみよう。この講演者は、不満そうな聴衆や仲間内で私語を交わしている聴衆（危険な信号）ばかりに気を取られてしまって、自分の話に関心を持ち、メモを取ったりうなずいたりしながら聞いている聴衆（安全の信号）のことが見えなくなる。その結果、パニックに陥って、失敗してしまったりするのである。

診断のやり方

あなたが○印をつけた欄の数字を合計してください。

その合計が25点以下なら、あなたはあまりストレスを感じることなく、ひと月を送ったと言えるでしょう。反対に50点以上なら、このひと月の間、かなり強いストレスを感じていたと言えます。

表11-1　自己診断テスト③

あなたはいまどのくらいストレスを感じているか?

この質問表は、あなたが主観的に、どのくらいストレスを感じているかを調べるものです。先月はどうだったかということを思い出して、あてはまると思った数字に○印を付けて下さい。あまり時間をかけずに、思ったままに答えることが大切です。

先月1ヶ月の間にどのくらい下記のようなことがありましたか?	まったくなかった	ほとんどなかった	時々あった	よくあった	非常にあった
1．不意の出来事に邪魔をされた	1	2	3	4	5
2．人生は思いどおりにならないと感じた	1	2	3	4	5
3．イライラしたり、「ストレスを感じた」と思ったりしたことがあった	1	2	3	4	5
4．日頃、気になっている問題にうまく対処できた	5	4	3	2	1
5．大きな変化にもうまく対処できると思った	5	4	3	2	1
6．問題を自分で解決できると自信を持った	5	4	3	2	1
7．物事は思いどおりに進んでいると感じた	5	4	3	2	1
8．自分のしていることのすべてには責任が持てないと思った	1	2	3	4	5
9．苛立ちを抑えることができた	5	4	3	2	1
10．状況を思いのままにすることができると感じた	5	4	3	2	1
11．出来事が自分のコントロールできる範囲を超えていると感じてイライラした	1	2	3	4	5
12．さまざまな物事について、「これは絶対にうまくやらなければならない」と思った	1	2	3	4	5
13．時間の使い方がうまくコントロールできた	5	4	3	2	1
14．難しいことが積み重なって、もう自分にはコントロールできないと感じた	1	2	3	4	5

つもうまく切り抜けてきた」と感じている場合がこれに当たる。
(3)危険であるとか、脅威であるとかいう判断がなされたうえで、それに対処できる能力もないと判断された場合。これはたとえば、講演者が「どうしよう。聴衆は難しい質問を投げてくるだろう。その質問にちゃんと答えられる自信がない」と心配している場合である。

この三つの反応パターンのうち、最初のパターンでは、講演者はストレスを感じないだろう。いっぽう、三つ目のパターンでは、かなり重大なストレスに苛まれるだろう。二つ目のパターンの場合は、ストレスはあるにはあるが、その反応は小さいだろう。

このように、①と②の二つの基準による判断では、その組み合わせによってストレスの有無や多寡が決まってくる。だが、それとは別に、時にはその二つが干渉しあって、雪崩《なだれ》のような現象を引き起こす場合もある。たとえば、①の基準で状況が危険だと判断したあと、②の基準で自分には立ち向かえるだけの能力を持っていないと判断した場合、大脳はもう一度、①の基準で状況を判断しなおし、最初に判断した時より、さらに危険だと評価を高めてしまうことがあるのだ。そうなったら、状況に対する危険度の評価は上昇するスパイラル状態に陥り、その結果、ストレスはきわめて高いレベルにまで達してしまうのである。

さて、ここで話を職場のストレスのほうに持っていくと、職場においてサラリーマンが直面するストレッサーは、客観的に脅威であると認識されるものが多いと思われる（仕事の納期を守る、ノルマを達成する、等）。この場合、①の基準はもう〈脅威がある〉と決まっているので、ストレスが生じるかどうか、また、それが大きくなるかどうかは、ストレッサーに対してサラリーマンが対抗する能力を持っているかどうか（そして、それを持っていると自分で判断を下すことができるかどうか）という②の基準における判断によって決まってくる。こういった時、もし「状況は厳しいが、がんばればなんとかなるだろう」という判断が下されれば、〈ストレス〉を〈チャレンジ〉に変えることも可能になってくる。

ということで、これから先は、この〈自分には状況に対処できる能力があると思えるかどうか〉という点に関連して、話を進めていこう。

状況のコントロール

これまで説明してきたとおり、自分には状況に対処できる能力がある——すなわち、状況をコントロールする力があると思えば、どれほど厳しい状況にあっても、あまりストレスは感じない。そこで、まずはネズミを使った実験の話をしよう。

その実験では、まず真ん中に仕切りのあるケースに二匹のネズミを入れるのだが（仕切りに隔てられて、ネズミは互いに相手のほうに行くことはできない）、このケースの底には放電装置が仕掛けられていて、不定期に電流が流されるようになっている。この場合、放電装置はケース内のあちこちに置かれているので、電気ショックを受けるのはどちらも同じである。だが、この二匹のネズミのいる場所にはひとつだけちがうところがあって、それは片方のネズミのいる場所には、放電を中止させる回し車が置いてあることである。つまり、片方のネズミが回し車をまわすと、ケース内の電流が止まる仕組みになっているのだ。要するに、電気ショックを受けるのはまったく同じでも、片方はそれをコントロールすることができるのに、もう片方はコントロールできないというわけである。

このような状態に置かれると、ネズミはもちろんストレス反応を生じるようになり、その反応がある程度の期間続くと胃や十二指腸に潰瘍ができるようになる。だが、そのでき方にはちがいがあることがわかった。回し車をまわして、放電を中止させることのできたネズミのほうが、放電に対して為すすべもないもう片方のネズミよりも、潰瘍ができにくく、またできても小さかったのだ。電気ショックというストレッサーは、時間も回数もまったく同じだったのにもかかわらず、である。

ここまで説明すれば、結論はもうおわかりだろう。ストレッサーを一部でもコントロールできれば、ストレスははるかに少なくなる。したがって、ストレスを原因とする病気もまた、ずっと少なくなるのである。

実際のコントロールか、コントロールできるという感情か?

だが、ここでひとつ問題がある。それはこういった状況に置かれた場合、ストレッサーを〈実際にコントロールできる〉ことが大切なのか、それとも〈自分にはコントロールできる〉と思えることが大切なのか、ということである。

ということで、その問題に関して、今度は人間を対象にした実験を紹介しよう。これは歯医者で歯科用穿孔器(バー)を使用されるという状況で行った実験である。

この実験では、被験者は実際に歯の治療を受けるのだが、治療が始まる前に医師からこういった説明を受ける。「痛くなったら、椅子の肘掛けの先にあるボタンを押してください。そうしたら、バーが止まりますから……」。すなわち、バーで歯を削られるというストレッサーに対して、被験者がコントロールできるように状態にしたのである。そのいっぽうで、被験者には鼓動のリズムを記録するなど、ストレス反応を調べる装置をつけてもらった。

さて、この実験からはどんな結果が得られただろうか？　大切なものを三つ、以下にまとめておく。

〈第一の結果〉

ボタンを使える被験者は、使えない被験者よりもはるかにストレスが少ないことがわかった。

〈第二の結果〉

ボタンを使えるのに実際には使わなかった被験者は、ボタンを使えない被験者よりもストレスが少ないことがわかった。

〈第三の結果〉

同じ実験をバーを止める機能のない偽のボタンを使って行ったところ、ボタンを使えるのに実際には使わなかった被験者（つまり、ボタンにはバーを止める機能があると最後まで信じていた被験者）は、ボタンを使えない被験者よりもストレスが少ないことがわかった。この実験の場合、実際にボタンを使って、それが偽のボタンであると気づいた被験者は、もちろん、比較の対象からはずされた。というのも、この実験の目的は、〈実際にコントロールすることが大切なのか〉、〈コントロールできると思えることが大切なのか〉を調べることにあったからである。

以上、三つの結果からすれば、結論は明白である。

——状況がコントロールできれば、ストレスは軽減する（第一の結果から）

——実際にコントロールできるかどうかに関係なく、コントロールできると思えれば、ストレスは軽減する（第二と第三の結果から）

これはもっと日常的な出来事で、車に人を乗せること（あるいは乗せてもらうこと）を考えてもよくわかる。すなわち、多くの人々にとって、車に乗せてもらっている時のほうが、自分で運転している時よりもストレスが大きくなるのだ。というのも、人に乗せてもらっている時には、車に乗るという危険な状況に対して、自分は何もコントロールすることができない。だが、どれほど下手な運転であっても、自分がハンドルを握って、状況をコントロールできるのだと思っているかぎり、ストレスは感じないですむのである。よく飛行機に乗っているとストレスが強くなると言う人がいるが、これもまた同じ理由である。飛行機に乗ったら、あとはもうパイロットに任せるしかない。状況のコントロールは、絶対にできなくなってしまうからである。

コントロールと健康

こういったことからも、仕事をする時にどれだけ状況をコントロールできるかが、働く人々にとって重要な問題であることがわかる。また、これについては、健康との関連で多くの研究も行われている。たとえば、前章で述べた心血管の反応やホルモン分泌の活性化は、個人が自由に時間を使えるプライベートな時間帯より、活動が制限されてしまう勤務時間中のほうが大きくなることがわかっている。これはまさしくストレス反応であるから、その勤務時間中に状況がコントロールできないとなれば、やがては健康を損なう可能性も出てくる。

実際、ノルウェーで〈仕事をしている妊婦〉を対象にして行われた調査によると、同じ仕事をするにしても、仕事と休憩のリズムを自分でコントロールできないとすると、それだけ健康に悪い影響が出ることがわかった。たとえば、妊娠中に腰痛になったりするなど問題を抱える確率、あるいは未熟児を出産する確率は、そういったコントロールができなければできないほど、高くなることがわかったのである。

仕事のストレスと自由裁量の余地

仕事をする時にどれだけ状況をコントロールできるか――この問題を別のやり方でさらに詳しく調べたのが、アメリカの研究者、ロバート・カラセックである。カラセックは、働く人々、四千九百九十五人を対象として、〈仕事上の要求〉と〈個人が状況をコントロールできる裁量の余地〉という二つの座標軸を組み合わせた調査を行った。というのも、カラセックによれば、ストレスのレベルはこの組み合わせによって決まってくるからである。たとえば、仕事上、要求されることばかりが多くて、裁量の余地が少なければ、ストレスは大きくなる。反対に要求されることが少なくて、裁量の余地が多ければ、ストレス

表11-1　カラセックのモデルによる職場の分類

カラセックのモデルに従って、いっぽうの軸には〈仕事上の要求〉をとり、もういっぽうには〈自由裁量の余地〉をとると、職場の状況は４つのカテゴリーに分類することができる。

		仕事上の要求	
		少ない	多い
自由裁量の余地	多い	**拘束の少ない職場**	**能動的な職場**
	少ない	**受動的な職場**	**拘束の多い職場**

は小さくなる。その意味からすれば、職種で言うと、スーパーマーケットのレジ係のストレスは大きく、研究者のストレスは小さくなる。レジ係は上司や顧客からさまざまな要求を受けるわりには、自分で仕事をコントロールすることができない。これに対して、研究者は要求を受ける機会が少なく、しかも仕事をコントロールすることが可能だからである。

このカラセックのモデルを使って職場の状況を分類すると、仕事上の活動を次の四つのグループに分けることができる（表11－1参照）。

〈拘束の多い仕事〉

仕事上の要求が多く、裁量の余地が少ない。具体的な職種としては、スーパーマーケットのレジ係のほか、レストランのウエイターや電話の交換手、流れ作業に従事する工場労働者などが挙げられる。

〈拘束の少ない仕事〉

仕事上の要求が少なく、裁量の余地が多い。具体的には、研究者などがそうだと言える。

〈能動的な仕事〉

仕事上の要求は多いが、裁量の余地も多い。具体的には、医師や企業の幹部、農業経営者などがこれに当たる。

〈受動的な仕事〉

仕事上の要求は少ないが、裁量の余地も少ない。具体的には、夜警や警備員がこの範疇に属する。

もちろん、これは大まかな分類である。というのも、同じ職種であっても職場の状況がかなりちがうこともあり得るからだ。だが、いずれにしろ、要求が多ければ多いほど、裁量の余地が少なければ少ないほど、ストレスが大きくなるのはまちがいない。したがって、病気との関連でこの四つのタイプの仕

グラフ11 - 1　ストレスと職階

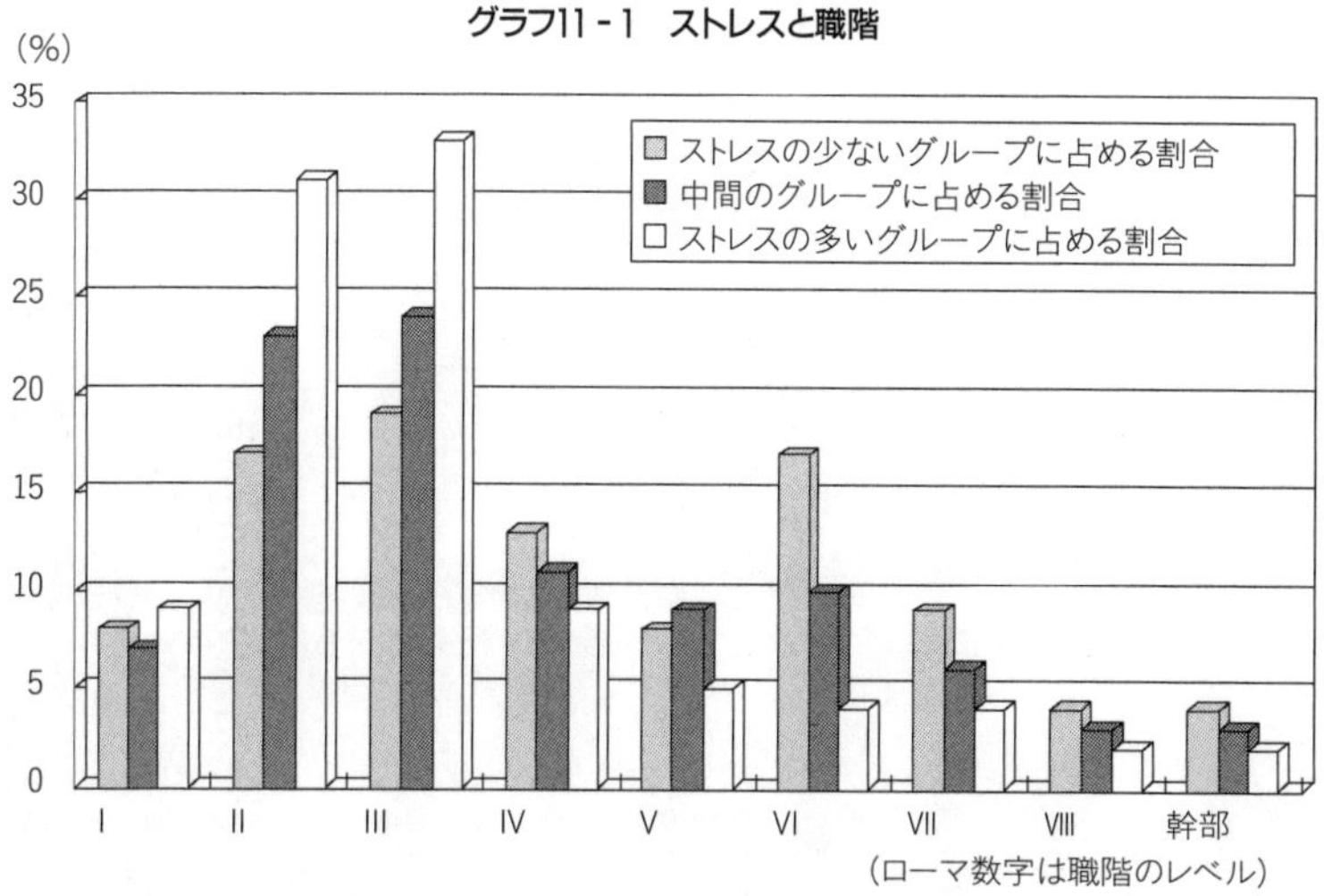

これはフランスのある大手銀行に勤める産業医と一緒に〈ストレスと職階〉について調査した結果をグラフにしたものである。調査対象は一般行員から幹部まで９つの階層から選ばれた960人の行員。調査には〈心理学的ストレス測定表〉と呼ばれる質問表が使われた。このグラフを見ると、会社での地位が高くなればなるほど、ストレスを感じている人が少なくなるということがわかる。

さて、そこで、このグラフについて説明すると、まず960人の行員全員を階層には関係なく、ストレスが〈多い〉、〈中間〉、〈少ない〉で320人ずつの３つのグループに分け、それぞれのグループのなかで９つの階層の行員がどれだけの割合を占めているかを調べてみた。その割合（%）を棒で表したのがこのグラフである（したがって、各階層のいちばん右の棒を合計すると、100%になる。左の棒も真ん中の棒も同じである）。それを踏まえたうえで、もう一度、このグラフを見ると、たとえば、職階のいちばん下にいる一般行員は、〈ストレスの多いグループ〉に分類された行員の割合が、〈中間のグループ〉や〈ストレスの少ないグループ〉に分類された割合とさほど変わらない。ところが、その次のIIやIIIの階層になると、〈ストレスの多いグループ〉に分類された行員の割合が急激に増える。そして、またその割合は、職階があがると、逆に減ってしまう（特にVIの階層では、ほかの２つのグループに占める割合と比較して極端に低くなっている）。また、グラフには表示されていないが、〈ストレスの多いグループ〉320人のうち、上位20%にあたる64人を〈いちばんストレスの多いグループ〉とし、〈ストレスの少ないグループ〉320人のうち、下位20%にあたる64人を〈いちばんストレスの少ないグループ〉として、９つの階層がその64人のなかでどのくらいの割合を占めているかを見ると、この現象はさらにはっきりする。すなわち、IIやIIIの階層の人々は〈いちばんストレスの多いグループ〉に分類される割合が高く、逆にそれよりも上の階層にいる人々は〈いちばんストレスの少ないグループ〉に分類される割合が高いという結果が出たのである。

事を考えるとするなら、健康に害を及ぼす危険性がいちばん高いのは〈拘束の多い職場〉であると言えるだろう。

上司と部下ではどちらが多くストレスを受けている？

こうしてみると、前から何度も触れているように、〈ストレスは職階があがるにつれて、強くなるわけではない〉という話も、いわば理論に裏づけられた形でご理解いただけるだろう。〈上司は部下よりも多くストレスを受けている〉というのは、神話にすぎないのである。

もう少し詳しく説明しよう。まず、上司のほうのストレスから見ると、確かに上司は〈勤務時間の多さ〉、〈仕事上の責任の重さ〉などで部下よりもストレスを受けている。だが、そういった仕事上の要求がいくら厳しくても、自由裁量の余地も多く、状況をコントロールすることができる。したがって、その分だけ、ストレスは軽減する。これに対して、部下のほうは状況をコントロールすることができない。そのうえで、〈ノルマの達成〉や〈納期の厳守〉などの要求を受けたら、ストレスは増すばかりである。第3章で〈変化〉の問題について考えたが、経営者が〈変化〉をストレスに感じない場合が多いというのは、これと同じ理由である。社内の改革など〈変化〉を決めるのは経営者であり、その意味では状況のコントロールができるからである。

あなたは運命論者か？

さて、これまで私たちは状況をコントロールできれば、あるいは、コントロールできると思えば、ストレスは少なくなることを見てきた。だが、ここでもう一度、〈コントロールできると思う〉という事柄にスポットを当てると、この問題もまた一筋縄ではいかないことがよくわかる。というのも、コントロールできると思うかどうかは、その人の性格によってちがってくるからである。

これについては、多くの心理学的研究によって——ごく大まかに言えば——人間は次に挙げる二つのタイプに分けられることがわかっている。

▼私たちの身に起こることは外部の要因によるものだと考えるタイプ

これは自分が何をしようと、結果は変わらないと考えるタイプである。つまり、何かがうまくいかなければ、「ついていなかった」とか、「自分にはどうすることもできなかった」、「最初からこうなると決まっていたんだ」と、自分の努力など無駄だと考える。いわば一種の運命論者であるが、ここでは〈外因論者〉と言っておこう。

▼私たちの身に起こることは内部の要因によるものだと考えるタイプ

これは自分の努力や姿勢によって、結果は変わると考えるタイプである。つまり、うまくいこうがいくまいが、身のまわりで起こった事柄は基本的に自分の行動の結果だと考える。このような人々は、「望みを叶えたかったら努力すればいい」と考え、うまくいかないことがあったら、「自分があしたからいけないんだ」と反省する。そういったことからすると、さきほどの〈外因論者〉に対して〈内因論者〉であると言える。

さて、この二つのタイプは、最初にも言ったとおり、きわめて大まかな分類なので、現実の人間はこ

診断のやり方

左側の欄は〈内因論的〉な態度、すなわち〈自分は状況をコントロールできる〉と思う態度に対応しています。また、右側の欄は〈外因論的〉な態度、すなわち〈自分は状況をコントロールできない〉と思う態度に対応しています。

さて、チェックが終わったら、その数をかぞえてみてください。その結果、左側にしたチェックのほうが右側のチェックよりも多ければ、ストレスのかかる状況に直面した時、あなたはより積極的に状況に働きかけると思われます。したがって、ストレスを少なくできる可能性がより高くなると言えるでしょう。

表11－2　自己診断テスト④

あなたは〈内因論者〉か、それとも〈外因論者〉か？

この質問表は、ある出来事が起こった時、その原因をあなたが自分自身に求めるか、あるいは自分以外のまわりの状況に求めるか、それを調べるためのものです。それぞれの組のなかで、あなたの考えにより近いほうを選んで下さい。

		内因	外因	
1	成功は自分の力で手に入れるものである			成功するには、運がよくなければどうしようもない
2	きちんと仕事をすれば、よい評価はついてくる			どんな評価をされるかは上司次第である
3	離婚が多いのは、結婚生活をうまくやっていこうと努力する人が少なくなっているからだ			結婚がうまくいくかどうかは、偶然に左右される部分が大きい
4	自分が正しいと思えば、他人を説得することができる			他人を変えることができるなどと思うのは馬鹿げている
5	成功するかどうかは、個人の能力にかかっている			成功するには、他人よりほんの少し運があるだけでよい
6	ちゃんとしたやり方をすれば、自分の望むことを他人にしてもらえると思う			自分にはあまり他人の気持ちを変える力はない
7	自分が受けた評価は自分の努力の結果であり、偶然などはほとんど影響していない			実力どおりに評価されていないと思うことが多い
8	自分は物事の流れを変えることができると思う			社会に影響を与えられるなどと信じるのは虚しいことである
9	自分で運命を切り開くことができると思う			自分の身に起こることは、ほとんど偶然の問題でしかない
10	人は互いに理解しあうことができる			世の中にはどうしてもうまくつきあえない人がいるものだ

のどちらかにはっきりと分類されるわけではない（まあ、実際にはこの二つの間のどこかに位置すると考えればよいだろう）。また、同じ人間でも、時によって、状況に応じて、外因論者になったり、内因論者になったりする（要するに、人のせいにしたり、自分のせいにしたりするということだ）。では、この二つのタイプはストレスとどう関わるのだろうか？

〈状況をコントロールできると思えるかどうか〉というのをキーワードにすれば、その答えは明らかである。すなわち、〈内因論者〉は〈状況は自分の力でコントロールできる〉と考える傾向が強い。したがって、〈外因論者〉よりもストレスが少ないのである。

具体的な例を挙げて説明しよう。職場にいつも不機嫌で、気難しい上司がいたとしよう。当然のことながら、職場には暗い雰囲気が漂っている。だが、そうしたなかでも、部下たちのなかには外因論者的な反応と内因論者的な反応を示す二つのタイプの人間がいて、それぞれのタイプの考え方にははっきりしたちがいが表れる。この場合、外因論者は「こんな上司の下で働くなんてついていないよ」とか、「あの不機嫌、どうにかしてほしい」とこの嫌な状況を全部、外部の責任にする。また、責任が外にあるのだから、「自分にはどうすることもできない」と考える。これに対して内因論者は、「もしかしたら、自分の対応が悪いからかもしれない」と、自分にも責任がないかどうか考えてみる。また、そのいっぽうで、「こちらから話しかけてみたら、状況は変わるかもしれない」と行動することを思いつく。その結果、不機嫌な上司によって同じように職場に暗い雰囲気が漂っていたとしても、そこから受けるストレスは内因論者のほうがずっと小さくなるのである。

学習性無力感

この反対に、状況をコントロールできる力があっても、自分でその力を信じることができなければ、ストレスに立ち向かうことができなくなる。それを如実に示すのが、一九六〇年代の終わりに、アメリカの二人の心理学者、セリグマンとマイヤーが行った犬の実験である。

この実験の結果、セリグマンたちが発表したところによると、物理的にそこから逃れることができない状態で、電気ショックを受けつづけた犬は、しまいにはあきらめてしまって、そのショックから逃れようともしなくなったという。

いや、それだけではない。セリグマンたちが次に行った実験によると、その犬を今度はまた別の状況（逃れようと思えば逃れられる状況）に置いたところ、本当は逃げられるのにもかかわらず、犬は逃れようという素振りも見せず、そのままじっとしてショックを受けつづけたというのである。これに対して、最初の実験でショックから逃れられる状態に置いた犬は、二番目の実験でもなんとか逃れようとして、実際にもそれに成功した。この様子を見て、セリグマンたちは、あきらめてしまったほうの犬の態度を〈学習性無力感〉と名づけた。要するに、この犬は最初の実験で、〈何をしても無駄だ〉ということを学習してしまったのである。

実を言うと、この〈学習性無力感〉の理論は、同じくセリグマンによるうつ病理論（抑うつの形成理論）の発端ともなった。すなわち、近親者の死や仕事の失敗などで自分の無力感を痛感すると、「どうせ何をやっても無駄なのだから」と抑うつ感情に捕らわれ、何もする気がしなくなってしまう。その仕組みは、この犬の実験の場合と同じだと言うのである。

ストレスのかかる状態にどうやって適応するか？

こうしたことからすると、ストレスがかかるような状況に置かれた時、人はその状況でただじっとしているのではなく、その状況に働きかけて、たとえ、その状況の一部でもコントロールできるようにすればいいということがわかる。

このように状況に働きかけて——あるいは、それができない場合は、状況を受け入れやすい形にして、少しでもストレスが少なくなるようにすることを英語では〈コーピング〉という（cope「対処する」、「立ち向かう」という動詞から来た言葉。日本語では「対処」と訳されることもある）。

コーピング

コーピングとは端的に言うと、ストレスのかかった状況にあって、その苦痛をどう軽減するかを目的とした適応戦略である。要するに、ストレスのかかる状況のよくない面を少しでも改善しようと、考えを巡らせたり行動したりする、その方法であると言える。

このコーピングの研究によって、実を言うと、ストレスに対する私たちの考えには一大革新がもたらされた。というのも、それまでのように、ストレスをただ〈ストレッサーやそれに対する反応〉によって説明するのではなく、〈その状況に対処する方法〉によって説明しようとする、まったく新しい研究の流れが生まれてきたからである（これによって、たとえば、ストレスのかかる状況のなかで、人間が何を感じ、どう考えて、どう行動するかというのが、大切な研究対象となった）。要するに、それまで

男と女ではストレス反応がちがう

緊急事態に直面した時、ストレス反応として、〈緊急反応〉（闘争ー逃走反応）が起こることは、すでに何度もお話しした。だが、これは男でも女でも必ずそういった反応が起こるというわけでもないらしい。というのも、シェリー・テーラー教授をはじめとするカリフォルニア大学の研究者のグループによると、女性の場合、〈面倒見と仲間づくり〉と名づけられるような別のタイプのストレス反応が生じるということだからである。

もともと、哺乳類の世界では、雌は妊娠と子育てに拘束されるため、〈闘争か逃走か〉という反応が、場合によってはあまり役に立たないことがわかっていた。したがって、雌の場合、ストレッサーに対して雄とはちがう反応をすることが、決して不思議であるとは言えないのだ。実際、チンパンジーの雌は、ストレスのかかる状況に置かれると、キスやグルーミングをして子供の面倒を見はじめる。つまり、ストレス反応が攻撃に向かうのではなく、自分より弱い者を守る方向に向かうのである。

これは人間の世界でも同様で、最近の研究では、心理学者のレナ・レペッティが、〈職場での厳しい一日が終わったあと、女性はよりいっそう子供の世話をするようになり、いっぽう男性は家庭生活に対して距離を置こうとする傾向にある〉ことを発表している。そのほかにも、ストレスを感じると、女性はよく近親者や友人などとおしゃべりをして過ごすが、実はこれもストレス反応だということが言われている（テーラー教授の言う〈仲間づくり〉）。だが、これは〈闘争ー逃走反応〉に比べると、非常に穏やかな反応である。

さて、ストレス反応におけるこういった男女のちがいは、出産や授乳、オルガスムスを司るオキシトシンのような、女性特有のホルモンに起因しているという説もある。すなわち、このホルモンによって攻撃的な欲動が抑制されるため、ストレスを受ける状況のなかで、女性は男性よりも穏やかな反応をするというのである。

のようにストレス・ホルモンの働きを研究する〈ストレス生物学〉とは別に、コーピングによる適応戦略を研究する〈ストレス心理学〉が生まれてきたのである。

また、コーピング（状況への対処）がうまくいけば、ストレス反応も抑えることができるので、ストレスを原因とする疾病を予防することもできる。コーピングは、その意味からも注目されている。

問題そのものに対処するか、自分の感情に対処するか？

さて、コーピングとは、前にも言ったように、ストレッサーに対して、それぞれの人間がとる〈適応戦略〉のことである。この戦略は、自分の感情に向けられるか、ストレスを引き起こす状況そのものに向けられるかで、次の二つに分けられる。

――自分の感情に向けられて、苦痛を軽減しようとするもの。これには、「イライラする」、「疲れた」など身体的な事柄に対するものと、「ある考えにつきまとわれて気持ちが収まらない」などの心理的な事柄に対するものの二つがある（具体的には、休息をとったり、気晴らしをしたりする――身体的事柄に対するコーピング。相対化して考える、別のことを考える――心理的な事柄に対するコーピング）。このようなコーピングは〈情動焦点型コーピング〉と呼ばれる。

――ストレスを引き起こす状況に向けられて、その状況を改善しようとするもの。すなわち、その状況における問題を解決するために、行動を開始するというもの（具体的には、情報を収集する、ストレッサーに働きかける、あるいはストレッサーを取り除く）。こちらのコーピングは〈問題焦点型コーピング〉と呼ばれる。

では、もう少し具体的な例を使って、この二つの型を説明しよう。たとえば、職場で、暖房の効きす

表11－3　自己診断テスト⑤

ストレスを受ける状況に直面した時にどうするか?

最近経験した〈重大なストレスを受けるような状況〉を思い浮かべてください。そのストレスが大きければ大きいほど、このテストは意味を持ってきます。

では、まずその状況を思い出して、その時、あなたがどう対処したか、下のやり方に該当するものがあれば、その番号に○をつけてください。

1	その状況のよい面に目を向けようとした
2	適当な距離を置いて、その状況をより客観的に分析しようとした
3	自分に力を与えてくれと祈った
4	他人にその気持ちをぶつけてストレスを解消した
5	その問題を考えないようにするため、さまざまな活動に専心した
6	最後はどうにかなるだろうと思って、そのことをくよくよ考えないことに決めた
7	段階を踏んで問題に取り組んだ
8	できるかぎり多くの解決法を見つけようと、情報を収集した
9	以前同じような状況に置かれた時、どのように行動したかをよく考えてみた
10	同僚や友人、近親者に助言を仰いだ
11	助けを求めて専門家（医師、弁護士、神父）に会った
12	状況から抜けだすために、具体的な決断を下した

診断のやり方

最初の６つのやり方（１から６）は〈情動焦点型コーピング〉の例を挙げています。さあ、印はいくつあったでしょう?

その次の６つ（７から12）は〈問題焦点型コーピング〉の例を挙げています。こちらの印はいくつでしょう?

これによって、あなたは自分がストレスを受ける状況に直面した時、〈問題を解決しようとするのか〉、あるいは〈感情を紛らわそうとするのか〉、そのどちらの傾向にあるかを知ることができます。ストレスに対応するには、この２つのコーピングのバランスをとって、状況に応じて使いわけるとよいでしょう。

ぎた部屋（熱というストレッサーが加わっているという状況）にいるとすれば、それぞれの型によって適応戦略は次のようになるだろう。

〈情動焦点型コーピングの場合〉

上着を脱ぐ。紙などで顔を扇ぐ。夕方近くになっていれば、「もうすぐ勤務時間も終わりだから」と、自分に言いきかせる。

〈問題焦点型コーピングの場合〉

暖房を止める。窓を開ける。温度調節をしてもらうために、テクニカル・サービスに電話する。

この二つの型のコーピングは、ストレスのかかる状況を受け入れるか、それとも変えていくかという点で、まったく正反対の戦略だと言える。では、それぞれの型のコーピングにはどんな特性があるのだろう？　ストレスのかかる状況に置かれた時、私たちはどちらの戦略を用いればよいのだろう？

〈情動焦点型コーピング〉は、根本的な形でストレッサーを取り除くことをしないので、ストレスのかかる状況が長期にわたると、健康に悪影響が出ることがわかっている。状況に対してどうすることもできないので、不満がたまり、無力感から高いレベルのうつ病が引き起こされることもある。状況をコントロールできない職場では、サラリーマンはこの型の戦略を用いがちである。

反対に、〈問題焦点型コーピング〉は、状況を改善したり、ストレッサーを取り除いたりすることを目的とするので、戦略としてはより有効である。その結果、健康に対する悪影響も出ない。これは教員や看護師を対象に行われた研究でも確かめられている。

そこで結論。結局、状況に対して働きかけることができるならば、〈問題焦点型コーピング〉のほうが優れた効果を発揮する。だが、それは〈情動焦点型コーピング〉に効果がないと言っているわけではない。もし状況が十分にコントロールできないようなものであれば、〈情動焦点型コーピング〉は、より積極的な適応戦略が開始できるまでの間、気持ちを安定させるにはきわめて有効なのである。

12 ストレスと成績の関係

食事や飲酒は控えめに——フランス健康省による標語

これまで述べてきたように、ストレスの生物学的・心理学的メカニズムは、私たちが困難な状況に直面した時に、その状況になるべく効果的に立ち向かえるよう、私たちの身体や精神を最良の状態に保つことを第一の目的としている。その結果、私たちはうまい具合に状況に適応することができるのである。したがって、ストレスというのは、この生物学的・心理学的メカニズムがうまく作動する範囲で生じているならば、根本的には有効なものなのである。ストレスが生じた結果、私たちは身体的にも精神的にも最良の状態にいるからだ。しかし、ストレスが非常に高いレベルにまで達し、この生物学的・心理学的メカニズムがもはやそれに適応できない状況になったとしたら、ストレスは有害になる。というのも、その状況では、私たちの身体や精神は徐々に消耗していくからである。

では、反対に、ストレスが非常に低い状態というのは、どうだろうか？　少なくとも〈活動を行う〉という点からすれば、これもまたあまりいい状態とは言えない。ストレスがあまりなかったとすれば、私たちは自分の持っている能力や気力を十分に発揮できないこともあるからだ。ちなみに、この話をすると、私はいつもサラ・ベルナールがある若い女優に言ったウイットに富んだ言葉を思い出す。「自分は一度もあがったことがない」と自慢するその若い女優に対して、サラ・ベルナールはこう言ったのである。
「心配することはないわ。力がついてきたら、自然にあがるようになるから……」

ストレス曲線

こうしたことからすると、多すぎも少なすぎもしない〈適度のストレス〉は仕事をするには必要だということがわかる。では、そのストレスと仕事の効率の関係はいったいどうなっているのだろうか？

ストレスと効率――ネズミの場合は?

人間でも動物でも、ストレスを感じるレベルが低すぎたり（ほんの少しの刺激でもストレスを感じる）、あるいは逆に高すぎたりすると（かなり強い刺激がないとストレスを感じない）、状況に最も適した行動がとれなくなる。これをはっきりと示したのが、ネズミを使った古典的な実験、すなわち、〈オープン・フィールド・テスト〉と言われる実験である。

この実験では、まず中央に餌が置かれた広いケースにネズミを入れるのだが、このケースには非常に強い照明が当てられている。ということは、このケースは広くて明るいので、この状況はネズミにとって、かなり危険な状況だということになる（したがって、強いストレスを感じる状況でもある）。さて、この時、実験台となったネズミは餌を求めてケースの中央まで行くのだが、その場では食べずに、あわてて壁際まで戻って、そこで食べる。この状況を考えると、ネズミにとっては、おそらくこれがいちばん適切な反応だろう。ところが、この同じケースのなかに、〈ストレス反応を活性化させる物質〉を与えたネズミを入れると、壁際にじっとしたままで、餌を探しにケースの中央まで行こうとはしない。というのも、ストレス反応が活性化された結果、このネズミはストレスを感じるレベルが低い（いつもよりストレスを感じやすくなっている）ので、危険に満ちた場所には近づくこともできなくなっているのだ。

その反対に、今度は不安を取り除く精神安定剤を与えたネズミを、やはりこの同じケースのなかに入れると、そのネズミはストレスを感じるレベルが高い（いつもよりストレスを感じにくくなっている）ので、危険に身をさらしていることなど気にも止めず、その場で餌を食べる。したがって、もしこのようにストレスを感じにくいネズミがいたとしたら、自然界では大きなリスクを負うことになるだろう。

これをいちばんわかりやすい形で示したのが、二十世紀初頭のアメリカの心理学者、ヤーキーズとドットソンで、二人はこの関係を逆U字（山型）の曲線で表した（グラフ12－1参照）。また、ストレスと仕事の効率に関するこの法則に自分たちの名前をつけた（ヤーキーズ＝ドットソンの法則）。

さて、このグラフを見ればわかるとおり、横軸に〈ストレス〉、縦軸に〈仕事の効率〉をとると、最初のうち、仕事の効率はストレスが増大するとともにあがっていく。だが、いつまでもあがるわけではなく、ある時点を境に落ちはじめる。別の言い方をすれば、その〈ある時点〉というのが、ストレスが適度にかかって、仕事の効率がピークに達した時点である。したがって、ストレスがこのレベルまで増大した時、私たちは健康を損なうこともなく、仕事上のストレッサーに対して最大の能力を発揮して立ち向かえるのである。

グラフ12－1　ストレスと仕事の効率

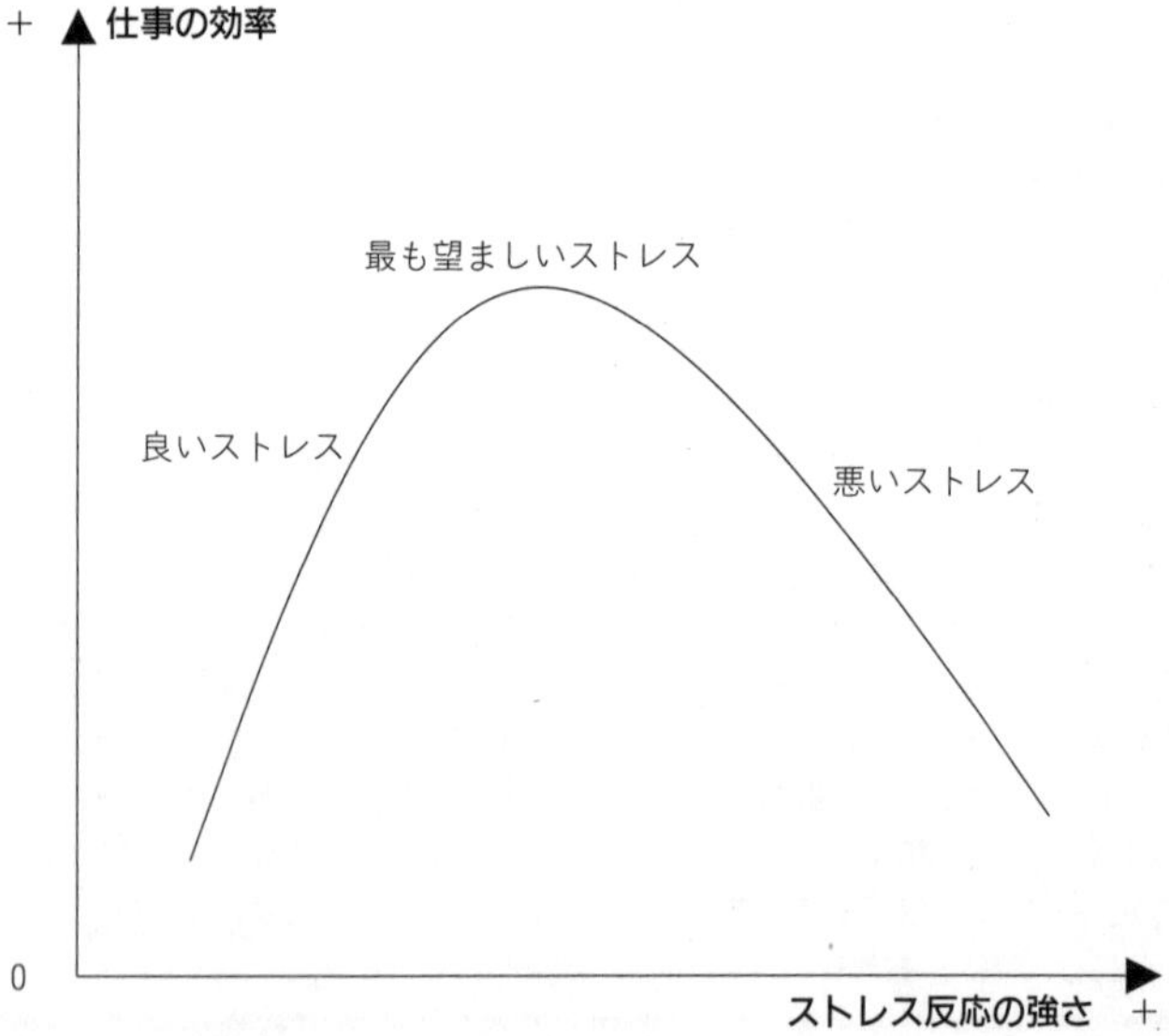

ちなみに、この山型の曲線が上向きにある時、そのストレスは〈良いストレス〉と言う。ストレスが加わるにしたがって、仕事の効率がよくなるからである。反対に、下向きの状態にある時は、ストレスが加わるにしたがって仕事の効率が悪くなっていくので、〈悪いストレス〉という。

最適のストレスは人によってちがう

このように、仕事の効率を最大にするためには、私たちにはある程度のストレスが必要である。だが、それがどの程度のストレスかということになれば、人に

良いストレスと悪いストレス

人はよく〈善玉コレステロール〉、あるいは〈悪玉コレステロール〉という言葉を口にするが、これは同じコレステロールでも、血中を移動する時の種類（正確にはコレステロールを中に含むリポタンパクという微粒子の種類）のちがいによって、人体に良い影響を与えたり、あるいは悪い影響を与えたりするからである。ところが、ストレスというのは、強くても弱くても同じことで、ストレス・ホルモン自体が化学的な性質を変えるわけではない。すなわち、生理学的に見た場合、コレステロール（リポタンパク）とはちがって、ストレスには2種類の型は存在しないのだ。

したがって、〈良いストレス〉と〈悪いストレス〉と言った場合、そのちがいは〈仕事の効率〉を基準に考えた時に、あるレベルの強さのストレスが効率を高めるか、それとも低めるかという、そのちがいにほかならない。つまり、〈種類のちがい〉ではなく、〈レベルのちがい〉が問題になるのだ。ストレスが強くかかりすぎれば、仕事の効率は落ちる。また、反対にストレスがほとんどかからなくても、いい仕事はできない（たとえば、俳優や演奏家、スポーツ選手などの場合）。グラフに書いたのとは少しちがうが、これはどちらも〈悪いストレス〉だと言える。

このように、ストレスというのは、それがなければ〈いい仕事〉をすることもできない。また、そもそも危険な状況に適応するための反応なのであるから、それがまったく起こらないようにしてしまったら、生き延びることもできない。それに、ストレッサーを全部取り除くことなど、どだい、不可能な話だろう。人は〈ストレスのない世界で生きる〉ことはできないし、また〈ストレスなしに生きる〉こともできないのである。もしそうなら、私たちにできることはひとつ、ストレスのレベルを適正に保って、それが〈良いストレス〉になるようにすることだけである。

よってかなりちがいがある。能力を最大に発揮するのに強いストレスを必要とする人もいれば、ほんの少しのストレスでも十分な人もいる。ただし、ほんの少しでも十分の人は、逆に強いストレスを受けると、能力が発揮できなくなってしまうこともある。

もう少し具体的な例で説明しよう。上司に重要な報告書を提出しなければならないとした時、能力を発揮するのに強いストレスが必要な人は、提出期限の二週間前では、まだそれほどやる気にならない。その結果、仮に取りかかったとしても、いいアイデアが浮かんでこない。反対にほんの少しのストレスでも十分な人は、すでにやる気になっていて、報告書の内容についてじっくりと考えながら、期限までの二週間を有効に使うだろう。

次に、今度は報告書の期限があさってまでだと言われた時のことを考えてみよう。この場合、報告書を提出しなければならない人間のストレスはまちがいなく強くなる。だが、さきほど、二週間前ではまだやる気にならなかった人たちは、今度はきわめて能力を発揮するだろう。気力がわいてきて、アイデアも浮かんでくる。そのいっぽうで、ほんの少しのストレスで十分な人は、ストレスの強さにパニックに陥り、夜も眠れなくなって、報告書に手をつけることもできなくなるかもしれない――いや、そういったこともあり得るのだ！

このように、ストレスの必要量は個人によってかなり異なっている。これはもちろん、性格的な要素が大きい。この先でもう一度、取りあげるが、〈タイプA行動パターン〉と呼ばれる性格を持つ人々は、強いストレスを感じることによって十分に能力を発揮する。だが、その反対の性格である〈タイプB行動パターン〉の人々は、ほんの少しのストレスがあれば、それで十分能力を発揮できるのである。

この〈タイプA〉の性格と〈タイプB〉の性格を両極におけば、私たちの性格はその中間のどこかにあるということになる。したがって、〈最適のストレス〉もその中間のどこかにあるということになる。といっても、おそらく私たちは、そのことをはっきり意識しているにせよ、していないにせよ、ひとりひとりが自分たちに適したストレス・レベルで仕事ができるよう、仕事の計画を立てていると思われる。報告書を作成するにも、〈かなり前からゆっくりと準備するか〉、それとも〈ぎりぎりになってからでないと始められないか〉というちがいが出てくるのは、そういう問題なのだ。では、この二つのやり方のうち、どちらがよい報告書を作成できるのか？　それはわからない。答えることは不可能である。だが、ただひとつ確

アドレナリン中毒?

世の中には、強いストレスがかからないと、仕事ができないという人々がいる。これは生物学的に見れば、〈緊急反応によってアドレナリンが分泌されなければ、能力が発揮できない〉ということだ。精神医学の分野では今日、こういった人々のなかから、やがて〈アドレナリン依存症〉という症状が生まれてくるのではないかと言われている。というのも、この種の人々のなかには、職場ではわざと自分を強度のストレスがかかる状態におくという人がいるからだ。その理由はもちろん、ストレス反応で分泌されるアドレナリンによって最高の力を発揮するためである。したがって、こういった人々は、ストレスが強くなりすぎないようにする〈ストレス管理法〉にはほとんど興味を示さない。スケジュール管理をきちんとしたり、感情をうまくコントロールしたりして、ストレスを低く抑えてしまったら、仕事の原動力を失ってしまうからである。仕事を進めるうえで、刺激もなく、障害もなく、葛藤もなければ——要するにアドレナリンを分泌させる状況がなければ、やる気というものがまったくわいてこないのだ。

こうした人々が生まれてきた裏には、おそらくすべてが目まぐるしく動く現代社会のテンポといったものが関係しているだろう。そして、また個人的な性格も……。世の中には、ストレスがかかると力を発揮する特別な性格があるのだ。しかし、そのいっぽうで、これは性格だけの問題でもない。もともとそんな性格があったにしても、それ以上にアドレナリンの分泌を必要とする人々がいて、そういった人々が、ことさらストレスのかかる状況に身を置こうとするのである。

かなのは、ぎりぎりになって取りかかる人々は、体内でそれだけ強いストレス反応を経験するということである。そして、そのやり方がすでに習慣になっているのだとすれば、いつの日か健康を損なうという代価を支払うことになりかねない。それだけは頭の片隅に入れておいていただきたい。

ストレスかチャレンジか?

さて、今まで述べてきたことでわかるように、ストレスというのは、ある状況のもとでは決して悪い方向に働くわけではない。十分に能力を発揮するには、むしろ必要なものだと言える。それを端的に表しているのが、競技前のスポーツ選手の状態だろう。ストレスによって、心身の状態が最高潮に達していれば、それだけ素晴らしい成績を残せる可能性が高くなるからである。いや、スポーツ選手ならずとも、サラリーマンがよい成績を残そうと思ったら、同じようなことが言える。体内でストレス反応が起こり、それが最適のレベルに達した時、高い能力が引き出されるのである。これは生物学的にはまさに〈ストレス〉である。だが、私はむしろ〈チャレンジ〉と呼びたい。

あるサラリーマンの証言

「私は顧客を説得しなければならない瞬間が好きです。それは私にとっては大きなチャレンジです。もちろん、これは前もって勝つことがわかっている勝負ではありません。しかし、だから嫌だというわけではなく、むしろ興奮してわくわくしてくるのです。いや、これがストレスなのかどうかはわかりません。でも、きっと似たようなものでしょう。ともかく、気持ちが高揚して、それでいて、ゆったりとした、

表12-1　自己診断テスト⑥

あなたにとって最適のストレス・レベルは?

次に挙げる6つの文章を読んで、該当すると思ったところに印をつけてください。これによって、あなたが能力を発揮するのに最適なストレスのレベルがわかります。

次の文章のようなことが、どのくらいあてはまりますか?	あてはまる	どちらかと言えばあてはまる	どちらかと言えばあてはまらない	まったくあてはまらない
何かをしなければいけない場合、ギリギリになってから、かなり大急ぎでやる傾向がある	3	2	1	0
誰かに反対の意見を言われたら、必ず反論して、自分の考えを理解してもらう	3	2	1	0
確実な状況よりも、危険を伴うような状況のほうが好きである。また、その危険は大きいほうがいい	3	2	1	0
散歩をしたり、身振りまじりで話したり、ともかく身体を動かしていないと、よいアイデアが浮かんでこない	3	2	1	0
難しい仕事をする時、集中力を高めるために、煙草やコーヒーなどの刺激物に頼ることが多い	3	2	1	0
朝早くよりも、1日の終わりのほうが頭が冴える	3	2	1	0

診断のやり方

印をつけた数字を合計してください。

■合計が6点以下の場合
あなたは、あまりストレスのかかっていない状態のほうが実力を発揮できるでしょう。

■合計が6点から12点の間の場合
あなたは、ある程度のストレスがかかっている時がいちばん実力を発揮できるでしょう。

■合計が12点以上の場合
あなたは、強いストレスがかかった状態で、初めて実力を発揮できるでしょう。ただし、健康のことを考えると、それは決してよい状態ではありません。

落ち着いた精神状態にもなれるのです。何だか筋の通らない話ですが……。けれども、そういった状態では、気分が前向きで、自分は説得に成功するだろう、とはっきりと感じるのです」

どれほど厳しい状況でも、〈それに立ち向かえる準備が整っている〉と考えることができれば、ストレスは私たちを助けてくれる。その状況に対して、私たちは積極的に行動することができるのだ。そういった意味で、〈チャレンジ〉というのは、ストレスのいちばん魅力的な形なのではないだろうか？

III

ストレスと病

ストレスは、生きていくうえで絶対に必要なものである。だが、その反面、私たちの生活に脅威となって表れてくることもある。というのも、いくら素晴らしい薬でも量を超えると毒になるように、ストレス反応もあまりに強かったり、頻繁に起きたり、あるいは長く続いたりすると、健康に悪影響を及ぼすことがあるからである。実際、医学のほうでは、ストレスは血管障害の危険性を３倍にまで高めることや、最近、職業病として注目されている筋骨格障害の大きな原因となることがわかっている。いや、身体の健康ばかりではない。ストレスは心の健康にも大きな影響を与えている。というのも、ストレスから来る不安やうつ病のせいで、実にサラリーマンの約10％が苦しんでいるのである。また、日本の現象として有名な〈過労死〉もストレスが大きく関わっていると言える。ということで、この第Ⅲ部ではストレスが心身の病気に与える影響についてお話しし、最後に〈ストレスの社会的費用〉についても考えてみたい。

13 ストレスと心の病気

生きる苦しみ／それは突然やってくる／遠いところから
――バルバラ『孤独のスケッチ』（原題『生きる苦しみ』）

ストレッサーというのは、体内でストレス・ホルモンを分泌させるだけではない。それによって、私たちの心には次の三つの感情がわいてくる。

――不安。ストレッサーによって状況が危険になったと判断すると、人は警戒態勢に入る。この時の感情が不安である。

――抑うつ。ストレッサーに対して対抗できないと知ると、人は闘うことを放棄して、その状態に屈服する。この時、わいてくるのが抑うつ（心がふさいで晴ればれしないこと）である。

――怒り。状況が可能であれば、人はストレッサーに立ち向かい、それを取り除こうとする。この時に役に立つのが怒りである。


この三つの感情はごく当たり前のものであり、日常生活のなかで、どんな人の心のなかにもわいてくる感情である。だが、ストレスのかかる状態が頻繁に起こったり、あるいは長続きしたりすることによって、もしこういった感情が心から離れないようになれば、心理的な障害に移行する恐れもある。その代表的なものが全般性不安障害やパニック障害などの不安障害、そして分類的には気分障害のなかに含まれるうつ病である。

ちなみに、最近の疫学調査によると、人は生きている間に、それぞれ二〇％ほどの確率で不安障害やうつ病になる危険性がある（これを生涯罹病率という）。言い換えれば、五人にひとりが、かつて不安障害（もしくはうつ病）に苦しんだことがあるか、現在苦しんでいるか、あるいは将来苦しむ可能性があるということである。また、一説によると、今この瞬間、フランス人の四％から六％が抑うつ状態にあり、七％から八％が不安障害の症状を示しているともいう。もしそうなら、抗うつ剤や抗不安薬など、向精神薬の消費量が増大しているというのもうなずける。

いや、もちろん、不安障害やうつ病はストレスだけによって引き起こされるわけではない。そこには遺伝的な要因も存在しており、そのせいで不安になったり、うつ状態に陥ったりしやすくなる人もいる。また、精神分析学者が言うように、幼少時の体験が不安障害やうつ病を発症させる原因になっているということもあるかもしれない。だが、そのどちらの場合にしても、発症に際してストレスが大きな影響を与えていることはまちがいない。

さて、そこで話を職場の問題のほうに移すと、この不安障害やうつ病は、現在、産業医がいちばん関わることの多い病気だという。というのも、現代の職場の環境というのは昔に比べてそれほど危険なものではなくなったので、サラリーマンの健康や安全に関する事柄では、怪我や身体的な病気が少なくなってきたからである（もちろん、落下事故などの危険性がある工事現場や、有害物質を扱っている工場などは別であるが……）。

実際、私の知っている産業医たちは、口をそろえて次のように言う。「産業医としてサラリーマンの相談を受けるためには、精神科医になる必要がある」と……。また、二〇〇〇年十月に出された国際労働機関（ＩＬＯ）の報告書でも、次のような呼びかけがなされている。《職場における精神的な障害は増加の一途をたどりつつある。実際、労働者の十人にひとりは、不安やうつ病、過労からくるストレスなどに悩まされ、その結果、入院や失業の危険にさらされているのである》
それでは、この不安障害とうつ病について、もう少し詳しく見ていくことにしよう。

不安とは何か？

不安障害というのは、全般性不安障害、パニック障害、恐怖症、強迫性障害、ＰＴＳＤ〈心的外傷後ストレス障害〉など、〈不安〉から来る病気の総称である。だが、個々の病気の具体的な説明に入る前に、ここではまず「不安とは何か？」ということを簡単に述べてみたい。

不安とは端的に説明すると、〈心のなかから気がかりが去らず、それがいつまでもとどまっている状態〉だと言える。また、その状態は〈身体〉、〈心理〉、〈行動〉の三つの面から、次のように特徴づけることができる。

▼身体的な特徴――緊張を感じる

不安の身体的な特徴は、〈身体が緊張する〉ということである。具体的に言うと、肩や顎、背中や手首の筋肉が硬くなったように感じられる。また、身体内部のほうでは、〈自律神経の働きが活発になる〉ということが特徴として挙げられる。その結果、外に表れる特徴としては、鼓動が速くなり、血圧が上昇し、指先や顔に汗をかくようになる。これは要するに身体が警戒態勢に入っているのであり、第II部で見たごく普通のストレス反応と変わりはない。ただ、ひとつだけちがうのは、ストレス反応はストレッサーがなくなれば収まるのに、〈不安〉はその状態がずっと続いてしまうことである。たとえば、大勢の人の前でしゃべらなければいけない時に、心臓がどきどきするのは当たり前である。ところが、特別な理由もないのに、その状態が始まり、「胸が苦しい」とか「のどに何かがつかえているような気がする」とか、そういった感じを伴うなら、それはストレス反応ではなく〈不安〉である。

▼心理的な特徴——心配に怯える

不安の心理的な特徴は、特に心配する理由がないのに、「何か悪いことが起きるのではないだろうか」と心配することである。これは〈予期不安〉と呼ばれるもので、この状態になると、日常生活の小さな出来事にも心配でたまらなくなる。たとえば、電話が鳴った時、郵便物を取りにいく時、待っている人の帰宅が遅い時、上司から呼びだしを受けた時——そういった時に、「何か悪いことが起きるのではないか？」と、その小さな出来事を不幸や破滅の前触れのように感じてしまうのである。

こういったことから、不安な状態にいる人はきわめて警戒心が強くなり、周囲の物事に非常に敏感になる（警戒心過剰）。その結果、周囲で起こるすべてのことに気を取られ、集中力がなくなることもある。また、心配のあまり、睡眠障害が引き起こされることもある。いずれにしろ、そうやっていろいろなことを心配し、心理的に常に警戒していなければならないというのはかなり辛いことである。

▼行動に表れる特徴——これまでとはちがうことをするようになる

さて、〈不安〉の三つ目の特徴は、行動が以前と変わってしまうことである。

たとえば、心配になるような状況を避けるようになる。これは〈回避行動〉と呼ばれるものだが、この行動がある特定の状況で、エスカレートした形で見られるようになるのが〈恐怖症〉である。〈恐怖症〉の患者は、飛行機、高所、動物など、不安となる特定の刺激を回避しようとするが、そういった刺激にさらされた場合はパニック発作を起こすこともある。

この〈回避行動〉のほかに、もうひとつ〈不安〉に特徴的な行動として挙げられるものに、〈確認行動〉がある。たとえば〈子供のことが心配で、会社から電話をかける〉、あるいは〈仕事がまちがいなくできているかどうか、同僚に確認してもらおうとする〉……。ただ、これも度が過ぎればやはり問題で、自分でも無意味だとわかっているのに何度もしてしまうようであれば、それは〈強迫性障害〉と呼ばれる疾患になる。

不安から来る病気（不安障害）

さて、前項では、〈身体〉、〈心理〉、〈行動〉の三つの面から〈不安〉の特徴を説明したが、そこでも出てきたように、〈不安〉というのは、程度が激しくなれば、〈恐怖症〉や〈強迫性障害〉のような精神疾患の原因になる。そこで、これからは〈不安〉から来るそのほかの病気についても説明しよう。

全般性不安障害

全般性不安障害というのは、このあと述べるパニック障害とはちがって急激な不安の発作（パニック発作）はないが、いわば慢性の不安が続く疾患である。不安の対象は日常生活のすべてに及び、たとえば仕事に関係することでは、「時間までに書類を仕上げられないのではないか」、「自分のポストが危ないのではないか」と、はっきりした理由もなしに、くよくよと思い悩む。また、プライベートな生活についても、子供の将来が気にかかったり、病気にならないかと心配したり、「家賃を払えないのでは」、「事故が起こるのでは」と危惧したりする。要するに何に対しても、心配で心配でたまらないのである。

そういったことから、全般性不安障害の特徴をひと言で説明すると、〈心配が現実に比べて度が過ぎている〉ということが言えるだろう。といっても、自分の心配がおおげさだということは、本人も自覚していることが多い。だが、それにもかかわらず、心のなかからその心配を追い払うことが難しいのである。

そのほかの特徴としては、イライラ、集中困難、筋肉の緊張、頭痛、不眠などが挙げられる。したがって、この病気にかかると、サラリーマンは大きなハンディキャップを背負うことになる。だが、そのいっぽうで、全般性不安障害というのは決して珍しい病気ではなく、年齢や性別にかかわりなく、一般人口の約五％が罹患しているという。また、発症の原因はストレスで、その後の経過もストレスの影響でよくなったり悪くなったりする。

パニック障害

全般性不安障害とは対照的に、パニック障害は、〈パニック発作〉と呼ばれる不安の発作が急激に起こることにその特徴がある（この発作は予期できない形で繰り返し起こる）。主な症状としては、まず身体的に、突然、動悸が激しくなり、呼吸が苦しくなり、目眩がする、急に身体が熱くなったり、逆に寒気を感じたり、身震いが起きたりという〈自律神経の嵐〉と呼ばれる症状があって、そういった症状に、「このまま正気を失うのではないか」、「息が詰まるのではないか」、あるいは「心臓発作を起こすのではないか」などと感じて恐怖を覚えるという精神的な症状が加わる。

こういったパニック発作は、程度も軽く、再発しないものまで含めると、多くの人が経験している（ある研究によると、三〇％から四〇％の人々が、生涯に一度はパニック発作を経験しているということである）。また、それを経験するのは、生涯でいちばん困難な時期やストレスに苦しめられている時期であることが多い。

といっても、一度くらいパニック発作を経験したとしても、それはパニック障害を患ったということではない。最初に言ったとおり、パニック発作が予期しない形で繰り返し起こり、さらには「いつまた発作が起こるのではないか」という不安に苛まれるようになると、そこで初めて、パニック障害と診断されるのである。ちなみに、パニック障害の生涯罹病率は三％から五％である。

さて、パニック障害は何のきっかけもなく、突然、発症するケースが多い。おそらく、そこには性格的な要素や遺伝的な要素が深く関わっているのだろう。だが、それと同時にストレスの影響も見逃せない。実際、さきほども少し触れたとおり、パニック発作はストレスで苦しい時期に起こることが多く、逆に平穏に暮らしている時期にはやわらぐのである。

いずれにせよ、このパニック障害を抱えている人が職場で大変な思いをするというのは容易に想像がつく。実際、このような発作が起きて、絶えず仕事を中断されながら——あるいは、いつ発作が起きるかと不安に怯えながら、どうやったら気持ちを楽にして、能率よく仕事をすることができると言うのだろう？

だが、これほど深刻な結果をもたらす病気であるにもかかわらず、パニック障害はこれまでフランスでは軽んじられてきた。というのも、パニック発作が起こって病院に行くと、〈カルシウム不足による痙攣〉という診断を下されることが多かったのである（ほかの国ではそんな馬鹿な診断は下されない。これはフランスに特有の現象である）。おそらく、〈カルシウム不足〉を原因にしたほうが、精神的な疾患を患っていると認めるより、診断を下すほうも、下されるほうも気が楽だったからだろう。その意味では、患者も医師も同罪である。

PTSD（心的外傷後ストレス障害）

戦争やテロ、暴力事件、あるいは自然災害など、悲惨な出来事の被害者になると、心的外傷《トラウマ》と言って、人は心に大きな傷を負う。そして、その時の不安や恐怖が去らないまま心に定着してしまうと、あとから深刻な障害が表れてくることがある。これがＰＴＳＤ（心的外傷後ストレス障害）と呼ばれるものである。

実を言うと、この障害は、もともと軍で研究が続けられてきた。というのも、戦争から戻ってきた人々がその恐ろしい経験を思い出してパニック発作を起こすというようなことが、さかんに起こったからである。だが、その後、自然災害やテロ行為の被害者、あるいは暴行や強姦などの暴力による被害者もそれと同じような症状を示すことがわかり、最近ではむしろ一般市民を対象とした研究、治療が行われるようになってきた。

それはまた社会が暴力的になっていることとも呼応するのだろう。その意味からすれば、この障害は働く人々とも無縁ではない。第6章で述べたように、サラリーマンは強盗や暴行事件の被害者になったり、占拠事件の人質に取られたりすることがあるからだ。その時のストレスがのちにPTSDとして発症する危険性は決して小さなものではないのである。

では、ここでPTSDの主な症状を簡単に説明しておこう。PTSDの特徴は、まず〈心的外傷を受けた出来事を絶えず思い出してしまうこと〉にある。たとえば、事件にほんの少しでも関係のある事柄を見たり聞いたりすると、その記憶がよみがえってくる。ごく普通に生活している時に、突然、その嫌な記憶が心のなかに侵入してくることもある。そして、そのいずれにせよ、嫌な出来事を思い出すと、その出来事を当時、感じた恐怖のままに再体験してしまうのである（これをフラッシュバックという）。

そういったことから、PTSDを発症すると、患者は事件を思い起こさせるものをすべて避けるようになる。これには事件に関係のある場所や人物はもちろん、少しでもそれと似た状況、そのことを連想させる会話や感情（たとえば、怒りや恐怖）なども含まれる。

また、もうひとつ、絶えず不安が続くことから、感情的な変調が表れてくることもある。たとえば、まわりの人に対して愛情が持てずに冷淡になったり、物事に感動することができなくなったりするのである（専門的には、これは〈感情の鈍麻〉と呼ばれる）。

それでは、実際に恐ろしい出来事を体験して、PTSDを発症した女性銀行員の話を聞いていただこう。

ある女性銀行員の証言

「まるで昨日の出来事のように思い出します……。目出し帽をかぶった三人の男が突然、わめきながらうちの銀行に乱入してきたんです。そのなかのひとりが私のほうに突進してきて、私を地面に突きたおしました。気がつくと、私はこめかみにピストルを突きつけられて横たわっていました。あとで聞くと、同僚たちはあっというまの出来事だったと言います。でも、私には何時間も続いたような気がしました。人生のなかでこれほど恐ろしい思いをしたことはありませんでした。いえ、それだけじゃありません。それ以来、そのことが頭から離れないのです。ほとんど毎晩のように恐ろしい夢を見ます。ベッドに入るのが怖くて、眠るためには睡眠薬や精神安定剤を服用しなければならないのです。職場に復帰することもできませんでした。窓口に座ることを思うと、身がすくんでしまうのです。自分の用事で郵便局に行くことさえできなくなりました……。また同じようなことが起こる気がしてしまうんです。

それから、人がちょっとでも大きな声で話しているのを聞くと、気分が悪くなり、のどが締めつけられ、胸がドキドキして……。新聞も読まなくなりました。テレビのニュースも見なくなりました。銀行強盗とか、そういった話が出てくると、あの時のことが頭によみがえってくるのです。

私はもう、以前の私ではないような気がします。他人に対する関心もなくなって……。そうして、こんな人生になんの意味があるんだろうって、よくそう思うんです」

ちなみに、心的外傷を負ったからといって、被害者の全員がＰＴＳＤを発症するわけではない。発症の恐れがあるのは全体の三〇％くらいである。だが、もしＰＴＳＤを発症してしまったとしたら、本人にとっては、それが心に傷を負わせた当の出来事と同じくらい恐ろしいことになるのはまちがいない。では、どういう人が発症するかということになると、それは一概には言えない。本人の性格もあるし、過去に心的外傷を負ったことがあるかどうかによってもちがう。また、被害を受けた直後に臨床心理士など専門家のケアを受けたかどうかでも変わってくるからである。

そういったことからすると、もし職場で暴力事件などが発生して社員が被害を受けたとしたら、専門家に依頼してすみやかなケアを行うことが大切だと言える。これは当然のことながら、企業の側に課せられた問題である。だが、このことについては、あとでもう一度、議論をすることにしよう。

いずれにせよ、ＰＴＳＤは一度、発症してしまうと、数ヶ月間――場合によっては数年間も続くことがあるため、勤務を続けることができなくなってしまうことが多い。また、不安から逃れるためにアルコール依存

不安がひとつの病気になる時

不安というのは人間のごく普通の感情である。それが病気（つまり不安障害）になるのは、次に挙げる３つの徴候が表れた時である。

（１）不安感が非常に強い

これはまず不安の程度が激しく、時にはパニック発作が起きる場合。また、それが長く続いたり慢性的であったりする場合である。いつでも心から気がかりが去らなくなったり、ストレッサーが加わってもいないのに不安を感じたりするようなら、病気の可能性を考えてもよい。

（２）不安感に苦しめられる

不安のせいで苦しくて苦しくてしかたがない場合。その苦痛をやわらげるためにアルコールや精神安定剤に頼ろうとするなら、それも要注意である。

（３）不安のために生活に影響が出る

集中力がなくなったり、記憶が欠落したりする。あるいは、不安の元になるものを徹底的に避けようとするなど、行動に異常が見られ、その結果、普通の生活をしていくのが困難になった場合。そうなったら、これはまさしく不安障害である。

症になったり、薬物依存症になったりすることもある。もっとひどい場合には、うつ病になったり、自殺に追い込まれたりすることもある。

適応障害

さて、〈不安〉に関連する病気としては、次に述べる〈うつ病〉とも関連して、どうしても言っておかなければならない病気がある。それは〈適応障害〉と呼ばれる病気である。この病気は何よりもストレスと関係が深いので、〈うつ病〉の話に入る前に、ここでひとつ項目を立てて説明しておこう。

適応障害というのは、簡単に言うと、なんらかのストレスに直面した時に、それが直接の引き金となって発症する病気である。たとえば、職場で言うなら、解雇や上司との対立、仕事上の過剰な負担などが原因となる（診断基準で言うと、「ストレスになる出来事から三ヶ月以内に精神面や行動に異常が表れるもの」とされている）。したがって、ストレスがなくなれば消えてしまうのだが、それでも半年くらいは症状が続くこともある。

では、症状の説明をする前に、適応障害だという診断を受けたサラリーマンの証言を聞いていただこう。

あるサラリーマンの証言

「数ヶ月前、上司と激しい衝突をしてしまったんです。上司は私の仕事のやり方を頑として認めず、誰にでもできるようなくだらない仕事を私にさせるようになりました。そのせいで、私はそれまでのようにお客と接することもなくなり、つまらない書類仕事に明け暮れることになりました。そういったわけですから、その上司との関係は非常に緊張したものになり、顔を合わせても、どうしても必要な場合以外は話もしなくなりました。ところが、そういったことが続くうちに、私はだんだん不安になってきました。夜もあまり眠れなくなり、悪い夢を見るようになりました。そうして、一日中、胸に重しを乗せられているような感じで、ちょっとした物音にもビクッとするようになったのです。幸い、二週間前に組織変更があって、私の上には新しい上司がやってくることになって、上司との対立という緊張関係は終わることになりましたが……。ええ、その上司とはウマが合ったのです。それでも、胸に重しを乗せられた感じはなかなか去らず、私は今でも神経が苛立っているのを自分で感じることがあります」

このように、適応障害の症状は、〈不安を感じる〉という形で表れることが多い。また、それと同じくらい、〈抑うつ気分を伴う〉という形のものもあって、時にはその二つが混ざっていることもある。だが、いずれにせよ、そのストレスを感じさせる出来事に対して、普通に考えられるよりはるかに強い苦痛を感じていることはまちがいなく、その結果、患者は職業生活や家庭生活をまっとうできないほど苦しむことになる。

また、これはめったにあることではないが、さきほども少し触れたとおり、この障害になると、社会生活に適応できないという形で行動に異常が出てくる場合もある。これについては、私の知っているある企業の役員の例を紹介しよう。

ある企業の役員の場合

その役員はある企業で自分の部署の情報処理システムを再構築するという任務を与えられていた。ところが、その仕事に膨大なエネルギーをつぎこんだのに、とうとう任務を果たすことができなかった。その結果、この役員は取締役会で責任を問われ、その任務を解かれることになった。もっとも、その企業はそれほど血も涙もない企業ではなかったので、その役員は直ちに別の責任ある任務を与えられた。だが、本人の受けたショックは大きく、しばらくするうちに、激しい不安に苛まれるようになり、ひどいうつ状態にも陥った。そして、それまでとはすっかり行動が変わってしまったのである。カジノで遊びはじめ、夜はバーをはしごするようになった。以前は穏やかで堅実な行動をとっていたのに、路上で喧嘩をして、警察に連行されるというようなことまであった。すなわち、適応障害の症状のひとつである〈反社会的行動〉が表れたのである。

適応障害はある程度、一般的な病気だと言える。というのも、アメリカの調査によれば、一般人口の五％から一三％が罹患しているというからだ。また、その調査によると、女性は男性の二倍に達しているという。

最後にもうひと言。ストレスに関係すると言われている病気は多いが、たいていの場合は、その病気とストレスを直接関連づけることは難しい。だが、この適応障害は、ストレスと発症をはっきり結びつけることができる。ストレスが原因でなり、スレトスがなくなればいずれ収まってしまう病気なのである。

うつ病

次はうつ病である。全般性不安障害、パニック障害などの不安障害は、うつ病を併発する場合が多い。といっても、それはもちろん、不安障害にかかった人がすべてうつ病になるというわけではない。その反対にうつ病から不安障害を発症するケースもあって、この二つの病気の関係はかなり複雑だからである。しかしながら、〈うつ病にかかった人の三分の一から半分の人が発症の数年前から強い不安を示している〉というのは、これもまた事実である。また、疫学的な研究によれば、不安障害がうつ病の温床となっていることは、かなりはっきりした形で確かめられている（不安障害にかかった人がうつ病になる危険性は、そうではない人に比べて二倍から三倍にもなるのだ！）。そういったことから、専門家のなかには「不安障害はうつ病の前段階である」、あるいは「この二つは同じ病気であって、段階を追って進行しているにすぎない」と考える人々もいる。

うつ病と職場のストレス

さて、適応障害とちがって、ストレスを引き起こす出来事との直接的なつながりは確認できないものの、うつ病がストレスと関係の深い病気であることはまちがいない。そして、もしそうなら、その患者の数の多さ、また問題の深刻さから言って、うつ病はストレス関連のナンバーワンの病気だと言えるかもしれない。実際、世界保健機構（ＷＨＯ）の評価によると、二〇〇五年には、うつ病は同じくストレスに関係の深い病気である〈心血管障害〉（狭心症や心筋梗塞）を抜いて、世界全体に最も広まった病気になるだろうということである。

そこで、今度は職場の問題として考えてみると、これまでさんざん見てきたとおり、職場というのはストレスが多いところなので、うつ病にかかる人が多くなっても不思議はない（もちろん、職場とは関係なく、うつ病になる人もいるが……）。だが、そのいっぽうでまた、〈実際にうつ病にかかっているのに、その事実が認識されていない〉という現実もあって、職場におけるうつ病の問題としては、むしろこちらのほうが深刻だろう。

ストレスが多いと記憶力が悪くなる

ストレスが多くかかりすぎると記憶が欠落することがある。そのメカニズムは次のようになっている。

記憶というのは大脳のなかの海馬という部位に関係が深いが、その海馬のなかには、以前にも述べたストレス・ホルモンであるグルココルチコイドを受け入れる受容体があり、その受容体が普段は記憶のために役立っている（だから、ストレス反応がまったく起こらないと、学習能力は逆に低下する）。ところが、ストレス反応が長く続いたり、あるいは繰り返しストレッサーを受けたりすると、この受容体がグルココルチコイドに反応しなくなり、さらにそれが続くと、今度は海馬そのものが萎縮する。その結果、記憶力が減退するのである。

このことはストレスに関係する病気や、あるいは老化においても確かめられている。

（1）本格的なうつ病の場合

本格的なうつ病の場合、症状として記憶障害が見られることがあるが、そこで患者の血液を調べてみると、グルココルチコイドの濃度が高く、また脳のほうでは、程度の差はあれ、明らかな海馬の萎縮が確認されている。

（2）PTSD（心的外傷後ストレス障害）の場合

たとえば、ベトナム戦争や湾岸戦争に参加した兵士の場合、戦闘に従事した期間が長ければ長いほど、海馬の萎縮もひどくなることがわかっている。

（3）高齢者の場合

これまでの人生のなかで小さなストレスを積み重ねてきた結果、海馬の萎縮や、血液中のコルチコイドの増大が見られる。また、アルツハイマー病にかかった患者は、すでに記憶力が減退して、物忘れがひどい状態にあるが、ストレスによってそれがさらに取り返しのつかないほどにまで悪化することもある。

では、どうして実際にうつ病にかかっているのに、その事実が認識されないのか？　これにはまず本人の問題がある。うつ病にかかった人は、職場での生活のなかで強く不安を感じていることは認めても（実はそれすらたやすいことではないのだが）、自分がうつ病であることはなかなか認めようとしない。そして、単なる過労のせいだと言いたがるのである。すなわち、うつ病は今なお、職場ではタブーとされているのだ。だが、それも無理はない。うつ病だと認めてしまったら、地位や職を失う危険さえあるからだ。ということになれば、特に幹部にとっては絶対に認められるものではない。だが、そのいっぽうで、会社を欠勤しなければならないほど、症状が進んでしまった人も増えてきている。

あるサラリーマンは言う。「みんな極度のストレスを感じているからね。気分が落ち込んで、夜も眠れなくなってしまうんだ。うつ病になる者も多い。なかにはそれが原因で会社を辞めてしまう者もいるよ」

うつ病の症状

それでは、「うつ病というのはどうやって認識すればいいのか？」、その症状の特徴をいくつか説明しておこう。

▼気分の落ち込み

うつ病の第一の特徴は〈気分が落ち込む〉ことである。では、〈気分〉とはなんだろうか？　それは簡単に言えば、私たちの〈心の状態〉のことである。この〈心の状態〉は、海辺の空模様のように、明るくなったり、暗くなったり、比較的変わりやすい。したがって、〈気分〉というものは、いつも安定しているというものではないのだ。

ところが、この気分が比較的、暗いほうで安定してしまったもの、それがうつ状態であり、その状態が長く続くものがうつ病である。この暗い気分というのは、友人の来訪やプレゼントといった普通の状態だったら気持ちを明るくしてくれるような出来事によっても、いっこうに晴れない。また、散歩などで、リフレッシュすることもできない。ともかく、暗いことしか考えられなくなってしまうのである。

▼関心の喪失

うつ病の二番目の特徴は、

ストレスと疲労

1980年代半ば、アメリカで不思議な病気が出現した。それは、突然、激しい疲労感に見舞われるという得体の知れない病気であった。この病気を知った医師たちは、もちろん、ウィルスが原因であるとも考え、さまざまな研究を行った。だが、その努力も空しく、とうとう身体医学的な原因は突きとめられなかった。

さて、この病気にかかったのは、毎日、会社で激務をこなす若手銀行員など、いわゆる〈ヤッピー〉たちが中心で、その数はアメリカ全体で数十万人に及んだという。また、一説によれば、前大統領のビル・クリントンも罹患したと言われている。ということからすると、これはストレスなどを原因とする精神的な疲労だったのではないだろうか?

そこで、ここからは精神的な疲労の話をすると、現在、私たちが感じる疲労とは、普通、精神的な疲労を意味する。現代の職場では肉体労働がどんどん少なくなってきているからである。だが、この精神的疲労というのは、肉体的疲労に比べて、対処するのが難しい。というのも、肉体的疲労であれば、身体を動かして過ごした一日が終わると、〈心地よい疲労感〉が感じられ、その結果、睡眠も十分とれ、活力を取り戻せる。ところが、ストレスなどが原因の精神的な疲労の場合、大脳は強い刺激を与えられて緊張状態のままであるにもかかわらず、身体は必ずしも休息を要求しない。そこで、寝つきが悪くなり、またせっかく眠っても、夜中に目覚めてそのまま眠れなくなったりする。そういったことから睡眠不足に陥り、結局は疲れが回復しなくなってしまうのである。

ちなみにさまざまな調査によると、フランス人の60%は疲労を感じていると言われている。

あらゆるものに対して〈関心がなくなる〉ということである。仕事はもとより人生のすべてに関心がなくなってしまう。単なる繰り返しとして、日常の習慣的なことはやり続けられるのだが（この点はうつ病の程度によってもちがってくる）、自分から積極的にやらなければならないことには何も手がつけられなくなる。そして、この〈関心の喪失〉は、以前だったら、好んでやっていたこと、楽しんでやっていたことにも向かう。そうして、スポーツや音楽、読書、子供との触れあい、友人との食事など（そういったことのなかには性行為も含まれている）、あらゆることが嫌になって、するのが苦痛になってしまうのだ。その結果は、生きていくうえでの些細な楽しみさえ失うことになり、気分はますます落ち込むことになる。

▼活動ペースの鈍化

うつ病の三番目の特徴は〈活動ペースが鈍化する〉ことである。前項にも書いたとおり、うつ病になると、仕事はもちろん、ほかのどのようなことにもだんだん関心が持てなくなり、活動のペースが落ちてしまう（その傾向は病状が悪化するにつれて、激しくなる）。そうなったら、職場では、〈仕事が片づかない〉→〈ストレスがたまる〉→〈それでも事態を改善することができない〉→〈自分が無力だと感じる〉→〈また抑うつ気分が襲ってくる〉→〈さらに活動のペースが落ちてくる〉という形で悪循環に陥ることになる。この関係は、要するにニワトリと玉子の関係のようなもので、どちらが先とは言えないところもあるのだが、ただひとつはっきりしているのは、ひとたびその悪循環に陥ると、抜けだすのが難しいということである。

ちなみに、うつ病のこの〈活動ペースの鈍化〉は、生物学的なレベルで見ると、〈冬眠〉に比せられることもある。というのも、最近の研究によると、〈人間のうつ病〉と〈動物の冬眠〉との間には類似点があることがわかったのだ。実際、冬眠に入った動物は動作が緩慢になる。それと同じように、うつ病の人も動作が遅くなり、何をするにも努力が必要なように見える。ベッドから起きだし、着替えをする、食事をする、話をする——そういったことが、いかにも辛そうで、面倒くさそうに行われるというわけだ。

▼睡眠障害

さて、そのほかの特徴のなかで、うつ病と関連の深い症状を挙げるとすれば、〈睡眠障害〉を欠かすことはできないだろう。うつ病になると目が覚めるのが早く、午前五時頃には眠りから覚めてしまう。そして、そのあとはもうどうしても眠れなくなってしまうのだ。この点では、同じ睡眠障害でも、不安障害の睡眠障害とはちがいがある。不安障害の睡眠障害は、〈夜、眠りにつくのが難しい〉ということに特徴があるからだ。したがって、病院を訪れた患者が「私は朝の四時半に目が覚めてしまうんです。そして、いろいろな心配ごとが頭のなかでぐるぐるまわりはじめるんです」と言えば、医師はまちがいなく、「これは不安障害ではなく、うつ病だ」と診断を下すことができる。

▼身体に表れる症状

最後になったが、うつ病の心理面や行動面ではなく、身体面に表れる症状についても簡単に触れておきたい。前項の睡眠障害もそのひとつだと言えるだろうが、うつ病になると、食欲不振（逆に大食になることもある）、全身疲労、痛みなど、症状が身体に表れることもある。この時、心理面の症状があるり表に出てこないと、本人は身体の病気だと思い込むし、また医師のほうも「うつ病ではない」と診断することがある。だが、これは身体的な症状が心理的な症状を覆いかくした〈うつ病〉のひとつである（いわゆる仮面うつ病）。その部分を見誤ると、ただビタミン剤や強壮剤がいたずらに消費されることになる。

うつ病と自殺

これまで述べてきたように、うつ病はひとたび発症すると気分が落ち込み、何もする気がしなくなってしまうことから、本人にとっては大変な病

バーンアウト（燃え尽き症候群）

バーンアウト（燃え尽き症候群）というのは、極度の身体疲労や感情の涸渇などを特徴とする心身の症候群で、発症するのは警察官や社会福祉職員、看護師などの対人サービスを行う職業の人が多いと言われている。というのも、こういった職業に従事する人々は、さまざまなストレッサー（仕事の過重負担や時間的な圧力、人間関係の難しさ）のなかでがんばらなければならないことに加えて、死や病気、貧困など、感情的に耐えがたい状況と常に向きあわなければならず（それがまた大きなストレッサーになる）、その結果、心身の莫大なエネルギーを消費するからである。

症状のほうは最初に言ったとおり、身体にも心にも表れるが、より具体的に言うと、次の3つにまとめられる。

――極度の疲労。これには背痛や頭痛などの漠然とした痛みや、睡眠障害を伴う。

――感情の涸渇。感情的に人に対して関心を示すことがなくなり、外から見ると、人間味に欠けている印象がすることがある。これがさらに進むと、他人に対する思いやりがなくなり、もっとひどい場合になると、他人の苦痛に対して無関心になることさえある。

――やる気の喪失。自分の仕事に対して失望感を抱き、自分がしていることは無駄だという感情を持つ。また、他人に対して、自分はまったく役に立っていないという気持ちになる。

普段、人を助けたり、人と接したりしている職業の人々が、突然このバーンアウトに見舞われると、感情的にも心理的にも混乱して、人間関係そのものを壊してしまうことさえある。したがって、これは治療するよりも予防することのほうが大切な病気である。

気である。患者は自分には価値がないと感じるいっぽう、罪責感も覚える。あげくのはてには自分の存在意義まで疑ってしまう。したがって、精神的には辛い病気なのだ。私は精神医学の研究を始めた時、患者のひとりが打ち明けてくれた言葉を今でも覚えている。「私には疝痛（差しこみ）とうつ病が交互にやってくるんです。で、どちらが苦しいかと言えば、身体の病より精神的な病気のほうがはるかに苦しいんですよ」。その患者はそう言ったのだ。

こうしたことから、うつ病の患者はしばしば自殺をすることがある。苦しい精神状態のなかで、いつまでたってもその苦しみから抜けだす方策が見つからず、将来が閉ざされ、また現在にも関心がなくなり、どんなことにも喜びを見出せなくなってしまうからだ。そこで、死ぬことだけがこの苦しみから脱する唯一の出口のように思え、実際に命を絶ってしまうのである。

ただ、あとでも触れるが、自殺をする人間はすべてうつ病にかかっているわけではない。そこで、これから少し話の焦点をずらして、〈職場の自殺〉について考えてみたい。

職場の自殺

ここで言う〈職場の自殺〉とは、職場の出来事が原因となって、職場で行われた自殺のことである。このような場合、その自殺がその職場で働く周囲の人々に与える影響は計りしれない。たとえば、同僚のひとりが最近ふさぎこみがちで、元気がないことに気づいて心配していたとしよう。ところが、そんなある日、突然、銃声が聞こえ、その同僚が自分の仕事部屋で頭に銃弾を撃ちこんでいたとしたら？　そのショックはどれほど大きいだろう。

だが、現実に目を向ければ、職場の自殺はそれほど珍しいものではない。たとえば、ある重要な省庁で職員のひとりが建物の上から飛びおり、それを同僚たちが目撃したという話や、ある企業で幹部のひとりが経営陣を名指しで非難する遺書をのこして首吊り自殺をしたという話など、例を挙げればきりがない。

職場における自殺の原因

では、どうして、職場で自殺が行われるのか？　その原因は何なのだろう？　もちろん、自殺者がうつ病であったという可能性はある（だが、さきほども触れたとおり、自殺をする人間がすべてうつ病にかかっているということはない。厳密な意味でのうつ病を発症していた者は、自殺者の半数程度であると見られている）。また、家族に自殺をした人がいるなど、遺伝的な因子も見逃せない。それから、自殺には〈伝染〉という要素もある。すなわち、職場のような社会集団のなかでは、ある人が自ら命を絶つと、その人と親しくしていたり、あるいはその現場を目撃していたりした人があと追い自殺をすることがあるのだ（この問題については、私自身、ある自殺者のあとを追って数週間の間に二人の自殺未遂者が出たという企業を知っている）。さらにまた、自殺者がアルコールに溺れたり、麻薬のような精神を蝕む物質を濫用していたりしたという可能性もあるだろう。

だが、もしそれが〈職場の自殺〉であれば、職場におけるストレスの問題を抜きにして、自殺の原因を語ることはできない。といっても、職場のストレスに家庭のストレスが重なった場合もあるし、〈ストレッサーをうまくやり過ごすことができるかどうか〉という本人の性格や能力によってもちがってくるので、どんなストレスが自殺に結びつく、とはっきり言うことはできないのであるが……。

ただ、ごくおおまかに言えば、男性の場合は〈仕事上の失敗〉、あるいは〈挫折〉が自殺の原因になることが多い。いっぽう女性の場合は、〈人間関係の齟齬〉が原因になりやすい。そのほかにも、〈上司と対立した〉、〈会社が信用できなくなった〉、〈仕事がうまくいかない〉、〈変化に適応できない〉、〈目標を喪失した〉など、さまざまなストレッサーが自殺の引き金になると考えられる。その意味では、職場は自殺の原因に満ちているのである。

職場の自殺を防ぐために

それでは、職場の自殺を防ぐためにはどうすればよいのか？　それにはストレスを少なくすることがいちばんであるが、その問題も含めて、企業が果たす役割は大きい。すなわち、自殺が起こる背景には、職場におけるコミュニケーションの希薄さがおおいに影響しているからである。自殺者はたったひとりでストレッサーの多い状況に立ち向かい、その状況に敗れて、自ら命を絶つのだ。

したがって、企業はなるべくストレスの生まれない状況をつくるいっぽう、苦しんでいる社員が自然に助けを求めることができるシステムを整備すべきである。具体的には、産業医の助言のもとに、次のようなことができるシステムを整えなければならない。

——前兆を察知する（日頃から社員の感情的な反応などを見て、問題を抱えている人がいないか注意する。また、そういった人がいたら、自殺の前兆を見逃さずに必要なケアを行う）

——必要なケアを行う（話を聞いて、相談に乗る。それができれば、問題を取り除く。仕事を調整する）

こうしたことは、これからはおそらく企業の責任になると思われる。また、企業がそうしなければ、

過労死

〈職場における死〉というテーマは、フランスではまだほとんど研究されていない。だが、日本ではこの現象はよく分析されている。というのも、日本では毎年、1万人以上のサラリーマンが職場でのストレスが原因で死亡しているからである。いや、ストレスが原因といっても、これは単にうつ病や自殺に関係する死のことだけを言っているのではない。それよりも、仕事によって肉体的に衰弱して、その結果、訪れる死のことを言っているのである。この現象を日本語では「過労死」と呼んでいる。

では、何故、日本人は死ぬまで働いてしまうのだろうか？ それにはいくつかの要因が絡みあっている。

――仕事量が多い。休暇が少なく、労働時間が長すぎる。

――生活条件が悪い。家が遠く、管理職は職場の近くのホテルに寝泊まりすることも多い。

――仕事に対する情熱の注ぎ方が尋常ではない。これには仕事をしなければならないという強迫観念や、まわりの人から嫌われたくないという強迫観念も大きく影響している。そのいっぽうで、仕事がうまくいかず、その結果、うつ病になったりすると、世界が足元から崩れ落ちてしまうような印象を持つ。うつ病になると、「自分はもう一人前に働くことができない」という気持ちになり、対外的には「弱いとか、適応能力がないとか思われないだろうか」と心配でたまらなくなる。その結果、一気に憔悴してしまうのである。

その背景には、当然のことながら、日本の文化にまつわる特殊性も関係している。日本文化には、会社に忠誠を尽くし、体面を重んじて、人に助けを求めるのを拒否するという独特の文化がある。そのため、職場における倫理観が西洋と比べて極端に厳しいのである。

さて、それでは、この〈過労死〉は本当にストレスと関係しているのだろうか？ 結論から先に言うと、過労死はストレスと関係している。というのも、死亡した人々を医学解剖した結果、そのすべてに〈副腎不全〉が起こっていたからである。すなわち、仕事により、過度にストレス反応が起こった結果、グルココルチコイドを分泌する副腎の機能が損なわれてしまったのである。これまでにも述べてきたように、グルココルチコイドはストレッサーに対して身体の抵抗力を維持する役割を果たしている。そのことからすれば、〈職場でストレスの多い生活を送った結果、肉体的に衰弱して、死が訪れる〉というこのメカニズムはよく理解できる。これはまた、前のコラムで述べたバーンアウトで、激しいストレッサーを受けつづけた結果、どうして身体が極度に疲労するかという事情も説明している。その意味では、過労死もバーンアウトも、心と身体が密接に関わった現象なのである。

リオンの控訴院（高等裁判所）が二〇〇〇年の二月に示した例でわかるとおり、社員の自殺に関して法的責任を問われる可能性もある。

いや、確かに〈自殺〉というのは、本人の内面にかかわる個人的な問題であるという部分が大きい。だが、こと〈職場の自殺〉に関するかぎり、それだけではすまないと思われる。〈職場の自殺〉は、すべからく〈社会的問題〉として考えられるべきなのだ。というのも、それは個人とそれを取り巻く環境が調和を失い、その関係が大きく乱れてしまったと解釈できるからである。企業はそれを無視してはいけない。

ストレスと薬

さて、これまでストレスがどれだけ心の病気に関係が深いか、不安障害やうつ病などを例にとって見てきた。そこで、今度は〈病気を治療する〉という観点から、ストレスと薬の関係について述べてみたい。まずはストレスから来る病気、不安障害やうつ病に関する薬のことをお話ししよう。

向精神薬はストレスに効くか？

最初に統計的な数字を少し……。二〇〇一年にフランスでは一億八千万箱の向精神薬――精神安定剤や抗うつ剤、睡眠薬――が販売されたと見積もられている（ちなみに、一九九五年は一億六千五百万箱）。このうち、抗うつ剤だけを取りあげてみると、一九九五年から二〇〇一年までの六年間で、その消費量は三〇％増加している。また、この向精神薬の国民ひとりあたりの消費量を見ると、フランスはイギリスやアメリカの三倍から四倍という数字を示している。ということで、フランスは世界一、向精神薬を消費している国なのである。

では、それははたして過剰消費なのだろうか？　この問いに対して答えを出すのは簡単ではない。というのも、事実としては相反する二つの傾向があって、それが物事を複雑にしているからだ。そして、ストレスと薬の問題もそれに関わってきている。そこで、まずはその相反する二つの傾向について説明しよう。

▼うつ病の患者の大部分が適切な薬物治療を受けていない

これについては、うつ病のところでも述べたとおり、〈うつ病の患者がうつ病だという診断を受けていない〉というのがまず大きな問題である。実際、うつ病にかかった人は、その二人にひとりしかうつ病だという診断を下されず、あとは単なる過労として片づけられてしまう。その結果、こうした人々（つまり、うつ病患者の二人にひとり）には抗うつ剤が処方されていないのである。また、処方されている人々も、全員が正しい治療法を受けているとは言えないところがある。うつ病の薬物療法では、再発を避けるため、十分な量を十分な期間、続けて処方することが必要であるが、そういった治療を受けている人はおそらくは半分程度であると思われる。したがって、全体としては、うつ病患者の四人にひとりしか、抗うつ剤による効果的な治療を施されていないことになる。だから、この場合は〈過少消費〉と言うことができるだろう。

▼病気ではない人が薬を飲んでいる

もうひとつの傾向は、前項とはまったく反対に、向精神薬を必要としていない人が服用しているということである。たとえば、数年前、マスコミによって《プロザック》の効用が喧伝された時、誰も彼もがその薬を飲むという現象が起きた。すなわち、不安障害やうつ病など心の病気でもなんでもないのに、病院に行ってストレスによる心身の不調を訴えると、すぐにこの薬が処方され、処方されたほうも喜んでその薬を飲んだのである。だが、《プロザック》は決してストレスに効く薬ではない。したがって、この場合は明らかに〈過剰消費〉だと言えるだろう。

さて、この二つの傾向のうち、〈病気ではない人が薬を飲んでいる〉ということに関連して、もう少し話を続けよう。実を言うと、不安障害でもうつ病でもないのにストレスに対して向精神薬を使用することは望ましくない。では、何故フランスではこれほど向精神薬に頼ろうとするのか？　その理由は二つある。

——医師に対する教育が十分になされていない。大半の医師はインターンの時に、ストレスから来る症状とその対処法について学んでいない。

——もうひとつ、それと関連して、英米や北欧諸国とちがって、ことストレスに関しては、フランスでは薬物によらない方法があまり発達してこなかった。

この二つの結果、たとえば、フランスでは、ストレスから来る睡眠障害に悩んでいる患者が医師のもとを訪れると、睡眠薬が処方される可能性が高くなる。だが、英米や北欧では、医師たちはむしろリラクゼーションを患者に勧めるだろう。

こうしたことから、この薬の項の最初に書いたとおり、フランスでは向精神薬の国民ひとりあたりの消費量がイギリスやアメリカの三倍から四倍にもなっている。ということは、企業内ではあまりおおっぴらにされていないが、多くのサラリーマンが向精神薬を使っているということで、これはひそかに産業医たちが心配していることでもある。

もうひとつ、最近ではスポーツ選手のドーピングのように、企業の幹部たちの間では、ただ仕事上の能力を高めるためだけに抗うつ剤が使われているという話も聞く。もしそれが本当だとしたら、これは由々しき事態である。

ストレスに効く薬

それではストレスに効く薬というのはあるのだろうか？　新聞の広告や薬局のショーウインドーなどを見ると、「ストレスに効く」という謳い文句を挙げた薬品がよく目につく。そういったものは、精神安定剤や抗うつ剤とちがって、処方箋なしでも手に入るものなので、人々にとってはいっそう身近な薬品である。

だが、実のところ、そういった製品が「ストレスに有効だ」という科学的証明はほとんどなされていない。実際、ストレスによる生物学的反応のレベルに対してさえ、その薬効は不確かなままなのである。いや、もちろん、薬品のなかには——特に植物や鉱物を主成分とするものは——そのリラックス効果によって、ストレスをやわらげる助けになるものもないとは言えない。だが、それによって完全にストレスが収まるかというと、そんなことは決してないのである。

それよりも、おそらくこういった薬品の場合は、プラシーボ（偽薬）効果のほうが大きい。というのも、第11章で見たとおり、人は状況を少しでもコントロールできると思うと、ストレスを少なくすることができる。したがって、この薬を飲めばストレスに効くのだと思えば、それだけでストレスが軽減されるのである。

5．いろいろと気を揉むことがあった
（3）ほとんどいつもそうだった
（2）よくあった
（1）時々あった
（0）決してなかった

6．機嫌がよかった
（3）決してよくなかった
（2）あまりよくなかった
（1）よかったことが多かった
（0）ほとんどいつも上機嫌だった

7．静かに座ったまま、何もせずにくつろいだ気持ちでいられた
（0）何が起ころうと、そうしていられた
（1）たいていはそうしていられた
（2）そんなことはあまりなかった
（3）決してなかった

8．何かをするのに行動や動作が遅くなった気がする
（3）ほとんどいつもそうだった
（2）そういうことが多かった
（1）時々あった
（0）決してなかった

9．恐怖感を感じて胃が締めつけられたことがあった
（0）決してなかった
（1）時々あった
（2）かなりあった
（3）非常にあった

10．以前と比べて身だしなみには関心がなくなった
（3）まったく関心がなくなった
（2）それほど関心がなくなった
（1）以前ほどではないが、関心はあった
（0）以前と変わらないほど関心があった

表13-1　自己診断テスト⑦

ストレスのせいで不安になるタイプと抑うつを感じるタイプ

ストレスは不安や抑うつなど、さまざまな感情を呼びおこします。そして、それがひどくなると、不安障害やうつ病など、精神疾患の原因になることもあります。

そこでこの自己診断テストですが、以下の質問は、ストレスのかかる状態になった時、あなたが不安を感じるタイプなのか、それとも抑うつを感じるタイプなのか、そしてその程度はどのくらいなのかを知るために作られました。全部で14の質問を読んで、先週あなたが感じたことにいちばん近い回答に印をつけてください。この時に、答えるのにあまり時間をかけてはいけません。長く考え込んだ末の答えよりも、すぐに反応したもののほうがより正確に真実を反映すると思われるからです。

1．緊張したりイライラしたりしたことがあった

（3）ほとんどいつもそうだった
（2）よくあった
（1）時々あった
（0）ほとんどなかった

2．趣味やスポーツなどが以前と同じように楽しく感じられた

（0）まったく同じように感じられた
（1）同じではないが、まあまあ楽しく感じられた
（2）それほど楽しく感じられなかった
（3）ほとんど楽しく感じられなかった

3．何か恐ろしいことが起こるのではないかと恐怖感を感じた

（3）非常にはっきりと感じた
（2）感じたが、それほどひどくはなかった
（1）少しだけ。また、その時だけであとは心配しなかった
（0）まったく感じなかった

4．いつも笑いが絶えず、物事のよい面を見ていた

（0）以前と同じくらいそうだった
（1）以前ほどではなかった
（2）以前より明らかに少なかった
（3）以前とはまったくちがってしまった

診断のやり方

14の質問で印をつけた回答には、括弧のなかに０点から３点までの点数が与えられています。この点数をそれぞれ奇数番号の質問と偶数番号の質問で別々に合計してください。

奇数番号の質問（１、３、５、７、９、11、13）は、あなたがどれくらい不安を感じたかを知るためのものです。

偶数番号の質問（２、４、６、８、10、12、14）は、あなたがどれくらい抑うつを感じたかを知るためのものです。

このそれぞれの合計点を見れば、あなたがどのくらい不安を感じたのか、あるいは抑うつを感じたのか、その程度がわかります。

診断基準

■合計点が４点以下の場合

特に問題はありません。

■合計点が４点から８点の間の場合

不安、あるいは抑うつの程度は許容範囲内にとどまっています。

■合計点が８点から12点の間にある場合

感情的にかなり動揺しています。

■合計点が12点以上の場合

不安障害、あるいはうつ病にかかっている恐れがあります。

11. 気分が落ち着かず、じっとしていられなかった
（3）まったくそのとおりだった
（2）少しはそういうところがあった
（1）それほどでもなかった
（0）そういうことはまったくなかった

12. 何かをしようと考えただけで、すぐに楽しくなった
（0）以前と同じくらいそうだった
（1）以前よりはやや少なかった
（2）以前よりかなり少なかった
（3）以前とはまったくちがってしまった

13. 突然、パニックを感じることがあった
（3）非常にあった
（2）かなりあった
（1）それほどでもなかった
（0）決してなかった

14. 面白い本や、テレビやラジオの番組を楽しむことができた
（0）かなりできた
（1）時々できた
（2）あまりできなかった
（3）ほとんどできなかった

14 ストレスと身体の病気

私は環境に痛めつけられてきた。その結果、必然的に癌にもなった
——フリッツ・ツォルンの自伝『火星』

前章では主にストレスに関連の深い〈心の病気〉について述べた。だが、もちろん、ストレスは〈心の病気〉をもたらすだけではなく、〈身体の病気〉の原因ともなる。そこで、本章ではストレスと〈身体の病気〉について考えてみたい。その前に職場の病気について概観しておこう。

職場の病気

世界保健機構（WHO）や世界労働機構（ILO）の調査や報告を見ると、職場というのは決して安全な場所ではないらしい。というのも、「働くことが健康を害し、生命さえ脅かしかねない」というレポートが次から次へと出てくるからである。その一例を数字で挙げると、世界中では年間百三十万人の人々が仕事に関係した病気や事故で死亡しているという。これは一日にすると三千五百人という数字になる（そのうち、事故死は八百人）。

また病気に絞って数字を挙げれば、仕事が原因で発症する病気は世界中で毎年、一億六千万件。なか

でも多いのは、前章で述べた精神疾患を除くと、呼吸器系あるいは心血管系の疾患や癌、聴覚障害、筋骨格障害などである。このうち心血管の疾患や筋骨格障害はストレスとの関連が強い。ということで、まずはこの二つから詳しく説明することにしよう。

心血管疾患

ストレスとの関連で心血管疾患について述べるのであれば、あるタイプの性格について述べないわけにはいかない。これまでに何度かお話しした〈タイプA行動パターン〉の性格である。というのも、この性格はもともと心理学者ではなく、心臓病の専門医によって発見されたもので、その性格がストレスと非常に関係の深いことがわかったのである。

タイプA行動パターン

今から四十年ほど前の一九五〇年代の終わり、アメリカのローゼンマンとフリードマンという心臓専門医が自分たちの治療している冠状動脈性疾患（主として心筋梗塞）の患者にかなり特殊な心理的特性があることに気づいた。そして、この二人はこの心理的特性——つまり性格に、〈タイプA行動パターン〉という名前をつけた。この〈タイプA行動パターン〉の性格というのは、簡単に言うと、闘争心が強く、競争的で野心的、行動が機敏で性急、常に時間に追われている切迫感があり、怒りや恨み、苛立ちなどの〈敵対的感情〉を抱きやすいという特徴を持つ。

さて、ローゼンマンとフリードマンが三千五百人の人々を対象に八年半かけて行った調査によると、

〈タイプA行動パターン〉の性格の人々は、精神面でも行動面でも正反対の特徴（競争心が少なく、のんびりとしていて、敵対感情が少ない）を示す〈タイプB行動パターン〉の性格の人々に比べて、心臓疾患を発症する危険性が二倍以上にもなることがわかった。こうして、この調査では、性格上の特徴が個人の健康に大きく影響を及ぼすことが明らかにされたのだが、これは医学史上画期的なことであった。

それはともかく、その後、行われた数十にも及ぶほかの調査によっても、〈タイプA行動パターン〉の性格が心臓に悪い影響をもたらすことが報告されている。そのうち特にいけないのは、怒りや苛立ちなどの敵対感情を持つことで、二〇〇〇年五月にアメリカのさる権威ある心臓病専門誌に発表された研究によると、怒りっぽい性格の人はそうでない人に比べて、心臓発作や突然死の危険性が二・七倍にも及ぶことが明らかにされている（この研究では、六ヶ月間に一万三千人の男女が調査された）。

ストレスとタイプA行動パターン

それでは、この〈タイプA行動パターン〉の性格とストレスはどのように関係しているのだろうか？

前項でも説明したとおり、〈タイプA行動パターン〉の性格の人は、いつも時間に追われていて、闘争心を燃やし、競争的な状況で他人に負けないように行動する。これはある意味では、〈性格〉というより、〈ストレス反応〉そのものだと言ってもよい。したがって、〈タイプA行動パターン〉の性格の人々は、常にストレッサーを受けた状況で、その状況に打ち勝とうと行動しているようなものなのだ（そのため、もちろん、生理学的にも血液中にアドレナリンが大量に放出され、身体が緊張状態になる。また、怒りなどの敵対的感情もわいてくる）。

だが、〈タイプA行動パターン〉の性格の人は、それがごく普通の行動パターンになっているので、ストレスのかかる状況でも、自分ではそれを意識しない。したがって、その状況に対して〈不安〉を持つということもない。感情的なレベルで言えば、むしろ〈この状況をなんとかしてやろう〉という状況に対する怒りが優勢を占めているのである。しかし、いくら本人がストレスのかかっていることを意識していなくても、生理学的にはストレス反応が起こっているので、血圧が高くなったり、脈拍が激しくなったりしている。その結果、心血管障害を引き起こしやすいのである。

ちなみに、〈タイプA行動パターン〉の性格の人のなかには、怒りの感情を表に出さず、抑圧してしまう人もいる。その場合、心臓に対する危険性はよりいっそう大きくなる。怒りを感じた時には、爆発することで、それを解きはなったほうが健康にはよいのである（これは多くの研究によって証明されている）。だが、そうなったら、今度はまた周囲の人々との間に、またちがった形での問題が引き起こされるだろう。

タイプA行動パターンは管理職向き？

たとえ大きなプレッシャーのかかる辛い状況でも、闘志をむきだしにしてがんばっていく――そういった〈タイプA行動パターン〉

表14-1　タイプA行動パターンの特徴

タイプA行動パターンの特徴	具体的な性格の特徴
時間との闘い より短時間により多くのことをしようとする	・気が短い ・行動が素早い ・複数のことを同時に行う
他人との闘い いつでも誰かと闘っている	・野心が大きい ・競争心が激しい ・他人に敵対感情を持つことが多い
仕事への取り組み 〈仕事の鬼〉と言われるほど、情熱を燃やす	・仕事に対する関わりあいが強い ・仕事に膨大なエネルギーを傾ける ・仕事に依存している

7．仕事の進め方

1 | 2 | 3 | 4 | 5 | 6 | 7 | 8 | 9 | 10 | 11 | 12 | 13 | 14 | 15 | 16 | 17 | 18 | 19 | 20 | 21 | 22 | 23 | 24

仕事をする時は、一度にひとつのことしかしない。ひとつのことを終えてから次のことに取りかかり、そのことだけに集中する	一度に複数のことをしようとし、常に次に何をしようか考えている

8．話し方の特徴

24 | 23 | 22 | 21 | 20 | 19 | 18 | 17 | 16 | 15 | 14 | 13 | 12 | 11 | 10 | 9 | 8 | 7 | 6 | 5 | 4 | 3 | 2 | 1

エネルギッシュで力強い（自分の言っていることを強調しようとして、こぶしでテーブルを叩くことがある）	意見を述べる時はゆっくりした、落ち着いた話し方をする。また、意見そのものも慎重に述べる

9．人から認められたい

24 | 23 | 22 | 21 | 20 | 19 | 18 | 17 | 16 | 15 | 14 | 13 | 12 | 11 | 10 | 9 | 8 | 7 | 6 | 5 | 4 | 3 | 2 | 1

自分の資質を他人から認められたいと思う	他人がどう思おうと、自分だけが満足していればよいと思っている

10．行動の素早さ

24 | 23 | 22 | 21 | 20 | 19 | 18 | 17 | 16 | 15 | 14 | 13 | 12 | 11 | 10 | 9 | 8 | 7 | 6 | 5 | 4 | 3 | 2 | 1

食べるのも話すのも、何をするのも早い	物事を落ち着いてゆっくりと行う

11．うまくいかなかった時にどう感じるか

1 | 2 | 3 | 4 | 5 | 6 | 7 | 8 | 9 | 10 | 11 | 12 | 13 | 14 | 15 | 16 | 17 | 18 | 19 | 20 | 21 | 22 | 23 | 24

起こったことをあるがままに受けとめ、くよくよしたりはしない	これではいけないと、自分で自分の人生を辛いものにして、自分で自分を苦しめている

12．感情の表現

1 | 2 | 3 | 4 | 5 | 6 | 7 | 8 | 9 | 10 | 11 | 12 | 13 | 14 | 15 | 16 | 17 | 18 | 19 | 20 | 21 | 22 | 23 | 24

自分の感情や苛立ちを穏やかに、また率直に表現することができる	自分の感情や怒りを過度に表現してしまう

13．仕事以外のこと

1 | 2 | 3 | 4 | 5 | 6 | 7 | 8 | 9 | 10 | 11 | 12 | 13 | 14 | 15 | 16 | 17 | 18 | 19 | 20 | 21 | 22 | 23 | 24

仕事以外にもいくつもの関心事がある	仕事以外には関心事がない

表14－2　自己診断テスト⑧

あなたはタイプA行動パターンの性格か?

　私たちは誰でも下記のそれぞれのラインの上で、両極端の間のどこかに位置するはずです。そこで、1から14までの質問ごとに、それぞれのラインの上であなたが位置していると思う場所に×印をつけてください。

1．時間の約束を守る

24	23	22	21	20	19	18	17	16	15	14	13	12	11	10	9	8	7	6	5	4	3	2	1
←決して遅刻することのないように準備をし、やるべきことはすべてやっている												約束の時間に間にあうようにする→ことにはそれほど気を遣わない											

2．他人に対する競争心

1	2	3	4	5	6	7	8	9	10	11	12	13	14	15	16	17	18	19	20	21	22	23	24
つまらないことではあまり競争心を抱いたことがない												どんな時でも激しい競争心を抱いてしまう											

3．話の聞き方

24	23	22	21	20	19	18	17	16	15	14	13	12	11	10	9	8	7	6	5	4	3	2	1
相手が言いたいことを言いおわるまで待てない（話をさえぎって自分であとを続けたりしてしまう）												相手の言うことは、たとえ要点が出てくるまでに時間がかかっても集中して最後まで聞く											

4．時間に追われている

24	23	22	21	20	19	18	17	16	15	14	13	12	11	10	9	8	7	6	5	4	3	2	1
気分的にいつもせかされていて、絶えず時間がたりないと感じている												まわりの人々や出来事にせかされている時でさえ、急いでやらなければと感じたことがまったくない											

5．待ち合わせの時間に相手が遅れた時

1	2	3	4	5	6	7	8	9	10	11	12	13	14	15	16	17	18	19	20	21	22	23	24
辛抱強く待つことができる												待たされるとイライラしてしまう											

6．目標の達成

24	23	22	21	20	19	18	17	16	15	14	13	12	11	10	9	8	7	6	5	4	3	2	1
目標を達成するためにあらゆる手段を尽くす。また、仕事には徹底的に取組む												物事は起こるがまま、すべて成るように成ると、無頓着に考えている											

さて、現代の職場環境のなかでは、タイプＢ５であることは、難しいというよりは不可能です。また、タイプＢ４は存在することはしますが、非常にまれです。つまり、それだけ現代の職場にはストレッサーがあふれているということです。行動パターンにタイプＢの要素が入ってくるのであれば、タイプＡＢくらいでないとやっていけません。反対にタイプＡ２の行動パターンをとる人は、職場には大勢いると言えるでしょう。このタイプの人々はかなり高いストレスがかかった状態で、その実力を発揮します。タイプＡ１に関して言えば、常にきわめて高いストレスがかかっている状態です。これは仕事を片づけていくには適しているかもしれませんが、健康のためには危険な状態です。また、そういった行動パターンをとることによって、自らが周囲の人々にとって重大なストレスの原因になっていることも理解してください。

14. 野心

1	2	3	4	5	6	7	8	9	10	11	12	13	14	15	16	17	18	19	20	21	22	23	24
自分の職場に満足しているし、自分の地位にも満足している												常に野心を持ち、社会的階層の最上位にまで昇りつめたいと思う											

診断のやり方

この14の質問にはそれぞれライン上の印をつけた場所によって点数が与えられています。

1．質問番号2、5、7、11、12、13、14については、下記の表のようになっているはずです。

1	2	3	4	5	6	7	8	9	10	11	12	13	14	15	16	17	18	19	20	21	22	23	24

2．質問番号1、3、4、6、8、9、10については、下記の表のようになっているはずです。

24	23	22	21	20	19	18	17	16	15	14	13	12	11	10	9	8	7	6	5	4	3	2	1

診断基準

それぞれの質問で得られた点数を合計し、また14で割ってください。その点数を見ると、あなたがどんな行動パターンをとるかがわかります。

■点数が20点から24点の間にある場合

あなたの行動パターンは〈タイプA 1〉、すなわち、ほぼ完璧なタイプAであると言えます。

■点数が15点から20点の間にある場合

あなたの行動のパターンは〈タイプA 2〉、すなわち、かなりタイプAの要素が強いと考えてください。

■点数が11点から15点の間にある場合

あなたの行動パターンは〈タイプA B〉、すなわち、タイプAとタイプBの混合です。

■点数が6点から11点の間にある場合

あなたの行動パターンは〈タイプB 4〉、すなわち、かなりのタイプBの要素が強いと考えてください。

■得点が1点から6点の間にある場合

あなたの行動パターンは〈タイプB 5〉、すなわち、ほぼ完璧なタイプBであると言えます。

の姿は、まさに有能なビジネスマンそのものといったイメージである。実際、一九七〇年代から八〇年代にかけて、アタッシュケースを手に野心満々で世界中を駆けめぐったビジネス・エリートのなかには、〈タイプA行動パターン〉の性格の人がたくさんいたことだろう。

だが、最近、アメリカの企業のなかには、そういったいわば〈闘う管理職〉のやり方に疑問を投げかけ、むしろその反対の〈タイプB行動パターン〉のやり方に見習おうという動きも出てきている。〈タイプB行動パターン〉の性格の人々は、性急にことを運ぼうとしないで、必要な時にはじっくり時間をかけることができる。また、まわりの人を競争相手とは考えずに、一緒に働く仲間と考え、相手の話に耳を傾けることもできる。したがって、「管理職としてはむしろ〈タイプB〉のほうが優れているのではないか？」とそう言うのである（また、こうした人々が管理職であれば、上司も部下もストレスが少ない）。

いや、これはただそういう動きが出てきているというだけではない。〈タイプA行動パターン〉の人々が必ずしも仕事上で大成功するわけではないことは、いくつかの研究が証明しているのだ。たとえば、アメリカの管理職数千人を対象にした調査では、〈タイプA行動パターン〉の性格の人は中間管理職には多いものの、役員クラスになるときわだって少ないことが明らかにされている。また、アメリカの大企業五百社の社長や副社長には、同じ企業内の中間管理職に比べて致命的な心臓発作が四〇％も少ないことがわかっている。これは大企業の社長や副社長に〈タイプA行動パターン〉の性格の人が少ないということの傍証であろう。

心血管障害とストレス

結局、〈タイプA行動パターン〉の性格の人に心血管障害が多いというのは、〈タイプA〉の人々が自分ではそれと気づかず、あるいは自分からそれを望んで、〈ストレスのかかりすぎる生活〉をしているからである。もしそうなら、ストレスの強い職場で働いている人々は、〈タイプA行動パターン〉の性格の人ではなくても、この病気にかかりやすいということになる。

そこで、今度はストレスと心血管障害に話を絞って言うと、一般に考えられているのとは反対に、〈心臓疾患にいちばんかかりやすいのは、職業上高い地位にいる人々ではない〉ということを示す研究がある。それによると、心臓血管にかかりやすいのは、むしろ職場で仕事上の要求を多く受け、しかも裁量の余地の少ない人々——第11章で述べた〈拘束の多い仕事〉に就いている人々なのだ。別の言い方をすれば、ストレスを多く感じている人々である。

具体的な数字を紹介しよう。スウェーデンで千五百人の労働者を対象に行われた調査によると、仕事上の要求が少なく、裁量の余地の多い仕事（拘束の少ない仕事）に就いている人々のなかで心臓疾患にかかった人は四％。これに対して、仕事上の要求が多く、裁量の余地が少ない仕事（拘束の多い仕事）に就いている人々は、実に二〇％が心臓疾患にかかっていたのである。

筋骨格障害

次は筋骨格障害である。筋骨格障害とは、職場での作業に関連して起きる背中や腰の痛み、手首や肘、

どのように病気にアプローチするか?

現在、〈病気がどのような原因で発症し、どのように進行していくのか、またそれに対してどのような治療を行えばよいのか?〉ということについては、大きく言って、3つのアプローチがある。

身体医学的なアプローチ

・病気は器質的病変やそれによる機能不全など、純粋に身体に関係するものと見なされる。そして、その原因には、細菌やウィルスなどの外部要因や遺伝などの内部要因を考える。
・医学としては、人体の生物学的・生理学的知識にもとづいている。
・治療は原因の除去や機能不全の回復の方向で行われる。

心身医学的アプローチ

・病気は、程度の差はあれ、心理状態や心理的葛藤が身体の症状として表れたものと考える。すなわち、心の問題が身体の症状として表現されていると考えるのである。
・医学としては、精神分析の考え方から発展している。
・治療は、患者に自分の心理的葛藤を自覚させ、その解決を手助けするという形で行われる。

行動医学的アプローチ

・どうして人は病気になるのか、それには本人の置かれた物理的・社会心理的な環境をはじめ、本人の行動や心理的な態度、感情など、さまざまな要因が関係していると考える。
・医学としては、〈病気を引き起こすメカニズムのなかにストレスが関係している〉としたことに特徴がある。この場合、ストレスは外部要因(ストレッサー)としても、また内部要因(ストレス反応)としても、病気に関係していると考える。
・治療は要因全般に対して行なわれる(全体的治療)。

さて、さまざまな病気のなかでも特にストレスと関係が深い病気の場合、実際の治療は、上の3つのやり方がばらばらではなく、互いに補い合うような形で行われる。たとえば、心血管に問題のある患者には、もちろん薬物療法も使用されるが、それと同時に心理相談をして、ストレッサーを軽減し、ストレス反応を上手に解消する治療も行われるのである。

膝の炎症、あるいはさまざま箇所の腱炎の総称である。こういった疾患は、一九八〇年代から先進工業各国で見られるようになってきたものだが、近年とみにその増加が問題になっている。

たとえば、フランスではその数が毎年二〇％上昇している。また、国立労働条件改善機関によれば、筋骨格障害はフランスの職業病の七〇％を占めており、三百四十万人のサラリーマンがその障害に悩んでいるという。

ストレスと筋骨格障害

それでは、この筋骨格障害とストレスはいったいどのような形で関係するのだろうか？

筋骨格障害は、基本的には〈一日に何度も重い荷物を持ちあげる〉とか、〈手首や肘、肩に負担のかかる動作を繰り返し行う〉とか、そういった肉体的な作業によって起こると考えられる。ということからすれば、オートメーション化が進んで、人間に代わって機械が単純作業をするようになった現代、筋骨格障害は減ってきてもいいと思われる。ところが、現実にはさきほども言ったとおり、この疾患は一九八〇年代から目立ちはじめ、その後も毎年増えつづけているのである。

もしそうなら、これはただ単純作業を繰り返したから、身体に影響が出ただけだとは言えないのではないか？　というのも――たとえば、梱包なら梱包という単純作業を繰り返す時、〈短時間でできるだけの量をこなさなければならない〉というストレッサーが必要以上に身体に負荷をかけているとは考えられないだろうか？　そういったストレッサーが加わっていれば、ストレス反応によって身体のほうは自然に速く動くようになる。だが、それがいつまでも続けば身体に障害が出るのは当然のことだと思われる。

それだけではない。はっきりした因果関係はまだ突きとめられてはいないが、〈職務をコントロールできない〉、〈仕事に対する満足感が低い〉といった要素が筋骨格障害の発症に深く関わっているという説もある。実際、そうでなければ、相対的に肉体作業が少なくなった現代の職場で、この病気が多発する理由は説明できない。肉体作業が減った反面、現代の職場で多くなったものと言えば、あらゆる種類の心理的圧力や拘束――すなわち、ストレスなのである。

そこでここからは、ストレスと筋骨格障害の関係を考えるうえでも、どんな人々が筋骨格障害になるのか、それを見てみよう。

まず性別で言うと、筋骨格障害は男性よりも女性にずっと多く見られる。かつてはそれを、女性の能力の低さや、肉体的耐久力の弱さとして説明しようとしてきた。だが、男性に比べて女性は単純な仕事をさせられることが多く、ストレスのたまる労働条件で働くことが多い。そう考えたら、この事実は、〈仕事に対する満足感が低い、などのストレスが筋骨格障害の発症に深く関わっている〉という、さきほどの説を裏づけているとは言えないだろうか？

次に、産業別に言うと、筋骨格障害を発症することがいちばん多いのは、第二次産業（工業生産）に携わる労働者である。これは一見、ストレスとは関係ないようだが、そういった労働者の現実を見ると、いつも厳しい納期に追われ、ものすごく早いペースで仕事についていかなくてはならない。また、いつ休憩をとるか、自分たちで決めることもできない。もしそうなら、これがはたして本当にストレスと無縁だと言い切れるだろうか？　ちなみに業種別で見ると、最も罹患率が高いのは衣料業や皮革業で、農産物加工業や食品工業、繊維業、製材業、製紙業がこれに続いている。

仕事をしていないのに筋肉が緊張する

もうひとつ、今度は障害の表れ方から見て、ストレスとの関係を推測してみよう。前に述べた心血管障害などとちがって、筋骨格障害はある仕事に就いてから比較的短期間で発症する。たとえば、筋肉痛の症状は、それほど激しい筋肉の使い方をしなくても、単純な作業をわずか数ヶ月行っただけでも表れてくるのである。ということからしたら、これは単に筋肉だけの問題だろうか？

実際、ノルウェーで行われた、ある大規模な調査によると、筋肉の痛みというのがただ単に〈使いすぎ〉といった生理学的な原因から来るのではなく、おそらくはストレスから来ることが明らかにされている。この調査は、製品を包装する仕事をして筋肉痛に悩まされている女性を対象にしたものだが、それによると、〈この女性たちの肩の筋肉は、仕事をしている最中よりも休憩時間中のほうがこわばっていること〉、また〈この女性たちの筋肉はいつも緊張状態にある〉ということがわかったのである。

こういった調査や研究はまだほかにもあって、そのいずれもが同じような結果を示している。すなわち、〈仕事で身体を使いすぎた〉というだけでは、筋骨格障害は説明できないのである。ストレスによる身体の緊張――これが何らかの形で筋骨格障害の発症に関係しているのではないだろうか？

ストレスは癌の原因になり得るのか？

さて、今度はストレスと癌の関係についても触れてみたい。

この問題については、数年前にスウェーデンの研究が大きな注目を集めたことがあった。というのも、この研究では、十年間にわたって千人のサラリーマンを追跡調査した結果、結腸癌あるいは直腸癌など、消化器系の癌が仕事上のストレスと関係のあることが明らかにされたからである。それによると、たとえば、仕事上で深刻な問題を抱えている場合、癌になる危険性は五倍にもなるという。あるいは、会社をリストラされて、そのあとの失業期間が六ヶ月を超えれば、やはり癌になる危険性は倍加するという。

また、最近デンマークで行われた研究でも、それを裏づけるような結果が報告された。というのも、労働時間が不規則で、とりわけ夜間労働の多い三十歳から五十四歳の女性七千人対して調査を行ったところ、たとえば労働時間の半分が夜間労働だという女性は、乳癌になる危険性が平均より五〇%も増大することがわかったのである。また、この危険性は、夜間労働の割合が大きくなればなるほど高くなることも明らかになった。

だが、こういった調査の結果にもかかわらず、〈ストレスと癌の発症〉の関係については、まだ医学的には認められていない。これは心血管障害の場合とは対照的である。「ストレスが多いと癌になる」とは、まだ断言することはできないのである。もっとも、この因果関係は世間ではかなり広く信じられているところがあって、たとえばこの章の冒頭に引用したフリッツ・ツォルンの自伝『火星』では、〈自分が癌になったのは、幼い頃から受けた厳しい教育によるストレスのせいだ〉ということが繰り返し語られている。

いっぽう、癌の発症ではなく、その進行に目を向けてみると、こちらのほうは、かなりはっきりした関係があると言える。すなわち、〈ストレスと癌の進行〉の関係については、医学的にも証明されているのである。

だが、それを理解するためには、まずはストレスと免疫の関係について説明しなければならない。ストレスと癌の進行の間には免疫の問題が介在しているからである。すなわち、ストレスによって免疫力が低下した結果、癌の進行が早まるのである。そこで、まず免疫力の低下について言うと、ストレスが免疫力を下げることは、ずいぶん前からわかっていた。たとえば、ストレスが多いと風邪をひきやすく、またインフルエンザにもかかりやすくなる。これは多くの研究によって証明されている。

また、〈精神神経免疫学〉という現在発展しつつある学問の研究によると、動物を強いストレッサーにさらすと——たとえば逃げられない状態にして電気ショックをかけつづける——リンパ球のなかのT細胞が減少することがわかっている（このT細胞は免疫反応に関する主要細胞で、免疫のいわば司令塔である）。人間の場合もこれと同様で、激しいストレスや慢性的なストレ

煙草を吸うとストレスは解消するか？

多くの喫煙者は、煙草がストレス解消に役立つものだと考えている。だが、実際には、煙草はストレスを増大させるものでしかない！　実際、これについては、15年ほど前から多くの研究がなされてきたが、そのいずれもが同じ結論を示している。すなわち、本文でも述べたように、ストレスは不安障害やうつ病の原因になりやすいが、喫煙者と非喫煙者の不安障害やうつ病の程度を比べてみると、喫煙者のほうがはるかに高いことがわかったのである。

また、別の調査においても、喫煙者が一生の間に抑うつ神経症にかかる危険性は、非喫煙者の２倍になることがわかっている。不安障害（パニック障害や全般性不安障害）に陥る危険性もまた非常に高い。そのいっぽうで、これまで常習的に煙草を吸っていた人が禁煙を試みると、かなりの割合で不安や抑うつ感を覚えることもわかった（そして、これはまた厄介なことに、その不安や抑うつ感が強くなればなるほど、禁煙もうまくいかないのである）。

煙草のニコチンが身体に悪いことは、今さら言うまでもない。だが、それだけではなく、煙草はストレスにもよくないのである。煙草を吸ってストレスが解消したように思うのは、一時的な気休めにすぎない。しかも、誰かが煙草を吸えば、まわりにいる非喫煙者は大きなストレスを感じることになる。その意味でも煙草はむしろストレッサーであると言えるだろう。

スを受けると、免疫力が低下するのである。

では、免疫力が低下すると、どうして癌の進行が早まるのか？ それはさきほどのT細胞などの免疫細胞は、癌が発生すると、すぐさまこれを撃退する役割をしているからである。こうして、ストレッサーによる免疫力の低下は癌細胞を撃退するシステムを破壊し、その結果として癌細胞が増殖してしまうのである。

心身症

最後は心身症について。心身症というのは、身体的な病気のなかで、その発症や経過に心理的なものが大きく関係しているものを言う。すなわち、心の不調が心の病気として表れるのではなく、身体の病気として表れるのである。したがって、ストレスとは非常に関連の深い病気であると言える（そういったことから、アメリカやイギリスではこの病気のことを〈ストレス関連症〉という名で呼ぶことも多い）。

だが、ひと口に心身症と言っても、その表れ方は一様ではない。脱毛症、にきび、脂漏、じんま疹や湿疹、乾癬、胃潰瘍や過敏性大腸炎、喘息。肥満症や月経困難症、偏頭痛も忘れてはならない。

これは要するにストレス反応が長く続きすぎると、〈自律神経系〉、〈内分泌系〉、〈免疫系〉に悪影響が出て、その結果、身体が変調をきたすということなのだが、そのどこに影響が出るかによって、どんな病気になるかがちがってくるのである。たとえば、〈自律神経系〉に影響が出ると、交感神経が過敏になり、胃潰瘍や過敏性大腸炎、偏頭痛が起こる。また、〈内分泌系〉に影響が出ると、肥満になりやすくなる。そして、〈免疫系〉に影響が出ると、喘息や皮膚炎という形で症状が表れてくるのである。だが、もちろん、こういった病気はストレスだけが原因で起こるのではない。そのことには留意しておく必要があるだろう。たとえば、胃潰瘍や十二指腸潰瘍にはピロリ菌が大きく関わっているし、肥満症には遺伝の影響もある。また、喘息には遺伝的要素や環境的要素も関係している。したがって、心身症がいかにストレスに関連が深いからといって、ストレス管理さえうまくやればこういった病気が避けられるわけではない。また治療の際も、まず身体面の治療が必要である。そのうえで、今度はストレスを軽減する方策を考えていくことになるのである。

15 ストレスは高くつく

数は万物の根源である――ピタゴラス

これまで述べてきたように、ストレスがこれほど多くの病気に関係するのであれば、その費用は馬鹿にならない。というのも、たとえばストレスが原因で社員が長期欠勤した場合、企業はその間もこの社員に給料を支払わなければならないからである。これはその企業にとっても損失であるし、その一部が社会保険から支給されていることを考えると、社会にとっても損失である。そこで、この章ではストレスがいかに企業や社会にとって高くつくか、いくつかの項目を挙げて話していくことにしよう。だが、その前に現代の職場でストレスがどれほどサラリーマンを苦しめているか、それを如実に物語る、統計的な数字を見ていただきたい。

数字から見るストレスの実態

二〇〇〇年九月に実施された調査によると、フランスのサラリーマンの七二%が「職場で強くストレスを感じている」ことがわかった。また、さらに悪いことには、そのうちの五八%が「数年前に比べてストレスは強くなった」と感じていて、五六％が「職場でのストレスは将来さらに深刻化するだろう」と予想していた。

ストレッサー別に見ると、いちばん多いのが「仕事の負担が重すぎる」で、これは回答者の四八％。次は、「仕事の期限がきつすぎる」、「できない仕事を命令される」、「顧客から応えることのできない要求をされる」などで、ともに四三％。それから、「辛い姿勢で骨の折れる手作業をしなければならない」（三九％）、「達成困難なノルマを設定される」（三五％）、「将来が不安」（三五％）、「仕事のテンポが速すぎる」（三二％）などが続く。

また、それと同時に、実にサラリーマンの七五％が「ストレスが職業病として全面的に認められることを望んでいる」と回答したが、これまで挙げた数字を見れば、その気持ちはよく理解できる。

さて、実を言うと、この調査は以前にも実施されているのだが、それを見ると、この傾向がずいぶん前から始まっていることがわかる。たとえば、一九九三年の調査では、サラリーマンの四三％がすでに「過去数年間と比べてストレスのレベルが高くなっている」と答えている。また、一九九八年の調査では、サラリーマンの五七％が「ストレスの多い条件のなかで職務を遂行している」と認めている。すなわち、サラリーマンがストレスに苦しんでいる状態はすでに十年近くも前から定着しており、その傾向は年を追うごとに強まっているのだ。

いっぽう一般のサラリーマンだけではなく、幹部のほうに目を向けて見ても、この現象になんら変わりがあるわけではない。たとえば、一九九二年に行われた調査によると、その時点ですでに二人にひとりの幹部が「職場でストレスを受けている」と感じていた。そして、一九九九年に実施された調査によると、実に幹部の八九％が「十年前よりもストレスが強くなった」ことを認めているのである。また、二〇〇一年に行われたあらたな調査によっても、この現象を裏づけるような数字が報告されている。それによると、幹部の八五%が「職場でストレスを受けて」いて、そのうち八六%が「ストレスは過去数年間よりもむしろ増大している」と感じていたのである。

また、この現象はもちろんフランスだけに限ったものではない。アメリカでは、サラリーマンの四〇%が自分の職場が「非常にストレスの多い職場だ」と考えている。日本でも、一九九七年に行われた調査によると、六三%のサラリーマンが「ストレスの多い条件のなかで仕事をしている」と認めている。これは一九八二年の五三%という数字から比べても、さらに増えている。

ストレスの費用

ということで、こういった数字を踏まえて、これからはストレスの費用についてお話ししよう。アメリカでは企業がストレスのために負担する費用として年に二千～三千億ドルが見積もられている。また、EU(欧州連合)では、四千百万人のサラリーマンが職場でのストレスが原因で病気になっていると推定されており、その費用は年間二〇億ユーロに達している。

では、もう少し具体的には、いったいストレスはどういう形でどのくらい社会や企業、個人に負担をかけるものなのだろう? 以下、いくつか項目を挙げて説明する。

長期欠勤

ストレスによって無駄な費用を支払わなければならないもの——その第一は長期欠勤である。最近では、精神疾患、身体疾患を問わず、なんらかの形でストレスが原因の病気が増えていて、先進工業国にとって頭痛の種になっている。たとえば、一九八四年に、ある保険会社が算定したところによると、アメリカでは一日平均百万人の労働者が欠勤しており、その原因の大部分がストレスから来る障害であることが明らかにされている。

また、最近の調査によると、アメリカではストレスに関係した長期欠勤で、毎年、延べにして五億五千万日分の労働日数が失われていると見られている。その数字はイギリスでは四千万日分くらいになる。なお、こうして無駄になる日数は経済的階層が低くなるにつれて増大し、肉体労働者の場合は特に多くなることもわかっている。

社員が職場に定着しない

次に問題になるのは社員が職場に定着しないことである。というのも、それまでの業務を別の人が遂行することになると、さまざまな形で費用がかかるからである（ちなみに、この問題は長期欠勤と対になって、社員の移動を激しくしている。というのも、長期欠勤の場合は「病気で働きつづけることができない」という理由で職場を長期にわたって離脱するわけであるし、こちらのほうは「職場に我慢できない」という理由で、ほかの職場に移ったり、会社を辞めてしまったりするからである）。

では、いったいどれほどの人数のサラリーマンが職場を変わったり、あるいは変わりたいと思ったりしているのだろうか？　ある保険会社が一九九一年にアメリカで行った調査によると、調査対象となったサラリーマンの一四％が「職場のストレスが原因で、過去二年間に会社を辞めたり、部署を変わったりしている」ことがわかった。また、それ以外のサラリーマンのうち、三四％が「過去一年間に会社を辞めようと真剣に考えた」ことがあり、三三％が「やがて自分はこの会社で我慢の限界に達するだろう」と思っているということも明らかになった。ということは、実に半数近くが職場を変わったり、あるいは変わりたいと思ったりして、また三分の一が現在の職場で働くことに危機感を持っているということになる。

いっぽう、これを費用のほうから見ると、ある調査によって、〈アメリカの企業は、心血管障害が原因で定年前に仕事を辞めなければならなくなった社員の後任を迎えるために、年に七億ドルを費やしている〉ことがわかっている。また、イギリスのランク・ゼロックス社では、幹部が辞めた場合、後任を迎える経費として百万ドル以上を、上級管理職なら二十～五十万ドルを見積もっているという。

うつ病の費用

ＥＵ（欧州連合）の加盟国では精神衛生の問題にかかる費用が国民総生産の三～四％に達しているという。そのなかには、もちろん、うつ病に関係するものが含まれている。この項では、特にそのうつ病について、いくつかの数字をあげて、それがどれほどの経済的影響をもたらしているのか、見てみよう。

アメリカでは、うつ病のためにかかる費用は年におよそ三百～四百四十億ドルと見積もられている。また、うつ病が原因で、アメリカの企業は、延べにして年間二億日分の労働日数を無駄にしている（前に挙げた数字では、長期欠勤による全体の損失労働日数が五億五千万日であったから、この数字の大きさがわかるだろう）。いっぽう、ドイツでは定年前に早期退職する人のうち、軽度のものも含めて、うつ病が原因になっている人は全体の七％近くを占めている。また、うつ病からくる〈就労不能期間〉は、ほかの病気によってもたらされる期間の約二・五倍にものぼっている。ちなみに、うつ病にかぎらず、精神疾患全体で見ると、これを理由とする就労不能によって、年間、国がこうむる生産力の損失は、五十億ドイツマルク以上になると見積もられている。

職場の事故

事故もまたストレスと関係が深い。というのも、職場の事故というのは、作業の場所や設備、計画性、あるいは労働者の体調など、さまざまな原因から起こるものであるが、そのすべてがストレスと関係しているからである。設備が不十分であったり、作業に計画性がなかったりすれば、労働者にはストレスがたまりやすい。そして、ストレスがたまれば体調が悪くなり、集中力にも欠けるようになる。そこで事故が起こりやすくなるのである。

では、その事故による損失はいったいどのくらいと見積もられるのか？　その点で言うと、アメリカでは職場の事故によって毎年一万四千人が死亡し、二千二百万人が就労不能に陥っている。人命はもちろん金では計れないが、仮にこれを〈生産力の損失〉という物差しで換算すると、その損失は年に三百億ドル以上になると考えられている。いっぽう、フランスでは一九九九年に、職場で七十万件以上の事故が起きており、そのうちの四万五千件は重大で、七百十七人が死に至っている。

暴力

職場の暴力もまた、〈ストレスを生みだす〉、あるいは〈ストレスの結果として起こる〉という双方の形でストレスに関係して、企業に損失をもたらしている。というのも、まず職場の暴力は、〈被害者の就労不能〉という事態を生じさせることで、直接的な費用を企業に負担させることになる。また、いったん暴力が起こると、人間関係や職場の組織、職場の雰囲気などに大きく影響を与えるので、ほかの社員の士気の低下による損失もまぬかれない。すなわち、能率が悪くなったり、製品の品質が落ちたり、間接的にはそういったことにまで影響が表れるのである。そのいっぽうで、企業は安全対策や予防策にも取り組まなければならないので、その意味からも費用がかかる。また、こういった社内的な問題のほかに、企業のイメージ・ダウン、あるいはそれによる顧客の減少というような問題も発生してくる。

では、職場の暴力が企業に対してどのくらいの損失をもたらすのか、具体的な数字を二つばかり挙げてみよう。まずはアメリカの数字。一九九二年にアメリカで行われた調査によると、職場で起きた暴力行為に対して、経営者側が負担した費用総額は四十億ドルにものぼったと言われている。いっぽう、ドイツでは、社員千人を抱える企業のなかで、職場の身体的な暴力のために企業が支払わなければならない直接費用は年に十一万二千ドルに及ぶと見られている。同様に、間接費用は五万六千ドルだと考えられている。すなわち、そういった企業では、職場の暴力のために、合計で年に十六万八千ドルの対価を支払っているのである。

ちなみに、モラル・ハラスメントをはじめとする心理的な暴力については、どれほど費用がかかるのか、まだあまり調査が行われていない。だが、これも調べてみれば、かなりの数字になると思われる。

損害賠償

ストレスにかかる費用ということであれば、社員が企業に対して請求した損害賠償も忘れるわけにはいかない。

この損害賠償の請求は、ここ十年で職場のストレスが増加したのにともなって、ずいぶん増えてきている。というのも、たとえば、一九八〇年のアメリカの状況を見ると、職業病のうちストレスを理由として社員が企業に損害賠償を請求した例は、全体のわずか五％にすぎない。ところが、一九八九年になると、それが一五％にまで上昇しているからである。この傾向はその後も続き、一九九五年には、有罪判決を受けて企業が社員に支払った賠償金の半分が〈過度のストレス〉を理由としたものであったと見られている。

それだけではない。アメリカでは、ストレスが原因で病気になったサラリーマンが、もっと積極的に雇い主を告訴できるようにと、「あなたの職場はあなたを病気にしていませんか？」といった種類の広告を、弁護士会が定期的に新聞に掲載している。

いや、これほどきわだってはいないとはいえ、このような現象はヨーロッパの大部分の国々でも見受けられる。その結果、たとえば、二〇〇〇年の十二月には、ウェールズのある教授が過度のストレスを受けたことを理由として、雇い主である大学から賠償金二十五万ポンドを受け取っている。

この調子でいけば、おそらくこの先数年後には、職業病が理由で起こされる訴訟の大半は、〈ストレスを理由としたもの〉で占められることになるだろう。

以上、ストレスにかかる費用について、さまざまな数字を挙げて説明してきた。だが、もちろん、ここで紹介した数字はあくまでも参考程度にとどめておく必要がある。というのも、ストレスにかかる費用を正確な形ではじきだすのは、かなり難しい問題だからである。

といっても、これまでの話のなかでひとつだけ言えることは、「ストレスにかかる費用は今後、ますます増えていくだろう」ということである。これは企業がストレスを深刻なものと考えていようといまいと関係ない。ストレスは高くつくものなのである。

余談になるが、ストレスがもたらす直接的、間接的費用に加えて、もっと目に見えない損失を金に換算して、〈失った利益〉を考えてみるのも一興かもしれない。その〈失った利益〉とは、もしストレスがなければ、社員が自分の能力や創造性を発揮でき、それを嬉しいと思う幸福感——その幸福感から企業が得られる利益である。

だが、それははたして金に換えることができるものなのだろうか？

IV

ストレスと闘う方法

生きている以上、ストレスというものは決して避けられないものである。だが、たとえそうだとしても、私たちはストレスがもたらす〈悪影響〉にすべて耐えなければならないということはない。すなわち、企業という集団を単位として考えても、またそこで働くサラリーマン個人を単位として考えても、ストレスと闘い、またそれを予防する方策はあるのだ。これはちょうど、大海を行く一艘の船のようなものである。船の下には波があって、その波が船を揺らすのはどうすることもできない。だが、船全体で、あるいは乗組員のひとりひとりがその時々の状況をコントロールすることによって、船は無事に航海を続けることができる。それと同じように、私たちはすべてのストレッサーをなくすことはできないが、企業全体で、またサラリーマン個人で、ストレスの弊害を少なくすることができるのである。そこで、この第Ⅳ部では、企業やサラリーマン個人がどうやったらストレスと闘うことができるのか、その方法について考えてみたい。

16 企業や管理職にできること

戦の原動力、それは兵士である――マキアヴェリ

企業はストレスに対して責任がある。というのも、たとえ「ストレスというのは個人的な問題なのだから、精神科医のところで解決すべきだ」という管理職がいても、あるいは「我が社にはストレスの問題などない」とこの問題から目をそらそうとする経営者がいても、〈職場のストレス〉というのは厳然として存在するものであり、またそれが職場に関係している以上、企業と直接関わりを持っているからである。実際、企業はその気にさえなれば、職場の環境を改善したり、組織を見直したりすることによって――そして何よりも、社員をひとりの人間として尊重することによって、ストレスの悪影響を軽減することができるのだ。

いや、そこでもし、「企業の目的は利益を得ることで、社員のストレスを軽減することではない」と言うのであれば、前章で述べた〈ストレスは高くつく〉ということを思い出してほしい。ストレスにかかる莫大な費用を減らすことができれば、それだけ利益も出るのではないだろうか？

だが、そこで現実に目を向けてみると、大部分の企業は〈職場のストレス〉に対して真剣に取り組んでいるとは言いがたい。実際、最近のアンケートによると、サラリーマンの六七％は、「自分の会社は

社員のストレスをもっと軽減することができる」と考えている。ところが、そのうちの五七％は、「それにもかかわらず、経営者は社員のストレスを軽減しようとしない」と不満を感じているのである。

ストレスに対する企業の反応

それでは、〈職場のストレス〉に対して、企業はどのような反応を見せるのか？　これはもちろん、企業によって、またその体質や考え方によって一様ではない。そこで、これからはストレスに対して企業が見せる主な態度について見ていきたい。

現実を否認する

企業のなかでいちばん多く見られるのが、この〈現実の否認〉——つまり、「うちの会社にはストレスの問題など存在しない」という態度である。「ストレスのことを考えるのが最近の経営のトレンド」と考えるなら、それはまだマシなほうで、大部分の企業では、〈ストレスの問題〉はまだ市民権を得てはいないのだ。その証拠に、自動車産業のある大手下請け会社の幹部は次のように言う。

ある企業の幹部の証言

「うちの会社ではストレスの話などしたこともないね。というのも、企業で働く人間にとって、ストレスというのはネガティブなものだからね。たとえば、我々の部署の誰かがストレスを感じているとしたら、それは結局、その人間が弱くて、ある意味、自分の地位に見合うだけの能力がなかったということになるんだよ。ということは、逆に企業の側から見ると、社員たちが強いストレスを感じているとしたら、それは能力のない人間を採用したり、高い地位に就けたりしたということで、人材管理の失敗を意味することになるんだ」

次は食品会社の経営者の発言。この経営者にとって、ストレスというのは、もはや言葉自体が存在しないも同然である。

ある食品会社の経営者の証言

「十九世紀には、労働条件は今よりはるかに厳しかった。けれども、誰ひとりしてストレスなどという言葉は口にしなかった。それがどうだ？　労働時間がこれほど短縮されて、働く環境が絶えず改善されているというのに、誰もがその言葉を口にする。正直言って、ストレスという言葉がこれほどもてはやされるのが不思議でしかたないよ」

見て見ないふりをする

そのいっぽうで、〈ストレスの問題〉が存在するということを認識している企業もある。だが、いったんこの問題を認めてしまったら、どこまでエスカレートするのか、それが不安で及び腰になっている場合も多い。

ある大手保険会社の経営者の証言

「うちの会社でストレスについて話しはじめたら、歯止めがきかなくなってしまうのではないか？　私にはそれが心配だ。労働組合は恰好の目標を見つけたとばかりにうるさく言ってくるだろうし、管理職たちは部下がストレスを受けていることに責任を感じて、管理のやり方に自信を失ってしまうだろう」

このように、ストレスの問題に触れたために状況がコントロールできなくなるのを恐れるのであれば、あとは〈臭いものには蓋をする〉しかない。企業を経営する側にとって、ストレスというのは、まさに〈パンドラの匣《はこ》〉なのである。

個人的な問題だとして突き放す

また、「ストレスというのは個人的な問題であり、企業が関知することではない。したがって、ストレスで心身のバランスを崩した社員は、個人として精神科医にかかるべきである」と考えている企業も多い。以下はその例。

ある企業の経営者の証言

「確かに幹部のなかには、少しばかりストレスを感じている人間もいるようだ。しかし、そのいっぽうでまったく感じていない人間もいる。だから、これは個人の問題であって、企業とか職場環境の問題じゃない。いや、もちろん、ストレスを感じている人たちが個人的に医者に相談するのはいいと思うよ。身体の医者でも精神科医でも……。実際にそうしている幹部もいるからね」

仕事の能率をあげるためにストレスを利用する

〈職場のストレス〉については認識しているものの、企業によっては、その状態を改善しようとするどころか、労働管理の一環として、それを積極的に利用しようとしているところさえある。

新聞のインタビューに答えた預金供託金庫の経営者の証言

「部下というのは、いつでも緊張状態に置いておくべきなんだ。というのも、人間の集団というのは、それがどんなに有能であろうと、時には緊張感を欠いて、能率が落ちることがあるからだ。部下たちをよりアグレッシブな気持ちにさせて、集団としての力を維持するために、私はいつも自分の持っている能力以上のものを出せと要求している」

問題を認識して真剣に取り組む

こういったいわば否定的な態度に対して、フランスではほんの一部の企業だけが〈職場のストレス〉という問題に目を向け、それをあるがままに受け入れて、真剣に取り組もうという意志を示している。そのなかでいちばん多いのは、長い伝統を持ち、社会や文化にしっかりと根をおろした大企業や公共機関である。また、英米、あるいは北欧の巨大企業グループのフランス子会社なども見受けられる。そういった英米、北欧型の企業では、ストレスが社員の能力を伸ばしもすれば、落としもする要因として捉えられている。

もうひとつ、ストレスの問題に真剣に取り組んでいる企業には、〈突然、ストレスの実態を突きつけられて、この問題に目覚めた〉というタイプの企業もある。たとえば、社員のひとりが職場で自殺をしたり、幹部の誰かが心臓発作で死んだりすると、「ストレスというのは危険だ」という認識を経営者が持つようになる。そこで、これまでとは態度をあらため、ストレス対策を講じるようになるのである。

ストレスの調査

それでは、この問題に対して真剣に取り組もうと思った企業はどうすればよいか？　それは社内におけるストレスを調査して、その実態をよく見きわめることである。「社員にとって主要なストレスの原因は何なのか？」、「いちばん影響を受けているのはどういう人間なのか？」、「ストレスの影響はどんなふうに表れてくるのか？」。そういったことを社員に質問して、問題をはっきりさせるのだ。というのも、これまで見てきたように、「ストレス」という言葉は誤って理解され、誤って用いられていることも多いので、具体的な質問によって状況を明らかにしていかないかぎり、その実態は把握できないからである。そして、実態が把握できなければ、対策も講じようがない。

さて、この調査は次のような手順で行われる。まず、ストレスについて科学的に有効性が証明されている質問表を用意し、社員のなかから一定の人数を回答者として指名する（あるいは抽選で選出する）。それから、その回答をもとにして統計をとる。そうして、今度はその統計を見て、いわば客観的に数字で示された形で、ストレスの実態を把握するのである。こうすれば、社員にとってどんな事柄がストレッサーになっているのか、またそれによってどれほど社員が心理的、肉体的に苦痛を覚えているのか、はっきりと理解することができる。また、これとは別に精神科医や心理カウンセラーなど、ストレスの専門家が社員に話を聞くという形で調査を行う方法もある。こちらの方法をとれば、個人的な体験談を通じて、社員の気持ちがより具体的に理解できるだろう。

といっても、もちろん、出てきた回答をもとに〈ストレスを評価する〉のは、それほど簡単なものではない。血圧を測る機械のようにストレス測る機械があって、それにかければたちどころに絶対的なストレスの数値がわかるわけではないからだ。

したがって、〈ストレスの評価〉は、むしろさまざまな要素をもとに、それを互いに関連づけながら行われる。すなわち、自社の職場環境にはどんなストレッサーがあって、どれほどの重大性を持っているか（ストレッサーの評価）、あるいはそのストレッサーに対して、ひとりひとりの社員は心理面、行動面でどのような反応をしているか（ストレッサーに対する社員の反応の評価）、そして、ストレスによって社員は精神的、身体的にどのような影響を受けているか（ストレスの結果評価）――こういった要素を総合的に判断することによって、ストレスの全体像をつかまえるのである。また、逆に、全体のなかでの個別の要素に注目することによって、たとえば〈職場環境が健全であるのかどうか〉、あるいは〈ストレスの影響を受けて、社員が心身の健康を損なっていないかどうか〉、そういったことを見分けることもできる。

調査の結果

こうして行った調査の結果というのは、たいていの場合、非常に興味ぶかいものがある。というのも、その結果を知ることによって、これまで自分の会社や組織の〈ストレスの実態〉について、誤った認識を持っていたことがわかるケースも多いからだ。たとえば、フランス南西部のある公共機関から「職員のストレスの実態を調査してほしい」と依頼された時のこと。実はこの公共機関では職員の欠勤率が高く、それに気づいた幹部たちは、「最近、事業方式を変更したので、一部の職員が新しい組織形態についていけなくなり、そのためにストレスが生じたせいだろう」と考えていた。ところが、実際に調査を行って、その結果を分析してみると、職員たちのストレスの原因は〈事業方式の変更〉にはなく、むしろ〈上司から認められない〉とか、〈昇進の基準がわからない〉とか、そういったことにフラストレーションを感じているためだとわかったのである。

同じようなことは、第5章で述べた、パリ交通公団に所属するバスの運転手に対して行った調査についても言える。それによると、運転手の最大のストレッサーというのは、交通渋滞ではなく、乗客の態度――つまり乗客から失礼で、攻撃的な態度をとられるということだったのである。この乗客との関係に比べたら、運転手にとっては交通渋滞のほうがまだ心理的にコントロールしやすいということだろう。これは調査によって初めてわかったことである。

また、パリ近郊の小さな情報機器サービス会社で行った調査によると、経営者が予想していたのとは反対に、社員はそれほど高いストレスを感じていなかった、ということがわかった例もある。

組織面での対策としてできること

それでは、これからは〈職場のストレス〉に対して企業がどんな対策を講じることができるか、それを見ていきたい。

対策を講じて、社員のストレスを軽減するというのは、要するにそのストレスの原因になるものを除去したり、あるいはその影響を弱めたりするということである。ところが、職業によっては、いつも他人の死や苦痛と隣あわせにいなければならない看護師とか、絶えず自分の身を危険にさらしている警察官や消防士など、仕事をすること自体がストレッサーと切り離せないものもある。この場合は、企業や組織がストレスを軽減するよううまくサポートしたとしても、ストレスの原因を取り除くことは不可能である。

また、社員が強いストレスを感じていたとしても、顧客からの暴力などのように、企業が全面的には責任を負いかねる場合もある。これはある意味では社会問題であり、したがってその対策も一企業でできる範囲を超えていると言える。また、グローバル化によって、生き残りが厳しくなってくると、生産力や収益力をあげるために、社員にはこれまで以上にストレッサーが加わることになるが、これもある意味では企業の責任とは言いがたい。企業自身も、このグローバル化の動きをとめることはできないからである（といっても、それは企業がストレスに対して何もしなくてもいいということではない）。

ということで、社員の感じているストレッサーに対して、企業はどうすることもできない場合も多いのだが、そのいっぽうで、職場の組織形態であるとか、人材管理の方法であるとか、そういったものが社員のストレスの原因になっている場合もある。この場合には、当然、その問題を認めていようが、いなかろうが、責任の大部分は企業にあることになる。以下、ストレスに対して企業ができることを項目別に見ていこう。まずは組織面の対策から……。

社員が状況をコントロールできるようにする

前にも述べたように、自分が置かれた状況をコントロールできるかどうか、そこに自由裁量の余地があるかどうかは、ストレスのレベルに大きく関わっている。たとえば、機械に設定されたスピードに合わせて仕事をしていかなければならないとすれば、これはおおいにストレスがたまる。自分のペースで仕事をすることはもちろん、休むことさえ許されないからである。これはまた別の言い方をすれば、〈自分の仕事に対して社員がどこまで意思決定ができるか〉ということでもある。そして、社員が意思決定に参加するには、社員個人の努力（自分の仕事に関しては、言われたことだけをするのではなく、自分から意見を言っていくようにする、等）も大切だが、何よりも企業の経営方針が重要になる。企業は仕事に関する社員の意思決定の範囲をもっと広げるべきなのであり、また、そうすることがストレスに対する方策として企業にできる最も効果的なことなのである。

実際、ストレスに関する研究を見ると、多くの研究が〈意思決定に参加できた社員は、生産性が向上し、やる気もあがり、自分の仕事への満足度も高くなる〉ということを示している。また、こうして社員が意思決定に参加するようになると、〈企業内部での情報の流れがよくなる〉という効果もある。要するに社内のコミュニケーションが活発になるわけで、これによって企業は〈コミュニケーションの欠如〉という重大なストレッサーを取り除くこともできる。

また、単に意思決定に参加させるだけではなく、ひとつの仕事を全面的に任せてしまうという方法もある。これはスウェーデンや日本の企業の一部で行われていることだが、こちらもまたストレスの軽減には多大な効果がある。

職務や組織形態を見直す

どんな組織形態で、どんな職務を社員に与えるのか。これは企業が決めることである。したがって、企業は職務や組織形態が社員にストレスを与えないよう十分配慮しなければならない。この点については、イギリスの労働調査団体が、社員のストレスを軽減することを目的として、〈職場組織を改善するための五大原則〉を提案している。前項と重複する部分もあるが、以下に紹介する。

(1)ひとりひとりの社員が行う仕事には、ある製品を完成させたり、ある工程を完了させたりするのに必要な業務がすべて含まれていなければならない（流れ作業のなかでネジをひとつ締めるだけの仕事というのがないようにする）。これは工程全体を把握させることによって、社員に自分のしていることの意味を理解してもらい、仕事に対する誇りを持ってもらうためである。

(2)職務の遂行にあたっては、社員が自分のやり方で、また自分のペースで仕事ができるよう、社員自身にある程度の裁量の余地を持たせなければならない。

(3)職場の組織は、その組織におけるチームや個人が「自分が生産している製品に関しては自分に責任がある」という意識を持てるようなものでなければならない。

(4)仕事に対して興味が持てるように、その業務はバラエティに富んだ、多くの種類を備えたものでなければならない。

(5)仕事について、「自分のしていることは社会とのつながりのなかで大切なものだ」と社員が思うようにしなければならない。

もちろん、こういった方法で職場の改善を進めていったからと言って、辛い業務や面白味のない業務が完全になくなるわけではない。だが、たとえそういった業務でも、社員が任されている仕事全体のなかにうまく位置づけることによって、その業務をすることに意味を感じさせたり、場合によってはやりがいさえ感じさせたりすることができるようになる。そうすれば、社員のストレスははるかに少なくなるだろう。

人材管理面での対策としてできること

次は同じ〈ストレス対策として企業にできること〉のなかでも、人材管理面での対策である。サラリーマンは、普通、仕事がうまくいった時でも、あるいはうまくいかなかった時でも、上司からきちんとした言葉をかけてほしいと思っている。だが、現実には、第3章でも見たように、〈うまくいった時には何も言われず、うまくいかなかった時にだけ注意を受ける〉という場合が多く、それがフラストレーションになり、ひいてはストレスになっている。そこで、この項では、この問題——つまり、評価の問題に絞って話を進めたい。

仕事というものには、常にそれに対する〈評価〉が必要である。この〈評価〉の中心をなすのは、もちろん、〈褒めること〉と〈注意を与えること〉であるが、アメリカの心理学者、ケネス・ブランチャードとスペンサー・ジョンソンの二人は、ベストセラーとなったその著書『1分間マネージャー——何を示し、どう褒め、どう叱るか!』（邦訳はダイヤモンド社）のなかで、〈褒め言葉〉と〈注意〉の両方を上手に使うことの大切さを強調している。ということで、まずは褒めるほうから見ていこう。

積極的に褒める

上司は積極的に部下を褒めるべきである（また、そうするよう、企業、あるいは経営者は、管理職に働きかけるべきである）。いや、それには何も〈部下が賞賛に値するほど、完璧に物事をやりとげる〉のを待つ必要はない。たとえ小さなことであっても、何かをうまくするたびに、的確に褒めればいいのである。

もちろん、そこで口にされる褒め言葉は、嘘偽りのないものでなければならない。どんな小さなことでも褒めるべきことを見つけ、それを褒めるのである。また、その言葉のなかでは個人的な感情を表現することも大切である。たとえば、ただ「よい仕事だった」と言うのではなく、「私は嬉しいよ」とか、「感心した」とつけ加える。すなわち、仕事を客観的に評価するだけではなく、感情的なコミュニケーションも大切にするのである。これはこの先でもう一度見ることになるが、社員のストレスをうまく管理しようと思ったら、管理職に対しても一般社員に対しても、〈感情を大切にする〉ことが重要な方法のひとつになる。企業はそのことを忘れてはならない。

率直に表現された褒め言葉は、社員に満足感を与えるだけでなく、その実績にも顕著な影響力を及ぼす。つまり、〈失敗して罰を受けた時よりも、うまくやって褒められた時のほうが簡単に能力が身につくようになる〉のである（スキナー『科学と人間行動』邦訳は二瓶社）。いや、これは〈学習心理学〉の分野では、すでに定説となっている。というのも、何かをやって褒められれば、「これでよかったのだ」とうまくいく方法がわかるのに対して、失敗して罰を受けた場合は、どうすればよかったのがわからず、この先もうまくいく方法がわからないからである。

効果的に注意を与える

次は注意の与え方である。上手に褒められるようになったからと言って、適切な批判をすることも忘れてはならない。部下を傷つけることなく、その仕事に対する不満を伝えられるようにするのは、管理職としての責任である。

そのためにはどうすればよいか？　まず初めに大切なことは、注意というのは、気づいた時にただちに与えなければならない、ということである。そうでなければ、効果が半減する。これは注意を与える側にとっても必要なことである。というのも、言うべきことをきちんと言わずに、ただ不満や怒りを募らせてしまうのは、よくないことだからだ。

また、注意というものは行動に対してなされるべきもので、人格を攻撃するものであってはならない。たとえば、「時間までに書類をあげてほしいと言ったではないか」と言うのはかまわないが、「まったく君は頼りにならない」と言うのはいけない。行動に対して批判は行っても、相手の人格は尊重すべきなのである。

もうひとつ、上手に褒める時と同じように、効果的に注意を与える場合も、うまく感情を表現することが大切である。たとえば、「そんなんじゃ駄目だ」とか、「それはよくない」と言うのではなく、「期待しているだけに、ちょっとがっかりだね」とか、「君ならできるはずなのに」と言う。というのも、要するに、注意を与えるというのは、これから問題を解決するための方策であって、相手を傷つけるためのものでないからだ。ましてや、苛立ちをぶつけることによって、自分の気持ちを楽にするためのものでは絶対にない。

褒めることと注意を与えることのバランス

さて、この〈褒め言葉〉と〈注意〉をバランスよく使いわけられるというのは、管理職にとっては明らかに重要な能力のひとつである。それによって、部下の能力を高めることができるだけではなく、ストレスを軽減させてやることもできるからである。ただ、この能力は残念なことに、生れながらにして誰もが持っているものではない。そこで、企業なり経営者なりが管理職たちを正しく教育することが大切になる。

では、管理職はどのようなバランスで、この〈褒め言葉〉と〈注意〉を使いわけていけばよいのか？　実を言うと、そのやり方によって、管理職（上司）は次の四つのタイプに分類することができる。

〈無言の上司〉

褒めることも注意を与えることもしないタイプの上司。自分の思っていることを決して部下に言わないタイプの上司である。部下にとっては上司が何を

表16－1　褒めることと注意することのバランスから見た4つのタイプの上司

		褒める	
		ほとんどしない	頻繁にする
注意を与える	ほとんどしない	**無言の上司**	**部下におもねる上司**
	頻繁にする	**注意好きな上司**	**人心を心得た上司**

考えているのかわからないので、そのことがストレスの原因になる。

〈部下におもねる上司〉

褒めるのは上手だが、注意を与えるのが苦手なタイプの上司。おそらく、部下はあまりストレスを感じないですむだろう。だが、そればかりだと、能力が伸びなくなる恐れがある。

〈注意好きの上司〉

どんな小さな失敗でも逃さず注意を与えるくせに、褒めることはしないタイプの上司。部下にとっては重大なストレスの原因になる。

〈人心を心得た上司〉

褒め言葉と注意をバランスよく使いこなすタイプの上司。こういった上司は、部下のストレスはなるべく少なくしながら、その能力も伸ばすことができる。

変化と感情

さて、ここでちょっと話題を変えて、これからは〈変化〉の問題と絡めて〈感情〉の問題について考えてみたい。というのも、さきほど触れたように、企業は社員の〈感情を大切にする〉必要があるからである。

第2章でも述べたように、〈変化〉というのは家庭でも職場でも、生活にはつきものであり、またストレスの大きな原因にもなっている。では、この〈変化〉のストレスに対して、企業はどのように対応すればよいのだろうか？　それを考えるためには、まず〈変化〉に対する社員の〈感情〉を知る必要がある。ストレスの大きさは、社員がある変化を感情的にどう受けとめているかによってちがってくるからだ。この時、企業――具体的には管理職――の役割は非常に重要である。企業は前もって、その変化を伝えるなど、社員に心の準備をさせることができるからだ。ということで、まず初めに、〈変化〉に対する個人の感情の移りかわりのプロセスを追ってみよう。

変化に伴う心理的段階

スイス出身のアメリカの精神科医、エリザベス・キューブラー・ロス博士は、重病であることを告知された患者を対象にして行った研究で、〈患者はいくつかの心理的プロセスを経ながら、その事実を受け入れていく〉ということを明らかにした（『死ぬ瞬間――死とその過程について』邦訳は中公文庫）。もちろん、〈病気の告知〉と〈職場における変化〉は一律に比べられるものではない。だが、ある出来事に対して、その事実をどう受け入れるかという点では共通している部分も多い。したがって、この心理的プロセスを理解することによって、管理職は〈変化〉に対する心構えを部下に持たせることができると思われる。以下に、キューブラー・ロス博士の研究をもとに、私なりのアレンジを加えた〈心理的プロセス〉を紹介する。

▼否認

非常に辛いニュースを知らされると、まず誰もがその事実を否認しようとする。心の底ではそのニュースが信じられず、「まさか、そんなことはないだろう！」と思ってしまうのである。いや、そうしなければ、ショックが大きすぎるからだ。その意味では、否認というのは自分の身を守る殻のようなものだと言えるだろう。その知らせが持つ心理的ショックをやわらげて、生き延びようとする。ちょうど免疫システムのようなもので、少なくとも、最初のうちは有効だと考えられる。

ある視覚障害者用光学機器メーカーの実例

ある視覚障害者用光学機器のメーカーがいくつかの部門を統廃合した結果、そのメーカーはパリを離れて、かなり遠くの郊外に移転することになった。その知らせを聞くと、社員たちのほうは、一見、この事実を受け入れているように思えた。ところが、実際にはそんなことはなく、多くの社員がこの知らせを否認していたのである。たとえば、移転に伴って、何人かの社員は自宅の引っ越しが必要なのにもかかわらず、新しい住まいを探そうともしない。そうして、しばらくの間は、まるで移転など起こらないかのようにふるまいつづけたのである。

これは肺癌だと宣告された患者が何ごともなかったかのようにタバコを吸いつづけるのと同じことである。こういった場合、医学のほうでは、これが〈否認〉だということを心得て、適切な処置をとる――たとえ、その行為が自殺行為に等しかろうと、ひとまず患者の気持ちを大切にする。それと同じように、企業（及び管理職）のほうも、社員の気持ちを大切にしなければならない。現実を理解できない愚か者扱いしたり、会社の決定を認めようとしない反逆者扱いしたりしてはいけないのである。

▼不安

〈否認〉に続く第二段階は〈不安〉である。〈変化〉を前にすると、社員たちは不安を感じるようになる。「新しい住まいは見つかるだろうか?」、「私に新しいソフトウェアがうまく使えるだろうか」と、自分がその変化についていけるかどうか心配になるのである。

重病の告知の話で言えば、辛い事実を知ったあと、日にちがたつと、だんだん否認という感情は薄らいでくる。それはひとつには採血などの検査が続くことによって、「やることがいっぱいだ」という気持ちが強くなり、否認の感情にとどまっていられなくなるからである。また、否認という感情は生き延びるために、一時的には有効でも、その効力は長つづきしない。それよりも、「この状況に立ち向かうことはできるだろうか?」と不安を感じたほうが役に立つ。というのも、不安を感じれば、「持てる力をかき集めよう」という態勢ができてくるからである。

こうして〈否認〉は〈不安〉と交代する。だが、場合によっては、〈否認〉の段階を抜きにして、悪い知らせを聞いた人がいきなり不安を感じる場合もある。

▼怒り

その次の段階は〈怒り〉である。ただし、これは〈不安〉と同時に起こる場合もある。さて、第II部でも見たように、怒りというのは、危機的な状況に際して、敵と戦うために必要な感情である。したがって、心理的なストレス反応としてみれば、こういった時に怒りがわいてくるというのは、まったく当たり前のことである。そこで、たとえば、重病であることを告げられると、人は否認や不安に続いて、怒りの感情を見せるようになる。「どうして、私が?」、「そんなのは不公平だ!」と……。

ただし、目の前に敵がいる場合とちがって、このような場合は、怒りの感情を病気そのものにぶつけることはできない。そこで、その感情は医師や看護師、あるいは近親者に向けられることになる。これは会社でも同じである。たとえば、組織変更の結果、自分が望まない地位に追いやられたりすると、社員は怒りを感じる。そして、その怒りは上司や会社に向けられるのである。したがって、企業（及び管理職）は、社員の怒りというのは自然な反応であることを理解しておく必要がある。

▼失望

こうして〈変化〉の状況に対して、心理的には立ち向かう準備をしたものの、それによって状況そのものが変わることはまずないと言ってよい。すると、そのあとには〈失望〉という感情がやってくる。すなわち、状況が圧倒的で自分の力では立ち打ちできないと悟ると、「もうどうすることもできない」、「もうこれ以上、闘うことはできない」とあきらめて、やる気をなくしてしまうのである。

さて、〈変化〉に対する感情の移りかわりのプロセスはこのあとも少し続くが、ここで今までのプロセスについて、企業（及び管理職）が注意しなければならない点を簡単に述べておこう。

これまで述べてきたように、職場で〈変化〉が起こると、社員は〈否認〉、〈不安〉、〈怒り〉、〈失望〉の感情を経験する。こういった感情はほぼ段階を追って起こるが、そうは言っても、互いに関連を持ち、入り交じり、段階を飛びこえることもある。また、ある段階から次の段階に移っていく時も、その移り方は早かったり、ゆっくりだったり、一様ではない。だが、いずれにしろ、そこで企業（及び管理職）にとって大切なことは、まず、〈変化〉に際して、社員の心にそういった感情がわいてくることを知ることである。また、もっと大切なことは、その感情を誤って解釈しないことである（たとえば、〈否認〉を挑発だと思い込んだり、〈不安〉を性格的な弱さだと解釈したり、あるいは〈怒り〉を企業に対する忠誠心のなさだと受け取ったりしないこと)。そして、最後に大切なことは、そういった感情に理解を示すことである。よく〈不安〉を感じている部下に対して上司が、「どうして心配する必要があるんだ? 私には理解できないね」と言っているのを耳にすることがあるが、これはあまり望ましくない言動である。同様にして、部下が〈怒り〉を表わすと不愉快に感じる上司は、〈変化〉に関係する〈感情〉の問題がわかっていないと言える。これまで何度も述べてきたように、こういった感情はすべて当たり前ものなのであるから、企業(及び管理職)は、それをきちんと認識したうえで、対処していかなければならないのである。

▼〈取引き〉と〈受容〉

〈変化〉に対する心理的プロセスの最後の段階は、〈取引き〉と〈受容〉である。ここで〈取引き〉というのは、「こうすれば、まだこの状況から逃れられるのではないか」と無理とわかっていながらその方法を考えるとか、「たとえ、こうなってもいいから、突然、決定が変わりますように」と祈るとか、何かと引き換えに〈変化〉を押しとどめる方法を夢想することである。

そして、それでもやはり〈変化〉が避けられないと知ると、最

表16-2　重大な変化に直面した時、人はどのような反応を示すか?

反応の種類	具体例
否認	「いや、まさかそんなはずはない」
不安	「これから、いったいどうなるのだろう?」
怒り	「どうして私が? 不公平だ!」
失望	「もうどうしようもない!」
取引き	「これまでどおりでいられる方法があるはずだ。そのためだったら、何と引き換えにしてもいい」
受容	「こうなったら、それを引き受けたうえでやっていこう」

後にその〈変化〉を受け入れる。それが〈受容〉の段階である。ちなみに、ここまで来れば、〈変化〉というストレッサーに対する〈ストレス反応〉は適正な形で進行したと言える。すなわち、〈変化〉という状況を受け入れ、その新しい状況のなかで最善の道を探る状態になったのだから……。ストレスというのは、もともとその科学的な定義からすれば、〈状況への適応反応〉である。〈変化〉というストレッサーに対して、私たちは〈否認〉から始まって、さまざまな感情的プロセスをへることによって、最後は〈受容〉の感情にたどりつき、その〈変化〉がもたらした新しい状況に適応するのである。

部下の感情にどう対応するか？

それではこういった社員の〈感情〉に対して、企業（及び管理職）は、どのように対応すればよいだろうか？　そういった時に上司が示す典型的な態度を四つ挙げて、その良し悪しについて考えてみたい。

▼無関心

第一の態度は〈部下の感情を考慮に入れない〉というものである。〈変化〉に際して、部下たちが明らかに不安や怒りを示していたとしても、その点にはまったく関わらない。そうして、その〈変化〉を実行するうえで必要なことだけを口にするのである。

たとえば、これは私自身が目撃したことであるが、工場の一部を閉鎖するための説明会に出席した時のこと。会が始まると、工員たちはすぐさま「私たちはどうなるんですか？」と不安を口にした。ところが、工場長はそれには何も答えず、閉鎖の進め方とその日程を細かく説明しただけだった……。

こういった態度は、心理学のほうでは apathie（無関心）という言葉で知られている（ギリシャ語で

「苦痛」を意味するpathosの前に、否定接頭辞のaがついたもの)。つまり、相手の苦しみを無視するということであるが、感情を排したコミュニケーションの方法として、企業ではかなり頻繁に用いられている(社員は動揺を覚えたり、感情を表したりしてはいけないのだ!)。だが、もちろん、そんなふうにされたら、社員のストレスはたまるだけである。したがって、上司の態度として望ましくないものであることは言うまでもない。

▼反感

第二の態度は〈反感=antipathie〉である。これは〈部下の感情を認めはするが、共感は示さない〉という態度で、「大丈夫だ、心配することはまったくない」と優しく言われることもあれば、「きみが怒るようなことじゃない」とはねつけられることもある。だが、言い方にかかわらず、こういったやり方で感情を否定されると、部下のほうは「自分は理解されていない」という印象を持つようになる。ちなみに、antipathie(反感)という言葉は、さきほどのpathosの前に「反対する」という意味のantiという接頭辞がついてできたものである。

▼同情

第三の態度は〈同情=sympathie〉で、これは〈変化〉を告げる上司が部下の感情を理解し、その感情を共有したり、あるいは受け入れたりするというものである。このsympathie(同情)という言葉は、語源的に見ると、pathosの前に「〜と一緒に」という意味を表すsymという接頭辞がついたもので、そのままつなげて言えば、「相手と一緒に苦痛を分かちあう」という意味になる。

だが、この態度もまた、上司の部下に対する態度としては、あまり好ましいものであるとは言えない。というのも、それによって、部下は自分の〈感情〉から抜けだせなくなってしまい、前に進むことができなくなってしまうからである。ついでに言うと、これは重病の告知の場合も同じである。患者に対して常に同情的な医師というのは、決して患者のためにはならない。また、医師本人のためにもならない。そういった医師は、患者の感情に過度に同調してしまい、心理的に疲れはててしまう危険性があるからである。

▼共感

第四の態度は〈共感＝empathie〉である。これは部下の感情を完全に理解し、共有はしないけれども、全面的にそれを受け入れるというものである。この態度は、互いの間に一定の距離を置くことで初めて生まれてくる。

上司が部下にとる態度ということで言えば、おそらく、この〈共感〉がいちばんよいと思われる。というのも、この態度をとることによって、上司は部下との間に真摯な人間関係をつくれるようになるだけではなく、部下がその時々の〈感情〉にとらわれ

表16－3　部下の感情に対する上司の態度と、それに対する部下の反応

部下の感じ方／上司の態度	具体的な部下の反応		
	「話を聞いてくれた」と感じた	「理解してくれた」と感じた	「力になってくれた」と感じた
無関心	いいえ	いいえ	いいえ
反感的	はい	いいえ	いいえ
同情的	はい	はい	いいえ
共感的	はい	はい	はい

ずに前に進む、その手助けをすることができるようになるからである。その結果、〈変化〉に際する部下のストレスも、はるかに軽減できるようになる。具体的に言うと、上司は次のような言葉を部下にかけることになるだろう。「見たところ、きみはどうも心配になっているようだね。その気持ちはよくわかる。でも、今度の改革は悪いことばかりじゃない。たとえば、こういうふうに考えてみたらどうだろう……」。あるいは、「きみが腹を立てて、やる気をなくしていることはよくわかるよ。きみの望みどおりの展開ではなくなってしまったのだからね。でも、こうなってしまった以上、これから私たちに何ができるのか、一緒に考えてみよう」

こういった〈共感的な〉態度というのは、企業ではあまり見ることができない。だが、これは管轄の部署のなかで部下たちを生きいきと働かせ、その能力を最大限に引きだすうえで、管理職にとってはいちばん重要な態度である。〈変化〉というストレッサーを受ければ、部下たちの心には必ずさまざまな感情がわいてくる。要はこのストレスにまつわる感情を認め、逆にその感情をよい方向に持っていってやればよいのである。

社員を大切にする企業を目指す

職場というのは人間が働く場所である。もしそうなら、そこは人間的であるべきで、そうでなければ働く人間のストレスはたまることになる。だが、実際の企業の多くは、気前のよいスローガン（「我々の最も大切な財産、それは社員である」、等）にもかかわらず、働く人々を大切にしているとは言えない。チャップリンの『モダン・タイムス』をはじめとする多くの映画や文学作品を見ても、企業はむしろ〈人間を押しつぶすシステム〉として描かれることが多いのである。
ということで、ここからは社員を大切にするにはどのようなことがポイントになるのか、それを見ていきたい。

働くことに意味を与える

アメリカの二人の研究者、ピーターズとウォーターマンは、今から二十年も前に、一大ベストセラーになったその著書『エクセレント・カンパニー』（邦訳は英治出版）のなかで、〈財務面で優れることだけを目標としている企業は、多様な価値体系を持っている企業に比べて成功することが少ない〉ということを明らかにした。したがって、これから述べることはそれほど目新しいことではない。だが、それでもこの機会に、〈社員たちは会社の株式相場をあげることだけを目標にして、一生懸命働くことができる〉という考えがどれほど馬鹿げているか、指摘しておくのは大切だろう。

では、社員たちはいったい何を目標に働いているか？　それはもちろん、自分たちの幸福を追求するためである。もしそうなら、企業はそれを含めた形で経営方針をたてなければならない。だが、実態はそれとはかけ離れている。というのも、たとえば二〇〇一年の四月に実施された調査によると、「あなたは自分の会社が何をいちばん大切だと考えていると思いますか？」という質問に対して、「経済的利益」と答えたサラリーマンは三六％、「顧客の満足感」と答えたサラリーマンは二六％、同様にして「株主の満足感」は一九％、「会社のイメージや評判」は一四％。ところが、同じ質問に「社員の幸福」と答えたサラリーマンは、わずかに三％だったのである。

それでは、その〈社員の幸福〉とはなんなのか？　いや、もちろん、それには給料の問題も関係しているだろう。だが、その問題に加えて、おそらく、働きがいといったものが大切になるように思われる。自分のしている仕事に肯定的な意味が与えられれば、社員は幸福になる。そして、そのような仕事ができるのであれば、たとえ困難な状況に置かれてもストレスは管理しやすくなり、その影響もかぎりなく小さくなる。〈社員の仕事に意味を与えること〉、これは社員のストレスを軽減するという意味でも、企業の果たすべき責任ではないだろうか？　だが、この問題はあまりにも複雑なので、これ以上は触れないことにする。ここではただ、問題を提議しておくにとどめよう。

人間関係を円滑にする

職場が人間的であるためには、社員同士のコミュニケーションがうまくとれている必要がある。また、それができれば社員のストレスもかなり軽減する。そして、この状態を実現するためには、職場の人間と良好な関係を築きあげることができるよう、社員ひとりひとりが努力することはもちろん、企業のほうもそれを促進する態勢を整えることが大切である。具体的には次のようなことが必要となろう。


——社員が互いを尊重する雰囲気をつくり、さまざまな形の人種的偏見や差別をなくすようにする。

——社員の私生活を尊重し、また個人的なことで相談を受けたら、その秘密を守るようにする。

——社内で起こることで、必要な情報が関係者にきちんと伝えられるようにする。

——仕事上の困難、あるいは不満を上司に聞いてもらえるようにする。

給料と地位の査定を公正に行う

仕事などで多大な努力を重ねた時に、その代価として得られるものが少なければ少ないほど、ストレスのレベルは上昇する（このことは、これまでに行われた多くの研究が証明している）。もしそうなら、仕事に意味を持たせたり、社員を人間として尊重したりすることに加えて、給料や地位といった面も軽視すべきではない。すなわち、企業は社員に対して、公正な給料の査定、公正な人事の査定を行うべきなのである。

だが、これについても、実態は理想には程遠い。たとえば、一九九九年に管理職雇用協会が行った調査によると、フランスの管理職の四六％は、正当な賃金の引きあげを受けられなかったという。また、地位についても、多くのサラリーマンは自分のした仕事からして期待した地位が得られていないと感じている。この点ではまだ、企業は社員を大切にしているとは言いがたい。

社員個人に対してできること

職場のストレスに対して、企業が方策を講じるには、大きく分けて二つのやり方がある。ひとつはこれまで述べてきたように、職場環境や業務編成を変えるなど、企業が組織的に対応するやり方である。そして、もうひとつは社員がストレスをうまく管理できるよう教育するなど、さまざまな意味で社員を個人的に助けることである。そこで、これからは企業が社員を支援するという形でできることについて述べてみよう。

ストレス管理教育

まずはストレス管理教育について、アメリカの国立労働安全衛生研究所のレポートを紹介する。《企業がストレス軽減の行動を起こすとすれば、一般的な方法としては、まず労働条件改善のための組織的変更を優先して行うべきであろう。だが、そうやって労働条件改善に念入りな努力を尽くしたとしても、すべての労働者のストレスを完全に取り除くことはできない。そこで、組織的変更と合わせてストレス管理教育を行うといった方策がとられるのであるが、これは職場のストレスを軽減するのに、最も効果的な取組み方になっている》

これは要するに、ストレスの軽減には、ストレッサーの除去（職場環境の改善）と個人のストレス反応のコントロール（ストレス管理教育の推進）という方法があって、そのどちらもが大切だということである。そういったことから、英米や北欧の企業では、一般社員に対してだけではなく、管理職や幹部に対しても、個人のストレス管理を助け、教育するプログラムが実施されている。だが、この取組みは、残念なことに、フランスではまだほとんど行きわたっていない。

さて、ストレス管理教育というのは、身体、心理、感情、行動など、さまざまな領域で表れるストレス反応を個人がどうやってコントロールしていったらよいか、その方法を教えることを目的としている。だが、その具体的な方法についてはこの先の章で詳しく説明することにして、ここではちょっと費用の問題について触れてみたい。

おそらく、皆さんのなかには、こういう社員教育プログラムは費用がかかるように思っている方も多いことだろう。だが、費用対効果の点から言うと、社員にストレス管理教育を行うことは、非常に採算に合うものなのである。たとえば、アメリカでは、イクイタブル生命保険会社やケンネコット社がストレス管理教育を行ったところ、それに投じた費用一ドルに対して、ストレスが原因で失っていたと予想される費用、約六ドルが節約できたと見積もられている（したがって、投資利益率は六〇〇％ということになる）。また、やはりアメリカのコントロール・データ社では、心血管障害を防ぐために行われたストレス管理教育に社員を参加させると、病気の発症率が低くなり、そのためにかかる費用が参加しなかった社員の半分以下になるという結果が出た。いっぽうカナダでは、カナダ生命保険とノースアメリカン保険の両社で、幹部に対してストレス管理教育を定期的に受けさせたところ、生産力が三％上昇し、欠勤率が二二％減少したことが確認されている。

また、もう少し別の数字を挙げると、ストレス管理プログラムを実施した結果、ゼネラル・モーターズ社では、時間の無駄が四〇％、疾病手当が六〇％減少したと見積もられている。

さて、そこで話を元に戻すと、この項の最初に言ったとおり、ストレスを軽減するには、〈職場環境を改善してストレッサーを除去すること〉、そして、〈ストレス管理教育を実施して、社員が個人的にストレスをコントロールすることができるようにすること〉の二つが大切である。これはどちらも重要であって、どちらか一方が偏重されたり、おろそかにされたりするようなことがあってはならない。その点からすれば、「労働条件さえ改善されれば、ストレスはなくなる」という、いわば労働組合的な考え方も、あるいは「労働条件など改善しなくても、社員がストレスに負けないようにしてやればいい」という経営者的な考え方も不十分である（これは少し風刺的に言っているので、すべての労働組合や経営者がそうだというわけではない）。実際、ここ数年、職場でのストレスに対して効果を挙げてきた企業は、どこも〈職場環境の改善〉と〈社員のストレス管理教育〉という両面からの方策を講じてきたのである。

暴力の被害を受けた社員に対するサポート

ストレスに関連して社員を支援するということであれば、職務中に暴力を受けた社員に対するサポートも忘れてはならない。職場での暴力は重大なストレスの原因であり、またその影響は計りしれないからである。

さて、社員が暴力をふるわれるといった出来事が起こった場合、企業はその社員を職務上の被害者として認め、サポートを受けられるようにしてやらなければならない。この時、経営者、上司、医療・福祉チームには、それぞれちがった役割がある。以下に箇条書きにして示すと、

——経営者の役割とは、まず事件ときちんと関わりを持ち、この問題は自分たちの問題であると自覚することである（社員が暴力をふるわれたのなら、それは会社が暴力をふるわれたのと同じだという意識を持つ）。また、社員がこうむった損害を補償する必要もある。

——上司の役割とは、事件の実態を把握し、被害者に温かく接して、被害者が自分の持ち場や活動に復帰できるよう助けてやることである。

——医療・福祉チームの役割とは、暴力によるショックがどれくらいの程度のものかを見定め、経過を見守ることである。というのも、被害者は外傷性ストレスの結果、さまざまな病気を発症するかもしれないからだ。場合によっては、専門家の診察を受けさせる必要もあるだろう。

このうち、特に医療・福祉チームの役割は、被害者の気持ちを直接支えることになるので重要である。そこで、暴力がふるわれたあとの時間の経過にしたがって、このチームが果たすべき役割をもう少し詳

しく説明しよう。

〈暴力がふるわれた直後〉

この段階では、被害者は公的な形で人と接することが多い（たとえば、強盗事件のあとなら、警察官から尋問を受ける）。したがって、より人間的な形で温かく接し、話を聞いて、気持ちを理解してあげることが大切である。

〈しばらくあと〉

被害者はまだショックがさめず、感情的に動揺しているので、〈デブリーフィング＝ふり返り〉という名前で知られる措置を受けなければならない。〈デブリーフィング〉というのは、ショックな出来事を経験した人にその出来事を語らせ、そこで感情の発散（カタルシス）を行わせることによって、その出来事がトラウマとなるのを防ぎ、ＰＴＳＤ（心的外傷後ストレス障害）が発症する危険性を抑えるという作業である。医療・福祉チームは、事件が起こってからまだそれほど時間がたたないうちに、専門的な知識にのっとったうえで、この〈デブリーフィング〉を行う必要がある。

〈かなり時間が経過してから〉

事件が起こってから、かなり時間がたったからと言って、まだまだ安心することはできない。被害者は不安障害やうつ病を発症する恐れがあるからである。したがって、医療・福祉チームは被害者と定期的に面談し、その徴候が見つかったら、早めに対処しなければならない。

こうした医療・福祉チームの活動は、職場の上司や経営者の協力なしにできるものではない。したがって、経営者、上司、医療・福祉チームは最初に書いたようなそれぞれの分担を守りながら、お互いの役割を混同することなく、力を結集して、被害者の援助にあたる必要がある。その援助が系統だった形できちんと行われるようにすること――それが企業の役割である。

より個人的なサポート

さて、これまでのところを簡単にまとめると、ストレス対策として企業にできることには、①職場環境の整備などによるストレッサーの削減、②ストレス管理教育などによる社員に対する支援、③補償金の支払や心身のケアなど、ストレスの影響を受けた社員に対するサポート、の三つの段階があるということになる。このうち③については、前項では〈暴力を受けた社員〉の場合を取りあげたが、この項ではもっと全般的で、より個人的なサポートについて述べてみたい。

このサポートの役目は、まず初めに産業医が担うことになるだろう。産業医は定期健康診断のおりなどに、ストレスに悩む社員を見つけだし、その心の支えになって、専門的な医師や心理カウンセラーの相談を受けるよう勧める責任を持っているからである。また、禁煙や禁酒の相談、食餌療法や睡眠に関する助言など、ほかのさまざまなサポートも行うことができる。

もちろん、企業のほうも、そういったサポートの手助けをすることができる。たとえば、アメリカでは、社員が個人的な問題を抱えている場合に、心理カウンセリングを受けられるよう、多くの企業がホットラインを設けているという。これはひとつには、〈ストレスは治療するより、予防するほうが望ましい〉という考え方があるからだ。この考え方にもとづけば、次に述べるように、〈社員の生活をサポートする〉という発想も生まれてくる。

社員の生活をサポートする

　ここ数年、多くの企業では社員に向けてさまざまなサービスを実施するようになってきた。社員食堂を備えることはもちろん、託児所や社員向けの駐車場、はては自動車の修理施設まで準備している企業が出現しているのである。それだけではない。クリーニング・サービスを導入した企業もあるし（朝、出社した時に下着や洋服を預ければ、夕方、退社する時には洗濯されてアイロンまでかけられたものを受け取ることができる）、旅行代理業務を行ったり、トレーニング・ジムを持っていたりする企業もある。また、アメリカのホテル・チェーン、マリオット社には、仕事のことや私生活のことで社員が自由に相談できるホットラインがある。

　こういったサービスは、もちろん、社員には評判がよいが、企業のほうからすると、どんなメリットがあるのだろうか？　そのひとつは、自社をより魅力的なものにし、優秀な幹部候補生を惹きつけることである。そして、もうひとは、社員のストレスを軽減し、その結果として、生産性を高めることである。

　すでに見てきたとおり、ストレスというのは仕事上のものに私生活のものが加わることによって、社員を苦しめる。また、一見、取るに足らないことでも、小さなものが数多く重なることによって、仕事に大きな影響をもたらす。もしそうなら、社員の生活をサポートすることによって、仕事の能率を高めることができる。たとえば、子供が熱を出していれば、母親である社員は欠勤するか、あるいは出勤しても仕事に手がつかないだろう。それなら、無料のベビー・シッターを派遣したほうが効率的である。また、会社に自動車の修理施設やクリーニング・サービス、トレーニング・ジムがあれば、そこに行くための時間が節約になり、社員はその分、仕事に打ちこめるはずである。

いや、人によっては、このように「社員に個人的なサービスを提供してまで生産性をあげようとするのはおかしい」と思うかもしれない。また、ひと昔前の家族主義的経営のように、企業が何から何まで面倒を見ることは、社員の幼児化につながると言う人もいるかもしれない。逆に社員のほうからしても、職場と家庭の区別がつかなくなって、嫌だと感じる人もいるだろう。

だが、こういったサービスは上から押しつけられた場合に問題になるのであって、そうでなければ、社員も企業も誰もがその恩恵を受けることができる。要は、どちらも得をする関係が成り立てばよいのである。

17 リラックスすることを覚える

語黙動静体安然／縦い鋒刀に遇うとも常に坦坦／仮饒毒薬も亦閒閒
（話していようと、黙っていようと、動いていようと、じっとしていようと、いつどんな時にでも身体は落ち着いている／剣を目の前にしても、気持ちは動じない／たとえ、毒を目の前にしても）
——永嘉大師（ようかだいし）『証道歌』

前章では主に〈ストレスに対して企業ができること〉を考えた。だが、もちろん、ストレスの対策を企業に任せっきりにするわけにはいかない。そこで、ここからは、私たちが個人でできることについて述べることにする。そのなかでも、この章では〈身体的なストレス反応をコントロールする〉ということで、リラクゼーションの話をしてみたい。

ストレスと身体反応

すでに見てきたとおり、私たちがストレスを受けた時、最初に起こる反応というのは身体的なものである。心臓がどきどきしはじめ、呼吸が速くなり、筋肉が緊張する。ところが、この反応は〈危険な敵に出会って、逃げだすか、あるいは闘うか〉といった時には役に立つが、職場でのストレッサーに対してはほとんど意味を持たない。同僚が機嫌を悪くしたからといって、あるいはコピー機が故障したからといって、顧客から嫌味を言われたからといって、身体が〈闘争、あるいは逃走〉のために準備しても、しかたがないからである。逆に、そうやって身体が緊張していれば、一日の終わりには疲れはててしまうことになる。そこで、ストレス管理の第一の戦略は、このストレスによる身体的反応をコントロールすることにある。そのためには、まずリラクゼーションについて知る必要がある。

リラクゼーション反応

リラクゼーション反応とは、生理学的に言うと、ストレス反応とは正反対の状態だと言える。すなわち、ストレス反応が起こると、鼓動が早まり、血圧が上昇し、呼吸が激しくなって、筋肉が緊張する。また指先に汗をかいたり、身の毛がよだったり、瞳孔が散大したりする。ちょうど、それと反対の状態になるわけである。こうしたことから、一九七〇年以降、ハーバート・ベンソンをはじめとする多くの研究者が、人為的にリラクゼーション反応を引き起こすことによって、ストレス反応を抑える方法を考えるようになった（ベンソン他『リラクセーション反応』邦訳は星和書店）。

いや、今、「人為的にリラクゼーション反応を引き起こす」と書いたが、この点でもストレス反応とリラクゼーション反応は対照的な特徴を持っている。というのも、ストレス反応のほうがもともと遺伝的に組み込まれているのに対して（私たちはこの反応を穴居人から受け継いでいる）、リラクゼーション反応のほうは先天的に備わっているものではないので、訓練をしないと身につけることができないからである。

とはいっても、このリラクゼーション反応は、深い睡眠に入ると起こるものなので、私たちにとっては決して未知のものではない。すなわち、身体の緊張が解けて、筋肉が弛緩し、鼓動がゆっくりになって、呼吸もゆったりとした状態――この状態が深い睡眠時の状態であり、またリラクゼーションの状態でもあるわけである。したがって、リラクゼーションの訓練とは、端的に言うと、「目が覚めている時に、この睡眠時の状態をつくりだそう」ということなのである。

リラクゼーションの方法

リラクゼーションには数十種類の方法がある。だが、そのうちのどれを選ぶかは、目的によって決める必要がある。たとえば、バスの運転手にとっては、ヨガを覚えることは、渋滞中にどうにか〈蓮の花〉のポーズをとるくらいしかできないので、あまり有効ではない。それよりも、もう少し簡単に筋肉をリラックスさせるだけの方法を覚えたほうがいいだろう。

そういった目的のほうから分類すると、おおざっぱに言って、リラクゼーションには次の三つのタイプがある。

〈身体的リラクゼーション〉

筋肉を弛緩（リラックス）させ、鼓動を静め、血圧をさげるリラクゼーション。ストレス管理には、この方法が有効である。

〈心理的リラクゼーション〉

身体をリラックスさせることに加えて、〈意識〉や〈無意識〉に働きかけるリラクゼーション。ソフロロジー（意識集中法）や催眠法などがこれに含まれる。だが、ストレス管理には特に必要ではない。

〈哲学的リラクゼーション〉

瞑想などによって自己が世界と調和することを目指すリラクゼーション。ヨガの行者などが行う、いわば哲学的、宗教的なリラクゼーションである。身体をリラックスさせることが目的ではないが、結果としては筋肉が弛緩し、鼓動も静まって、身体はリラックスする。ただし、ストレス管理という観点からすると、この方法には、〈修得するまでに時間がかかりすぎる〉という難点がある。その意味では、身体的リラクゼーションのほうが、ずっと簡単で効果的である。

ということで、ここからはストレス管理に有効なリラクゼーションである〈身体的リラクゼーション〉に的を絞って、話を進めよう。このタイプのリラクゼーションの方法には、シュルツの〈自律訓練法〉と、ジェイコブソンの〈漸進的弛緩法〉の二つがある。この二つの方法は、さまざまなヴァリエーションを生みだしながら世界各地に広まっているが、それは要するに、この二つの方法がそれほど簡単であり、また効果的だということである。

では、この二つのうちどちらを選んだほうがいいのか？　それは一概には言えない。また、どちらを選んだとしても、さして重要な問題ではない。実際、ドイツやフランスではシュルツの〈自律訓練法〉が用いられることが多く、英米や北欧ではジェイコブソンの〈漸進的弛緩法〉が実行に移されることが多いが、これは良し悪しの問題というより、文化のちがいだと言ったほうがいいだろう。

以下、この二つのリラクゼーションの方法について説明する。

シュルツの自律訓練法

この方法は、主として〈重い〉という感覚と〈温かい〉という感覚の二つの感覚をイメージ・トレーニングすることによって、筋肉の弛緩をはかり、身体をリラックスさせるというやり方をとる。では、それにはどんな意味があり、またどんなイメージ・トレーニングをすればよいのだろう？

▼手足が重いという感覚

筋肉が弛緩している時、私たちはそれを重さとして知覚している。たとえば、居眠りをしている時、突然、空中を落下するような感覚にとらわれて、はっとして目が覚めることがあるが、これは筋肉が急激に弛緩するために起こる現象である。そういったことから、逆に私たちはイメージ・トレーニングによって〈重さ〉の感覚を身につけることで、実際に筋肉を弛緩（リラックス）させることができる。具体的に言えば、手や足が鉛でできているイメージを思い浮かべる。そして、その結果、「手足が重くて持ちあがらない」という感覚が持てるまで、訓練を続けるのである。

▼指先が温かいという感覚

重さが〈筋肉の弛緩〉につながるのと同じように、指先が温かいという感覚は〈血管の拡張〉という現象につながっている。すなわち、反対から言えば、毛細血管が広がると、指先まで血液が行きわたり、温かく感じるのである。この原理は〈ストレス反応が起こると、指先が冷たくなる〉という現象を思い出せば、容易に理解できる。ストレス反応が起こった時は、心臓や筋肉に大量に血液を送りこむため、

・私は完全に落ち着いて、くつろいでいる。

この訓練には15分ほどかかる。最初のうちは、１日に１度か２度練習することが必要である。

表17－1

自律訓練法——シュルツによるリラクゼーション法

それでは〈自律訓練法〉というのは、いったいどのように行えばよいのか？　その実例を紹介しよう。

まず横になるか、ゆったりと座った姿勢をとる。それから、下の文章を心のなかで言ってみるか、あるいはテープに録音してそれを聴きながら、〈重さ〉や〈温かさ〉のイメージ・トレーニングをする。

心のなかで言うか、テープに録音して聴く文章

・私は横になって、目を閉じている。
・できるだけ落ち着いて、くつろごうとしている。
・もう外の物音は聞こえない。聞こえても反応しない。
・自分の考えも気にしない。考えが浮かんで、消えるまま放っておく。
・十分に深く何度か息を吸い込む。
・私はすっかり落ち着いて、くつろいでいる。
・徐々に両腕が重くなってくる。気持ちのよい重さが少しずつ両腕を満たしてくる。
・両脚も重くなってくる。気持ちのよい重さが少しずつ両脚を満たしてくる。
・身体全体も重くなってくる。
・私の身体は重い。ずっしりと、気持ちのよい重さに満たされている。
・私はすっかり落ち着いて、くつろいでいる。
・深く、ゆっくりと呼吸をする。
・呼吸が穏やかで、ゆったりしているのがわかる。
・冷たい空気が口や鼻から入り、温かい空気がのどをつたって口や鼻から出ていくのがわかる。
・息を吐くたびに、身体がほぐれていくのがわかる。
・緊張が解けていくような気がする。
・今度は指先が温かくなってくる。温かくて気持ちがいい。
・両手の先に太陽の光を浴びているような気がする。
・両手が温かくて気持ちがいいのを感じる。
・両手が温かくて気持ちがいい。
・呼吸は穏やかで、ゆったりとしている。
・私はすっかり落ち着いて、くつろいでいる。
・今度はおなかのくぼみが温かくなってくる。
・息を吐くたびに、おなかのくぼみが温かくなってくる。
・おなかが温かくて気持ちがいい。
・息を吐くたびに、おなかが温かくて気持ちがいい。

毛細血管までは血液がまわらなくなる。その結果、指先が冷たくなるのだが、リラクゼーション状態では、その反対のことが起こるわけである。これはレイノー病と呼ばれる指先が冷たくなる病気の例を見てもわかる。この病気はストレスによって引き起こされるものではないが、ストレスによって悪化することはよく知られているからである。

では、〈指先が温かい〉という感覚を身につけるには、どういったイメージ・トレーニングをすればよいのだろうか？　たとえば、降りそそぐ太陽の光線が指先を温めてくれているところを想像する。あるいは、暖炉の火に手をかざしたり、お風呂のお湯に手をつけたりした時のことを思い浮かべてみる。いや、選ぶイメージは何でもかまわない。温かいという感覚を与えてくれるものなら何でもよいのである。そして、この温かいというイメージが頭のなかにできたら、そのイメージを実際の感覚として指先に移していく。そうやって、自分の状態をリラクゼーションの方向へと変えていくのである。

ジェイコブソンの漸進的弛緩法

こちらの方法は、実際に筋肉を動かすことによって行われる。すなわち、最初に筋肉を収縮させて、そのあとで弛緩させるという訓練を行うことによって、筋肉が弛緩（リラックス）した状態に持っていこうというのである。これはちょっとブランコに似ている。ある方向に行こうと思ったら、まずそれとは反対の方向に行かなければならないのである。実際、身体がそれほど緊張していないのに、「さあ、肩の筋肉を弛緩させよう」と思ったところで、実行に移すのは難しい。だが、最初に筋肉を収縮させ、その緊張を意識したうえで弛緩させるのであれば、比較的簡単だろう。

この方法を続けていくと、次第に上達するにつれて、ほんの少し筋肉を収縮させるだけで、そのあとに大きく弛緩させることができるようになる。そして、さらに訓練を重ねていけば、ほとんど筋肉を収縮させなくても、完全に弛緩させることができるようになるのである。

こうして見ると、このジェイコブソンのリラクゼーション法は、ある意味で行動的な方法である。したがって、シュルツの自律訓練法のように、じっとしったままでリラックスするやり方が苦手な人には向いていると言える。

簡単リラクゼーション

さて、今述べてきた二つのリラクゼーションの方法は決して複雑なものではないが、それでもある程度の時間はとられてしまう。そこで、これよりもさらに簡単なリラクゼーションの方法を紹介しよう。実際、いくら効果的な方法だといっても、それが容易に実行できないようであればなんにもならない。それよりも、より簡略化したリラクゼーションをきちんと行ったほうがずっと効果的なのである。

このやり方の要点は三つである。

(1)楽な姿勢をとる

これについては、身体が楽になるなら、どんな姿勢でもかまわない。もちろん、横になることも可能だが、そうすると眠たくなることも多く、職場で行うリラクゼーションにはふさわしくない。また、ストレスをコントロールするために行うリラクゼーションは、目覚めた状態で身体をリラックスさせることを目的とするので、その点でも望ましくない。そういったことからすると、いちばんいいのは肘掛椅子に座ることである。肘掛けに腕をおろして、ゆったりと身体を落ち着かせる姿勢がとれたら、それが最高である。しかし、このリラクゼーション法は普通のいすに座ってでも、また立ったままでもできる中する。それから、胸郭を外側に広げるようにして、胸部の筋肉を緊張させながら、息を吐きだす。胸部と腹部の筋肉に神経を集中して、その緊張を確かめる。ゆっくりと弛緩する。普通に息を吸いこみ、そうして吐きだす。

- 次は下半身。まずは右の腿に神経を集中する。脚を持ちあげて筋肉を収縮させる。緊張を持続させる。しばらくしたら、脚をおろしながら、ゆっくりとゆるめていく。腿の筋肉が弛緩していく感覚をしっかりと確かめる。
- それが終わったら、今度は右の足先とふくらはぎの筋肉を収縮させる。具体的には、脚を持ちあげ、爪先を地面に強く突きたてる。緊張を感じる。筋肉が弛緩する感覚に十分神経を集中させながら、緊張をゆるめていく。
- 左の腿、そして足先とふくらはぎも上と同じようにする。筋肉を収縮し、緊張を持続させる。それから、しっかりと弛緩を感じながら徐々にゆるめていく。
- 最後に身体全体が弛緩しているのを感じるようにする。手も、腕も、顔も、首や肩も、胸部や腹部も、脚も足先もすべての筋肉が弛緩して、緊張が解けた状態にする。

この訓練には10分から20分かかると思われる。最初は、1日に1度か2度、行うことをお勧めする。

表17-2

漸進的弛緩法――ジェイコブソンによるリラクゼーション法

本文でも述べたとおり、〈漸進的弛緩法〉の目的は、自分で筋肉のリラックス状態をつくることである。そのためには、まず筋肉を緊張させ、それからゆっくりとその緊張をゆるめていくというエクササイズを繰り返す。このエクササイズを行うのに、通常用いられる姿勢は座った姿勢である。また、どの筋肉をリラックスさせるにしても、そのやり方はいつもまったく同じである。

1）ある筋肉を強く収縮させ、筋肉が緊張した感覚に神経を集中させる。

2）その筋肉を徐々に弛緩させ、緊張がゆるんでいく感覚に神経を集中させる。そして、回を追うごとにより大きな弛緩状態が得られるようにする。

3）このエクササイズをそれぞれの筋肉ごとに2度繰り返し行う。呼吸は穏やかに行い、ひとつのエクササイズが終わって、筋肉が弛緩状態になるたびに大きく息を吸って吐きだす。

それでは、実際にはどうやればよいのか、実例を挙げて説明しよう。

・目を閉じて、静かにゆっくりと、規則正しく呼吸をする。

・右手を握りしめ、前腕のほうに折りまげる。そうやって、手から前腕にかけての全体の筋肉を収縮させて、緊張を感じる。それからゆっくりと、緊張を解いていき、筋肉を完全に弛緩させる。この時、緊張した感覚と弛緩した感覚のちがいに神経を集中させる。

・次に右手が肩に届くまで前腕を折りまげ、筋肉を収縮させる。緊張を感じ、それから次第にゆるめていく。弛緩を感じる。

・今度は左手、左腕で上と同じことをする。筋肉を収縮させ、緊張を感じる。それから、筋肉が弛緩する感覚をしっかりと確かめながら、緊張をゆるめていく。

・その次は額の筋肉に神経を集中させる。額の皮膚に皺がよるまで眉を持ちあげて、筋肉を収縮させる。緊張を感じる。緊張をゆるめる。そうして、弛緩の感覚を確かめる。

・次に目の周辺とまぶたの筋肉を収縮させる。具体的には、できるかぎりきつく目を閉じる。筋肉が緊張しているのを感じたら、徐々にその緊張をゆるめていき、筋肉が弛緩していくのを感じる。

・それが終わったら、今度は首の筋肉を収縮させる。顎が胸につくまで頭を前の方に傾け、緊張を感じる。そして、緊張が解けていくのを感じながら、筋肉を弛緩させる。

・次は肩の筋肉。両肩をできるたけ高く、頭がめりこむくらいに持ちあげる。緊張を感じる。それから、弛緩の感覚に神経を集中しながら、筋肉をゆるめていく。

・上半身の最後は、胸部と腹部の筋肉。まず胸郭を内側に縮めるようにして、胸の筋肉を緊張させながら、大きく息を吸いこむ。そうして、胸部と腹部の筋肉に神経を集

ので、肘掛椅子がなければそれでもかまわない。

(2)筋肉を弛緩させる

弛緩させる筋肉は、額や顎、肩、腕、手首といった一部の筋肉だけでかまわない。また、そのやり方も、〈自律訓練法〉のように〈重さ〉や〈温かさ〉を感じる方法であっても、〈漸進的弛緩法〉のように緊張と弛緩を繰り返す方法であっても、どちらでもかまわない。

(3)呼吸をコントロールする

この簡単リラクゼーションで特に大切なことは、呼吸をコントロールすることである。身体が活動していないのに呼吸が速ければ、それはストレス反応が起こっているという証拠である。したがって、呼吸をゆっくりとさせることによって、その反応を抑えるのである。リラクゼーション状態の時には、呼吸は一分間に五回までに抑えることができる(一回呼吸をするのに十二秒というペース)。なお、この時の呼吸の仕方は腹式呼吸でなければならない。すなわち、息を吸いこむ時には腹がふくらみ、息を吐きだす時には腹がへこむという呼吸の仕方である。

何のためにリラクゼーションを行うか?

ストレス管理——つまり、ストレスをコントロールするという観点からすると、リラクゼーションの目的は、これから説明する〈ストレスから来る疲労を回復する〉、〈ストレスを予防する〉の二つに絞られる。

疲労を回復する――本格的なリラクゼーション

この目的でリラクゼーションを行うのは、職場よりも自宅のほうが多い。というのも、これにはある程度の時間がかかるからだ。ストレスの多い一日を過ごしたあと、職場から自宅に戻り、リラクゼーションを実行して、身体の緊張を解きはなつ。そうやって思う存分リラックスすることによって、初めて疲労が回復するからである。その意味からすると、出張のための列車や飛行機のなかでも同じようにできる。

また、それだけの時間が確保できるならば、職場で行うことも不可能ではない。たとえば、会社の幹部であれば、十分ほど誰にも邪魔されないような環境を整えて、執務室で行うことができるからである。実際、アメリカでは、幹部のほぼ二人にひとりが執務室で疲労回復のためのリラクゼーションを行っていると考えられている。その証拠に、執務室のドアに〈リラクゼーションを実施中のため、しばらく邪魔をしないでください〉というボードがかかっていても、もう誰も驚く人はいないのである。

職場で疲労回復のリラクゼーションができるという点で言えば、日本も負けてはいない。というのも、日本には、会社のなかに〈照明を暗くして、心地よい音楽が流れる静かな部屋〉を用意して、社員に自由に使わせている企業もあるということだからだ。そういった会社では、社員は休憩時間になると、その部屋に来て肘掛椅子に座り、疲労が回復するまでゆっくりとリラックスすることができるのである。

フランスには、もちろん、こういった文化はないので、「仕事中に疲労回復のためのリラクゼーションをしたい」などと言ったら、お笑い草にしかならないだろう。私たちの休憩と言えば、せいぜい廊下にある自動販売機にカフェインをとりにいくくらいで（だが、これは逆にストレス反応を活性化させることになる)、身体をリラックスさせるには程遠い。これでは蓄積した疲労を一掃するなど、とうてい無理な話である。

だが、ストレスを上手にコントロールし、その悪影響を最小限にとどめようと思ったら、ともかく身体中の筋肉を弛緩させることによって、疲労を回復することしかない。そこで大手ホテルなどが行っているマッサージ・サービスがおおいに役に立つことになる。また、タラソテラピー(海洋療法)やほかのいくつかの方法も、ストレスから生じる身体的緊張を解きほぐし、疲労回復をはかるのに効果がある。だが、こういった方法には次のような難点もある。

――完全なリラクゼーションを行うために必要な時間や手間がかかりすぎる。たとえば、実際問題として、〈まる一週間、タラソテラピーセンターに滞在する〉というのは決して簡単なことではない。

――疲労回復のためのリラクゼーションというのは、あとからストレスを解消することでしかない。したがって、ストレスを予防することはできないのである。

こういったことから、もっと簡単にできて、ストレスを予防するためのリラクゼーションの必要が出てくる。次に紹介するのは、それを目的としたリラクゼーションである。

ストレスを予防する――ミニ・リラクゼーション

ストレスを予防するためのリラクゼーションをするなら、ミニ・リラクゼーションを行うとよい。ミニ・リラクゼーションというのは、その名のとおり、非常に限られた形でのリラクゼーション法である(前に紹介した簡単リラクゼーションよりもさらに簡単)。その特徴は、まずは時間が短くてすむこと(十秒、あるいはそれより短くてもよい。一分を超えることはほとんどない)、次に一回に行うエクササイズが限られていること（ゆっくりと腹式呼吸をする、あるいは、さまざまな筋肉のうち、肩や顎、手首など、ひとつの筋肉だけを弛緩させればよい）、である。これならば、一日に何度でも、またいろいろな状況で行うことができる。というのも、職場でも渋滞中の車のなかでも、順番待ちの列のなかでも、あるいは電話で相手を呼び出し中にも、立った姿勢でも、座った姿勢でも、いつでも、どこでも実行に移すことが可能だからである。

ただ、この方法で、唯一難しいのは、実行しようと思うということである。そこでこのあとは、ミニ・リラクゼーションを習慣として実行できるようにするための二つのコツを紹介しよう。

――メモを活用する。〈ミニ・リラクゼーション〉と書いた小さな付箋紙を電話のそばや車のダッシュボード、手帳など、一日に何度も目をとめる場所に貼っておく。これは昔からある（だが、非常に効果がある）、ハンカチ結びのやり方である。

――何かの行動と結びつけて行う。たとえば、受話器を置くたびに五秒間リラックスするなど、一日に何回か必ずすることと結びつけてミニ・リラクゼーションを行う。電話をかける時でも、車を発進させる時でもかまわない。こうすれば、毎日、自然にミニ・リラクゼーションを実行する習慣を身につけることができる。しまいには、ことさら意識しなくても、できるようになっているだろう。

もちろん、ミニ・リラクゼーションでは、本格的なリラクゼーションを行う時ほど高いレベルでの身体の弛緩状態は得られない。だが、いっぽうで本格的なリラクゼーションを行いながら、ミニ・リラクゼーションを定期的に実行するのであれば、その効果は計りしれないものとなる。

では、ミニ・リラクゼーションを行うと、どうしてストレスの予防に役立つのか？　それは一日に何回か実行すると、身体の緊張状態を一定のレベルで抑えることができるからである。すなわち、一日が終わるまで、ストレスを高いレベルのままで放っておかなくてもすむようになる。その結果、ストレスによる疲労が身体に蓄積をするのを防ぐことができるのである。

リラクゼーションと感情

このように、リラクゼーションは〈身体的なストレス反応〉を抑えるのに役に立つ。それでは、〈感情〉に対しては、どう作用するのだろうか？これに関しては、まず、四十年前にアメリカのシャクターとシンガーという二人の心理学者が行った実験を紹介しよう。

シャクターとシンガーは、被験者である学生たちに、ビタミン剤だと偽ってアドレナリンを注射すると、隣の部屋に行って、ある人が来るのを待つよ

グラフ17－1　本格的なリラクゼーションとミニ・リクゼーションとの効果の比較

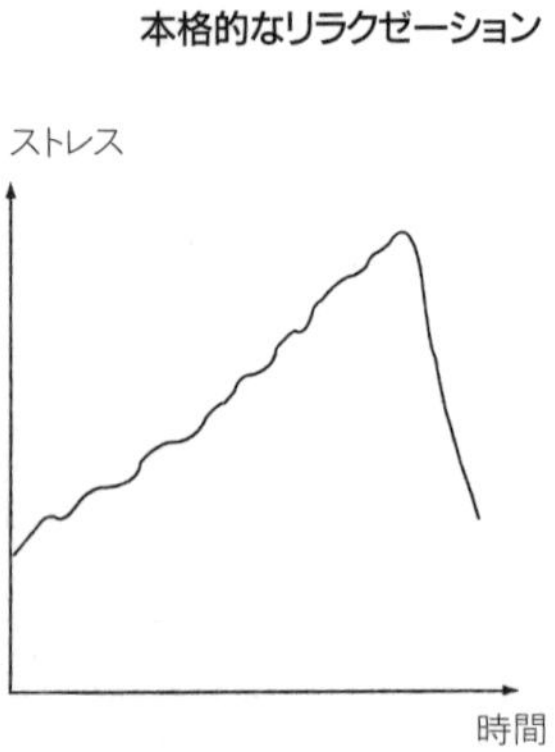

1日の終わりにだけ、本格的なリラクゼーションを行った人のストレス曲線

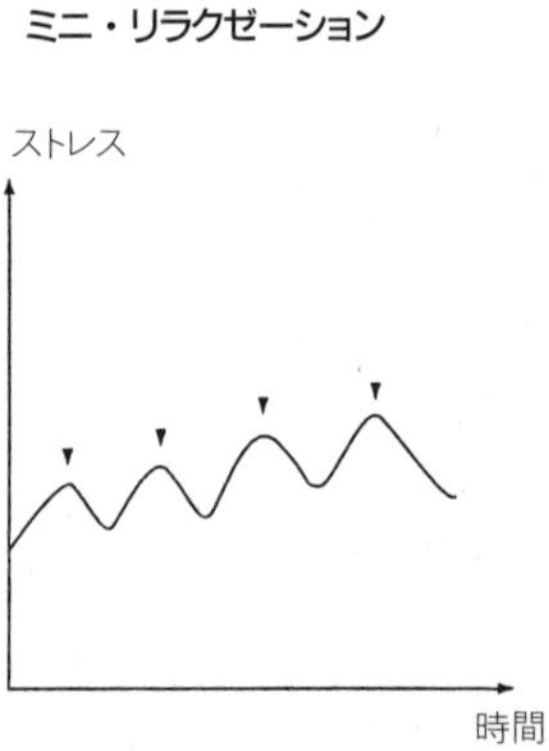

1日の途中で、何度かミニ・リラクゼーションを行った人のストレス曲線

この2つの曲線から見ると、1日の終わりに1度だけ本格的なリラクゼーションを行っても、1日に何度かミニ・リラクゼーションを行っても、最終的にはどちらもストレスのレベルがかなり低くなっていることがわかる。だが、1日のなかの動きを見ると、ミニ・リラクゼーションのほうは、ストレスのレベルが非常に高いところまで上昇するのを防ぐことができる。これがミニ・リラクゼーションの長所である。

うにと言った。この時、学生たちは、①この薬には神経を興奮させる副作用があると知らされた、②神経を興奮させる副作用があると知らされなかった、③神経を興奮させる副作用があると知らされず、実際は食塩水を注射された、という三つのグループに分けられた。

さて、そこで注射された学生たちが隣の部屋に行って待っていると、あらかじめ実験者と打ち合わせた俳優が入ってきて、喜びの演技と怒りの演技をした。すなわち、シャクターとシンガーの実験の目的は、アドレナリンが物理的にどれだけ感情に影響を与えるか、また自分の感情が薬のせいだと知っている場合と知らない場合では、その反応にはどれほどちがいが表れるのか、それを知ることにあったのだ。

実験の結果は、もちろん、どの学生も俳優の演技につられて、喜びや怒りの感情を抱いたが（身体的には呼吸が速くなり、顔が紅潮した）、その程度は三つのグループによってかなり差があった。というのも、まず副作用があると知らされていた学生たちは、知らなかった学生たちに比べて、喜びや怒りの感情が小さく、身体的な興奮の度合いも少なかった。これは、自分たちの反応が薬の副作用によるものだと自覚していたためである。いっぽう副作用があると知らされていなかったグループで見ると、アドレナリンを注射された学生たちは、食塩水を注射された学生たちよりもはるかに強い感情を抱き――すなわち身体的興奮を示し、しかも、その程度は注射されたアドレナリンの量に比例していることがわかった。ちなみに、食塩水を注射された学生たちは、この三つのグループのなかで、いちばん興奮の度合いが少なく、感情の動きも小さかった。

この実験からは、〈人は内側からわいてきた感情によっても、あるいは、それ以外の方法によっても、身体的に興奮する〉、だが、〈その興奮の強さは感情の強さを決定する〉という二つのことがわかる。このことは、その後に行われた多くの実験によって裏づけられている。

アドレナリンを注射するということは、人工的にストレス状態をつくりだすということである。このことからすると、人はストレス状態になると、強い感情を抱くということがわかる。

逆にリラクゼーションの状態にいる時には、強い感情は起こりにくい。実際、身体がリラックスして、心臓の鼓動がゆっくり打っている時に、激しい恐怖や怒りを感じているということはあり得ないのである。

もしそうなら、私たちはリラクゼーションを行うことによって、感情を小さくすることができる。感情を

飛行機恐怖症とリラクゼーション

リラクゼーションは恐怖症の治療にも用いられて、大きな成果を収めている。そこで、ここでは「飛行機に乗るのが怖い」、あるいは「飛行機に乗ると大きなストレスを感じる」という恐怖症の例を挙げて説明しよう。

こういった人々の治療をするためには、まず初めに、本格的なリラクゼーションを行って、完全にリラックスしてもらう。次に、その状態でいる間に、飛行機に関連して、ほんの少しストレスを感じるような状況を経験させる。たとえば、飛行機の騒音を録音したものを聞かせたり、あるいは空港のロビーにいるところを思い描いてもらったりする。そうすると、普段ならたちまちストレスを感じて不安になるのに、この場合は心身が深いリラックス状態にいるので、ほとんど不安を感じないでいられる。そして、こういったことを何度か繰り返していくうちに、たとえリラックス状態にはいなくても、不安を感じなくてすむようになるのである。

そうなったら、今度はストレスのレベルをあげて、やはりリラクゼーションの状態にいる時に、もう少し不安な状況を経験させてみる。たとえば、飛行機に乗りこんだり、あるいは飛行機が離陸したりする時のことを思い浮かべてもらう。こうしてだんだん強いストレスに慣らしていくと、最終的にはもっと恐ろしい状況、たとえば〈乱気流のなかを飛行機が飛んでいる〉といった状況にも立ち向かえるようになってくる。これを〈脱感作〉(刺激に対する敏感さがだんだん減少していくこと)という。

ちなみに、この脱感作の方法は、エール・フランスをはじめとする世界中の航空会社で、〈飛行機恐怖症に対して効果のある方法〉として推薦されている。実際、航空会社の調べによれば、この方法によって飛行機恐怖症の約70%が改善されたということである。

なくすことはできないが、その強さをコントロールし、その悪影響を最小限に抑えることはできるのである。

18　考え方を変える

自分が奴隷だと思えば、それだけで人は奴隷になる
——アラン『精神と情熱とに関する八十一章』

ストレスのメカニズムのところで説明したように、ストレス反応というのは、大脳が——つまり、私たち自身がその状況を危険が大きなものと見なした時に生じてくる。これは別の言い方をすれば、ストレッサー自体にはストレス反応を引き起こす力はないということである。たとえば、渋滞につかまったからといって、必然的にストレス反応が起こるわけではない。会社に遅刻する危険が大きいと判断したからこそ、ストレス反応が起こるのである。

また、やはりストレスのメカニズムのところで指摘したように、同じストレッサーに直面しても、人はそれぞれにまったくちがった反応を示す。さきほどの渋滞の例で言えば、それによってものすごくストレスを感じる人もいれば、まったく感じない人もいる。つまり、ストレスというのは、その状況をどう感じるのか、どう判断するのかという、個人の感じ方、判断の仕方によってちがってくるのだ。

さて、この〈感じ〉や〈判断〉というのは、当然のことながら、ひとつの〈考え〉として頭に浮かんでくる。たとえば、渋滞で身動きがとれなくなって、この状況が危険だと判断してストレスを感じたとしたら、頭のなかには次のような考えが浮かんでくるだろう。「ちくしょう！　これじゃ遅刻しちゃう

じゃないか！」、「まったく、どうなってるんだ？　もっと速く進めないものかね」。あるいは、上司に不愉快な指摘をされてストレスを感じた時には、こんなふうに考えていることだろう。「この人は部下の仕事に決して満足しないんだ！」、「せっかく苦労してやったのに！」、「自分は嫌われているんだ！」

もしそうなら、ストレスを管理（コントロール）するためには、この考えをコントロールすればいいことになる。つまり、ストレス反応を促進させるかどうかは、私たちの考え方次第なのだ。

考え方によってストレスの程度は変わる

ここで三人の人間を思い浮かべてみよう。アリスとベルトランとジェロームである。この三人は、いずれもピエールという部長のもとで仕事をしている。ところが、ある日、このピエールが一年の総括をするために三人を部屋に集め、「三人とも仕事の期限に遅れることが多い」と指摘した。そして、「これからは、きちんと期限を守ってもらいたい」と厳命した。

さて、ピエールの部屋を出てから、アリスとベルトラン、ジェロームの頭にはどういう考えが浮かんだのだろうか？　ひとりずつ見てみよう。

アリス　「言われたことは、はっきりしているわ。もっとてきぱきと働いて、期限までに間に合わせればいいのね。それならできることだと思うわ」

ベルトラン　「とうてい裁ききれないような仕事を与えておきながら、期限を守れだと！　冗談じゃない！　部長にはなんにもわかっちゃいないんだ。そうじゃなければ、ストレスを与えて楽しんでいるんだ！」

ジェローム　「期限がどうとか言っていたけど、本当はそうじゃない。部長は、君には処理能力がないって、そのことを言いたかったんだ。ああ、どうしよう。このままではじきにクビになってしまう……」

この三人のうち、いちばんストレスを感じなかったのはアリスであり、反対にいちばん感じたのはジェロームだろう。といっても、ピエールは三人の部下に同じことを伝えたのであり、誰かに対して特別なコメントを加えたわけではない。また、その伝え方も、相手を尊重した適切なものであった。したがって、この三人の感じたストレスの程度のちがいは、ストレッサー（上司の指摘）から生じたのではなく、そのストレッサーをどう感じて、どう判断したか、そして、その状況をどのように捉えたかという、その考え方のちがいから生じたのである。ピエールから指摘を受けたあと、三人の頭のなかにはちがった考えが生まれている。そして——当然のことながら——このちがった考えは、この三人にさらにまたちがった行動をとらせることになる。アリスはてきぱきと仕事をするようになり、ベルトランは文句を言いながら、嫌々働くようになるだろう。ジェロームは不安のあまり仕事ができなくなり、そのせいで、恐れていたとおり解雇されてしまうかもしれない。

このように、私たちは一日のうちに起こるさまざまな出来事に対して、それぞれ個別の考え方で反応している。したがって、その時々の考え方をうまくコントロールすれば、ストレスの感じ方がちがってくるということになる。だが、そこでひとつ問題がある。というのも、頭に浮かぶ考えというのは、自然に浮かんできて、そのまま定着してしまうことが多いからだ。そこで、ストレッサーに対する考え方をコントロールしようと思ったら、まず自分が今、何を考えているか、もっと意識する必要が出てくる。

表18-1　どんな考えがストレスを強めるか?

これは、ストレッサーに対してどんな考えを持てば、ストレスが大きくなるのか、あるいはストレスを小さくできるのか、状況に即して考えていただくためのものです。まずは、次のような状況に直面しているところを想像してみてください。それから、それぞれの状況に対して、ストレスが強くなるような考えを書きだしてみてください。次に、ストレスを小さくできるような考えを書きだしてみてください。

状況1

上司があなたに報告書を突きかえしてきました。あなたは自分ではよくできたと思っていたのですが、その報告書には多くの訂正がなされ、あちらこちらに削除線が引かれていました。また、ページの最後には「非常に不十分、全面的に見直すように」との評価がなされていました。

ストレスが強くなる考え	ストレスを小さくできる考え

状況2

社内会議であなたが発言をしているのに、同僚のひとりがそれをさえぎって、あなたの意見を批判しました。あなたはその同僚に反論しようとしましたが、出席者は誰もが同僚のほうの意見に同調しています。そのうちに、会議は次の議題へと進行してしまい、あなたは反論する機会も与えられませんでした。

状況3

大切な取引先からクレームの電話がかかってきました。先方はひどく不満そうです。というのも、1週間以上前に出した急ぎの手紙にあなたが返事をしていなかったからです。あなたは確かに手紙を受け取ったこと、そして実際に返事を出すのを忘れていたことを思い出しました。

状況4

あなたは少し気の弱い同僚のひとりに、仕事のことで注意をしました。ところが、別に責めるような口調で言ったわけではないのに、その同僚はがっくりと肩を落として泣きだしてしまいました。

状況5

社内の会議で業務報告をしなければならなかった時のことです。その会議には社長をはじめ、取締役全員と、一緒に仕事をした同僚何人かが出席していました。ところが、あなたは報告の途中であがってしまい、何を言っているのかわからない状態になって、結局、同僚のひとりに報告を代わってもらわなければなりませんでした。

状況6

あなたの望んでいた辞令が、あなたよりも〈コネのある〉同僚におりたことを知りました。

自分の考えていることを意識する

私たちは何をしている時でも、常に頭のなかで物を考えている。その証拠に、今、この頁を読んでいる時にも、読者はきっと何かを考えているはずである。それはたとえば、「うん、これは面白い」ということかもしれないし、「著者の言うことはまったく理解できないよ!」ということかもしれない。そうでなければ、「しまった、あいつに電話するのを忘れてた!」とか、また別の考えかもしれない。だが、その考えは、確かに考えていることはまちがいないのに、そのことを考えていると意識されることはめったにない。いや、この考えというのは、時にはボリュームを最小限に絞ったラジオのように、ほとんどささやくようにしか聞こえてこない。その反対に、危険な道を子供の手を引いて歩いている時のように、「気をつけろ! 気をつけろ!」と大きな声で聞こえてくることもある。だが、実を言うと、小さな声で聞こえてくるか、大きな声で聞こえてくるかは、さほど重要な問題ではない。問題はその声を聞きとって、自分が何を考えているかを自覚することである。そして、これがストレスを心理的に管理(コントロール)するための何よりの基本になる。

ちなみに心理学者たちは、自分でも気がつかないうちになされるこの考えのことを〈自動思考〉と呼んでいる(これはたとえば、「うまくすれば約束の時間に間に合うだろう」という肯定的なものでも、「私のしたことは最低だ」という否定的なものでも変わらない)。したがって、心理学的に言えば、〈ストレス管理〉とは、〈自動思考をコントロールする〉ということなのである。

さて、**表18-2**は、認知療法を創始したアメリカの精神科医、アーロン・ベックの理論をもとに作成したものであるが（『認知療法――精神療法の新しい発展』邦訳は岩崎学術出版社）、この表を見ると、これまでに述べてきた〈状況＝ストレッサー〉と〈感情＝ストレス反応〉、〈自動思考〉の関係がよくわかるだろう。なお、繰り返しになるが、ここで大切なことは、自分がどんな自動思考をするか、それを自覚することである。

エピクテトスに学ぶ

だが、この自動思考を自覚するということは見かけほど簡単なものではない。ストレスを感じる状況のなかでは、私たちの注意はストレッサーや、その時の感情に向けられているほうが多いからである。これを芝居にたとえて言えば、〈ストレス管理物語〉の三番目の登場人物であり、また主役でもある自動思考は、いまだ舞台の袖でその出番を待ちつづけているのだ。

では、この主役をスポットライトの当たる舞台の中央に押しだすにはどうすればよいか？　つまり、自動思考を自覚するには？　それにはまず、こういった状況に直面した時に、「私は今、ストレスを感じている。そして、

表18－2　自動思考を自覚する

状況（ストレッサー）	感情（ストレス反応）	自動思考
秘書が病気で「３日間会社を休む」と電話で連絡してきた	腹立ち、苛立ち	「秘書はもちろん、もう誰も当てにはできない」
同僚が約束の日までに頼んでおいた書類をあげてくれなかった	怒り、不安	「また私の責任にされる」
「君の意見には賛成できない」と上司に言われた	苛立ち、敵意	「部長は、まったく理解がないんだから」
その日にすべき仕事がまだ終わっていないことに気づいた	落胆、憂うつ	「今からでは間にあわない。自分はなんて駄目な人間なんだ」

この表は状況（ストレッサー）に対して、どのような自動思考が浮かんでくるのか、その時の感情とともに例を挙げて示したものである。ストレスを管理するには、この自動思考を自覚することが大切である。

頭のなかにはこういった考えが浮かんでいる」とつぶやいてみるといい。そうして、自分がストレスを感じているのは、状況そのものではなく、この考えのせいだということを理解し、また受け入れるのである。

ああ、だが、それはなんと難しいことか！　というのも、そういったやり方は、私たちが自然にとれる態度では決してないからである。その証拠に、「今日一日のうちで何がストレスだったか？」と自問してみるとよい。おそらく、答えはこうなるだろう。「朝の会議で同僚に不愉快な指摘をされた」、「難しい報告書を書かなければならなかった」、あるいは「上司にうまく電話がつながらなかった」……。だが、それは状況であって、自動思考ではない。自動思考を自覚するのであれば、次のように答えなければならない。「同僚に不愉快な指摘をされて、私は『なんてひどい口のきき方をするんだ』と思った」、「難しい報告書を書かなくてはならないことになって、私は『きっと仕上げることはできないだろう。自分は駄目な人間だ』と思った」、「上司に電話がつながらなくて、私は『つながるはずはないよ。あの上司はみんなを馬鹿にしているからね』と思った」……。そして、何度も言うようだが、問題なのは自動思考のほうなのである。

哲学者たちは昔から、私たちの思考がどれほど感情に影響を与えるか、その点について述べてきた。たとえば、古代ギリシャにおけるストア学派の大哲学者のひとりであるエピクテトスは、紀元一世紀に次のような考えを示している。

《人間の心をかき乱すのは出来事そのものではない。その出来事を気に病む考え方である。たとえば、ある出来事があって耐えがたいと思った時、自分の心のなかでこう言ってやればよい。「自分は今、これが耐えがたいと思っているだけだ。いくらそう見えようと、これは現実ではなく想念なのだ」と……。

それから、その想念をよく分析して、掘りさげて考えてみればよい》

どうだろう？　哲学の歴史を見ると、なんと驚くべきことに、約二千年も前に〈ストレス管理〉の方法が記されていたのだ。

認知の歪み

では、私たちはどうしてわざわざストレスを感じるような考え方をしてしまうのだろうか？　この点に関しては、認知心理学の多くの研究によって、その原因が明らかにされている。その原因とは、〈認知の歪み〉と言われるものである。まずはこれを簡単に説明しよう。

私たちの大脳はいくぶんコンピュータに似たような働きをしている。すなわち、外部からさまざまな情報を受け取ると、それを処理してアウトプットするわけである。ところが、大脳は完璧な機械ではないので（それはそれで良いことも多いけれど！）、情報を誤っ

図18－1　大脳がまちがった情報処理をすると、ストレスが生じる

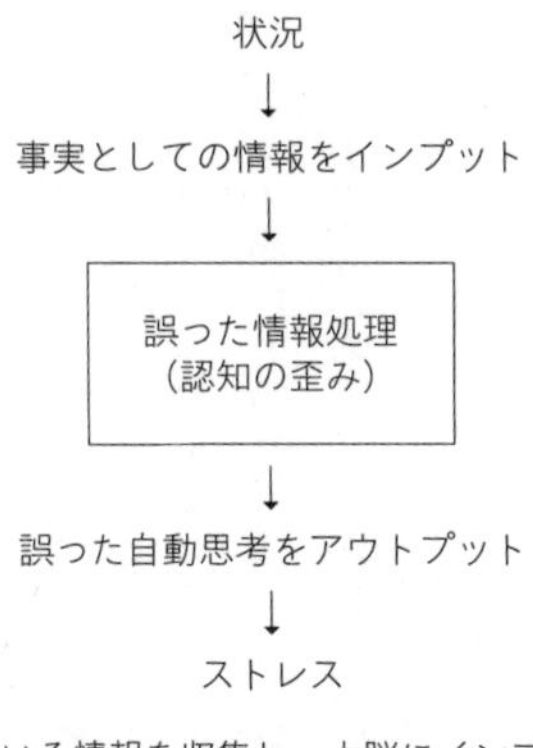

私たちは状況に含まれている情報を収集し、大脳にインプットする。すると、大脳はさまざまなソフトウェアを使って、その情報を処理する。ところが、そのソフトウェアが適切ではないと、誤った情報処理が行われる。その結果、誤った自動思考がアウトプットされ、ストレスが生じるのである。

て処理してしまうこともあり得る。たとえば、上司が不機嫌そうな顔をしているのを見ただけで（情報をインプット）、悪いことしか考えられなくなり（誤った情報処理）、きっと自分が仕事に失敗したせいだと思い込んでしまう（誤った自動思考をアウトプット）。これはいわば情報を処理するのに適切ではないソフトウェアを使ったようなもので——実を言うと、この〈誤った情報処理〉の部分が〈認知の歪み〉なのである。

さて、この〈認知の歪み〉にはいくつかの種類がある。

根拠のない推論をする（恣意的推論）

たとえば、上司が自分に話しかけようとしているのに気づくと、「きっとまた文句を言うつもりなんだ」と反射的に思ってしまう。つまり、事実の裏づけがないのに、まず悪い方向に想像してしまう考え方である。いや、もちろん、根拠のない推論が現実に一致することもあるだろう。しかし、常にこういった考え方をしていると、不必要なストレスを生じさせることになる。

情報の選択に偏りがある（選択的抽出）

これは、状況のなかにあるただひとつの要素だけに注目し、ほかの要素にはなんの注意も払わないというやり方である。たとえば、会議中に報告を行っている時、あくびをしている人にばかり気をとられ、メモを取っている人には気がつかない。こういった選択が行われると、より多くのストレスが生じるのはまちがいない。この点について、アメリカの心理学者ワツラウィックは、その著書のなかで〈まちがいなくストレスを感じるための方法〉を、都会で車を運転する時の例を挙げて、ユーモアたっぷりに紹介している。曰く、《赤信号にひっかかるたびに、「ああ、また赤信号だ」と思いなさい。もちろん、渋滞の場合も同じことだ。「また、渋滞に巻きこまれた」と思うとよい。その反対に、青信号ばかりで車がスムーズに流れていたら、そんなことには一切、注意を払ってはならない。すぐに忘れることだ。そうすれば、あなたはまちがいなくストレスを感じることができるだろう》（『希望の心理学――そのパラドキシカルアプローチ』邦訳は法政大学出版局）

あるいは、こんな実験もある。その実験では、五十人ほどの被験者に、「ヴァカンス」や「友人」、「太陽」などポジティブな単語と、「癌」、「墓地」、「火事」などネガティブな単語を書いたカードを数十枚見せて、あとでどんな単語があったか思い出してもらった。すると、被験者のうち、うつ状態にあった人々は、申しあわせたようにネガティブな単語ばかり挙げたのである。

たとえ同じ状況であっても、人はストレスを感じたり、感じなかったりするが、おそらくストレスを感じるほうの人は、頭のなかでこれと同じ〈情報の取捨選択〉を行っていると思われる。

いつでも同じ解釈をする（極端な一般化）

たとえば、上司から報告書を突きかえされると、「部長は決して満足しないんだから」と思ってしまう。あるいは、仕事で失敗すると、「自分には能力がないからだ」と考えてしまう。こういった考え方をすると、状況を合理的に解釈することができなくなり、その結果、ストレスは大きくなりやすい。実際、バスの運転手に対して行った調査でも、「まったく、若者というのは、みんな無礼なふるまいをするんだ」と一般化して考えた人のほうが、同じ状況でもストレスを強く感じたことがわかっている。

この一般化は、感情が前面に表れてくる時ほど行われやすい。その結果、「どうせ何をしたって、無駄だ」と感じて、ストレスがたまってしまうのである。

自分にひきつけすぎる（自己関連づけ）

状況と自分との関係を極端な形で結びつけてしまうと、やはりストレスは大きくなる。これにはんとえば、「このコンピュータは、私が使っている時にかぎって故障する」というネガティブな形での自己中心主義的な考えや、「この契約を結べなかったら、それはすべて私の責任だ」という過度の罪責感から来る考えが含まれる。いや、確かに、顧客が少し乱暴な言い方で苦情を言ってきた時、それを自分に対する攻撃だと受けとめてしまったら、誰だって強いストレスを感じるだろう。だが、もちろん、実際には、顧客はあなた個人に対して腹を立てているわけではない。こういった状況でストレスを小さくしようと思ったら、まずはそのことを知るべきである。

オール・オア・ナッシングと考える（二分割思考）

「もし完璧に成功できなければ、それは私にまったく才能がないということだ」とか、「全面的に私を評価してくれない人がいたら、その人は私を嫌っているということだ」といった考え方もストレスを生じさせる。これは考えてみれば当然のことである。完璧に成功したり、全面的に評価されたりすることなど、ほとんどあり得ないからだ。

悪いことは過大に考え、良いことは過小に考える（拡大視と縮小視）

この考えもストレスを生みだしやすい。「確かに二つの書類のうち、ひとつはきちんと仕上げた。それはきわめて当然のことだ。だが、もうひとつの書類がまだ終わっていない。まったく、どうしていいかわからない」と考えれば、ストレスになる。だが、反対に、「確かにひとつは終わっていないが、もうひとつはきちんと仕上げたんだ」と考えれば、ずいぶん変わってくるのではないだろうか？

以上、六つの〈認知の歪み〉について簡単に説明したが、こういった〈認知の歪み〉は、ストレスを多く感じているかどうかにかかわらず、誰のなかにでも存在するものである（実際、人間はいつも合理的な考え方をしているとはかぎらないし、時には、そういった考え方をしないことによって自我を守ることもある）。だが、それでも一般的に言えば、ストレスを小さくして、感情的に落ち着いた生活をしようと思ったら、自動的に頭に浮かんだ考えを再検討して、この〈認知の歪み〉を正すのがいちばんだと思われる。

ということで、このあとは、自分の考えを再検討する方法について説明しよう。

考えを再検討する

自分の考えを見直すというのは、そう簡単にできることではない。というのも、私たちは〈自分の考え〉に非常に執着を持つものだからである。要するに、それは自分自身のなかから出てきたものであり、自分の一部、自分の人格の一部になっているような気がするのだ。ところが、さまざまな状況に身を置いてみると、〈自分の考え〉というのは、単に習慣的に生まれたものでしかなく、場合によっては、困難な状況から私たちが抜けだしたいと思っている時の、足枷《あしかせ》になっていることも多い。それはちょうど、痛みを我慢して履いてきた古靴のようなものだ。長年、履きつづけていると、その痛みすら大切に思われて、新しい靴に取り替える気が起きない。そうして、結局は痛みに耐えつづけるということになってしまうのである。

こういう状態から脱する唯一の方法は、「いくら愛着があっても、自分の人生を苦しくするような考えなら、もういらない」と思うことである。「足が痛くなるような靴はもういらない」と……。そうして、新しい靴に——新しい考えに取り替えるのである。

これはそう簡単にはできないかもしれないが、その気になりさえすれば確実にできるものである。もちろん、全部の考えを見直すことはない。自分にとって、重要な問題だと感じた場合だけでよいのである。おそらく、慣れないうちは大変で、精神的訓練のように思われるかもしれない。だが、その効果は絶大である。

以下にその具体的な方法を紹介する。

自分の考えを疑ってみる

自分の考えを見直すためには、まずそれを疑ってみることを覚えなければならない。たとえば、自分の心に何か考えが浮かんできたら、ちょうど友人が意見を述べた時のように、自分に対してこう言ってみるのである。「わかった。それは君の意見だ。でもこの問題に関しては、ちがった物の見方があるかもしれない」。といっても、これは自分の心に浮かんだ考えを即座に排除してしまうということではない。また、それとはちがう考えを無理やり押しつけるということでもない。たとえば、上司に注意を受けた時、「部長は私が嫌いなんだ」という考えが浮かんだとしよう。この時、あわててその考えを否定して、「そうじゃない。部長は私のためを思って言ってくれているんだ」と考え直さなければいけないということではない。そういったやり方は二十世紀初頭の心理学者、エミール・クーエの自己暗示によるる療法のようなもので、ストレス管理にはほとんど役に立たない。

では、実際にはどんな形で自分の考えを疑っていくのか？　それは〈ソクラテス方式〉というやり方である。すなわち、ギリシャの哲学者ソクラテスが、次々と質問をしていくことによって、弟子たちに自分たちの考えを疑わせ、心のなかにある考えをひきだしていったように（このことから、この方式は産婆術とも言われる）、自分に質問を投げかけることによって、自分の考えに疑いを持ち、いちばんいい考えを発見するのである。その質問は、具体的には次のように行うとよい。

自分に対して適切な質問を投げかける

質問は大きく言って、次の三つの種類に分けられる

▼その考えの裏づけとなる証拠は何か？

これは、ある状況に対して、私たちが抱いた考えが本当にそのとおりなのかどうかを考えてみるための質問である。

たとえば、上司から書類をやり直すようにと命令された時、まず初めに浮かんだ考えが、「私は評価されていない」というものだったとしよう。もちろん、これはこれでひとつの可能性としてとっておく。だが、同時にこの考えが正しいと裏づける証拠があるかどうか、また逆にその考えはちがうという証拠がないかどうか、探してみるのである。

▼その状況を別の形で解釈することはできないものか？

ひとつの事実にたったひとつの解釈しかできないということはまれである。したがって、物事はさまざまな角度から考える必要があるのだが、その点からすると、この質問はひとつの考えにとらわれずに、もっと柔軟に考えるための役に立つ。

たとえば、ある同僚が以前ほどあなたの仕事を手助けしてくれなくなったとしよう。すると、あなたの頭にはこういった考えが浮かぶかもしれない。「あの男は私に腹を立てているんだ」と……。いや、確かにそういった解釈もあり得るだろう。しかし、ほかにもいろいろな解釈ができるはずである。たとえば、同僚自身の仕事が増えて、前ほど手が空かなくなったのかもしれない。あるいは、おそらく個人的な問題があって、そちらのほうに気をとられているのかもしれない。そうでなければ、あなたがその同僚の手助けを必要としていることをその人が気づいていない可能性だってあるのである。

▼その考えが正しかったとしても、それは深刻なことか？

これは、その状況がどれほど重大なことか、それを確認するための質問である。というのも、大脳というのは残念ながらいつも合理的な判断をくだすとはかぎらず、不愉快な状況ではむしろ感情に引きずられてしまうからである。したがって、私たちはいつも自分に次のような質問をする必要がある。「批判を受けることはそれほど耐えがたいことなのか？」、「期待を裏切るというのは、どうしてもあってはならないことなのか？」、「遅刻するのは破滅的なことなのか？」、「幸福になるためには、どうしても今、昇進しなければならなかったのか？」

さて、ある状況が重大かどうかを判断するためには、物事を相対的に見ることを学ばなければならない。そのためには、時には、次のような質問を自分に投げかけてみることも有効である。「今、現在、自分にストレスを感じさせているこの出来事は、一時間後にも、一日後にも、あるいは一ヶ月後、一年後にも同じように自分に辛い思いをさせているだろうか」と……。すなわち、未来の状態と比較して相対化することによって、ことの重大性を考えてみるのである。

また、この問題は、実を言うと、「ある出来事が自分にとって重要かどうか」という〈価値観〉の問題とも絡んでいる。だが、これについてはもう少し先で詳しく述べることにしよう。

新しく生まれた合理的な考えを定着させる

こうして最初に浮かんだ自分の考えを疑ったり、それに対する質問を投げかけたりした結果、もっとストレスを軽くするような新しい考えが生まれてきたとしたら、その次には〈その考えに慣れる〉という、また別の作業が必要になる。というのも、その考えはストレスを軽くしてくれることはわ

考えを変えることによってストレスを管理する

ストレスは状況（ストレッサー）そのものから生じるのではなく、その状況をどう捉えるかという、あなたの考え方から生じてくる。したがって、ストレスを小さくするには、その考えを変えればよいのだが、ここではそこに至るステップを箇条書きにして整理してみよう。

⑴　ストレスを感じるような状況に直面したら、まず自動的に頭に浮かんでくる考えを自覚する。

⑵　怒りや不安、苛立ちなど、その状況で感じている感情は、自動的に頭に浮かんだ、その考えの結果だということを理解する。

⑶　その考えを批判し、再検討してみる。

⑷　自動的に浮かんだ考えのかわりに、もっとストレスが小さくなる考えを見つけてみる。

⑸　新しい考えを少しずつ定着させる。

この表の目的は2つあります。ひとつは、ストレスを生じさせる〈自動的に浮かんだ考え〉を自覚し、ストレスを小さくする〈新しい考え〉を見つけてもらうこと。もうひとつは、〈新しい考え〉に慣れることの難しさを意識して、その考えを定着させる助けにしてもらうことです。いちばん下の空欄にあなたの場合を書きいれてください(もちろん、この空欄はいくつでも増やしていくことができるはずです)。

さて、すでに本文でも見てきたように、ストレスを感じるような状況に置かれたら、まずは自動的に頭に浮かんできた考えを自覚する必要があります。この時、その考えが自分にとって、〈どれほど確かだと思えるか〉、その確率も合わせて考えてみるとよいと思います。というのも、考えを変えるためには、それまでの考えがどれほど〈頑固であるか〉、知っておいたほうがいいからです。この確率は当然のことながら、かなり高いでしょう。何故なら、それがあなたのごく自然な考えだからです。しかし、必ずしも100%だというわけではありません。おそらくは、60%から90%の間に位置すると思われます。

次に、その隣の欄には、自動的に考えが浮かんだ時、あなたが抱いた感情と、その感情の強さを0から10の数字で書きいれましょう(10がいちばん強い)。これは自分のストレスの状態を知るのに役立ちます。

それが終わったら、今度はこのような状況で、ストレスを小さくするような、新しい考えを見つけ、それを左から4つ目の欄に記入してください。この時、この考えが自分にとって、〈どれほど確かだと思えるか〉、その確率も合わせて書きいれましょう。この確率は、さきほどとはちがって、かなり低いものになるでしょう。というのも、あなたにとって、その考えはまだなじみのないものだからです。しかし、0%ではありません。何故なら、この状況にまったく関係ないと思う考えは選んではいないはずだからです。そして、最後の空欄には、この〈新しい考え〉が〈自動的に浮かんだ考え〉に比べて、あなたにどんな影響及ぼしたか、それを書きいれてください。

自分がストレスを感じる主な状況について、このような表を作成して保存しておけば、あなたは自動的に浮かんでくる考えにとらわれてストレスを感じるのではなく、ストレスを小さくする新しい考えを見つけることができると思われます。また、定期的にこの表を見直してみれば、新しい考えが確かだと思える確率が上昇していることにも気づくでしょう。

表18－3

考えを再検討してストレスを小さくするためのモデル

状況	自動的に浮かんだ考え（ストレスを生じさせる考え）		新しく出てきた考え（ストレスを小さくする考え）	
	考えの内容とそれが確かだと思える確率（0〜100%）	その時に生じる感情とその強さ（0〜10）	考えの内容とそれが確かだと思える確率（0〜100%）	新しい考えがもたらす結果
（例1） 会議で同僚に反論された	そんなことをするのは、私を困らせたいからだ （90%）	不安（4） 怒り（7）	同僚にも意見を述べる権利がある （20%）	動揺がやわらいだ。今なら、それほど攻撃的にならずに再反論することができる
（例2） 難しい報告書を仕上げることができない	きっと仕上げることはできないだろう （80%） 自分は駄目な人間だ （70%）	心配（7） 士気喪失（8）	難しい仕事をしたのは、これが初めてではない。これまでは、いつもうまく切り抜けてきた （30%）	前より冷静になれた。その結果、正確に仕事ができるよう手筈を整えられるようになった
（あなたの場合）				

かっているものの、自分にはなかなかなじまないことが多いからだ。

ただ、場合によっては、どうしてもなじまない考えというのもあるだろう。さきほどの靴の例で言えば、新しい靴に履きかえたものの、どうしても履き心地がよくないということもあり得る。これはその靴のモデルがあなた向きではないからで、それと同じように、新しい考えのなかにもあなた向きではない考えというものがあるものなのである。たとえば、〈ポジティブ・シンキング〉を勧める本のなかによくある考え――失業したばかりの時に、「これはまったくたいしたことじゃない」と考える――などは、それにあたる可能性が高い。いや、もちろん、あなたが全面的にその考えを受け入れられるのなら、それは有効である。しかし、「今はとうていそんな考えを持てない」というなら、もっと現実的な考えを見つけるほうが賢明である。

とはいえ、そういった考えも、これまでの考えに比べたら、まだ少し違和感があって、心からは納得できないかもしれない。だが、この場合は納得できるように、少し時間をかけてみるだけの価値はある。それが〈慣れる〉ということである。初めのうちはちょっと努力して、そういった考えを持てるように意識してみること。もしその考えがあなたに向いているならば、努力をしているうちに、自然にそのような考えが持てるようになっているだろう。もっとも、ちがった考えを身につけることは、煙草をやめるとかダイエットをするとかのように、それなりの難しさを伴う。そのためには、認知療法を行っているセラピストなど、専門家の助けを借りることも有効である。

表18-3は、この〈慣れる〉という作業を簡単にしてくれるものである。よろしければ、ご活用いただきたい。

思い込みを変える

さて、新しい考えを見つけたり、あるいはそれを受け入れたりするには、心のもっと深いところにある〈思い込み〉を変える必要もある。この〈思い込み〉は、これまでの教育や経験した出来事などの影響を受けながら、人生全般をとおして築きあげられてきたものであるが、それを簡単に言ってしまえば、〈ある出来事が自分にとって重要かどうかについて、極端な考え方を持っている〉ということである。つまり、それまでの価値観から、「どうしてもそうならなければならない」と思い込んでしまうのである。ストレスになるような考え、そして、怒りや悲しみなどのネガティブな感情は、そこから生まれてくる（これは実際、一九六〇年代の初めに、アメリカの心理学者アルバート・エリスが行った研究によって証明されている。『理性感情行動療法』邦訳は金子書房）。ちなみに心理学的に言えば、この〈思い込み〉は、〈認知図式（スキーマ）〉と呼ばれるものと関係がある。すなわち、〈思い込み〉というのは、〈現実に対して適応しにくいスキーマ〉のことであり、それを持っていると認知に歪みが生じ、その結果、ストレスが生じる考えが生まれてくるのである。

ストレスを生みだす思い込み

それでは具体的にはどんな思い込み（スキーマ）がストレスを生みだすのだろうか？　いくつか代表的なものを挙げてみよう。

――遂行。「いったん手をつけたことは、すべて完璧にやりとげなければならない」

——自立。「なにごともひとりでうまくやっていけなければならない。助けを求めるのは弱さの表れである」
——愛情。「自分は誰からも愛され、尊敬されなければならない」
——同意。「他人の意見には同調しなければならない」
——用心。「周囲で起こることすべてに注意を払っていなければならない」
——進行。「物事は自分の予想どおりに進まなければならない」
こういったスキーマは、内容そのものからすれば、ある意味では自然なことである。誰でも人から愛されたいとか、物事をうまく進めていきたいという気持ちは持っているからだ。だが、この場合、問題は最後に「なければならない」という言葉がついていることだ。もし、何かに対して、「絶対にそうでなければならない」と考えたら、これは大変苦しくなる。現実には何

私たちの考えはどこから来るのか?

本文でも述べたように、私たちの考えは物事に対する価値観——「ある出来事が自分にとってどれだけ大切か」という価値観に影響されている。だが、もちろん、そのほかにも私たちの考えに影響を及ぼす要素はたくさんある。ここでは、生物的、心理的、社会的な要素について、それぞれ簡単に触れてみたい。

〈生物的要素〉

これは要するに遺伝の問題である。私たちはある状況に対してことさら強い感情を抱いたり、ある出来事をほかの出来事より大切だと思ったりする傾向を生まれながらにして持っているのだ。

〈心理的要素〉

何をどういうふうに捉えるかは、これまでに生きてきた経験や、その経験を通じて個人的にどんな成長を遂げてきたかによってちがう。つまり、ひと口で言えば、それは人格の問題なのである。

〈社会的要素〉

物の考え方というのは、その人が属している社会の影響も受けている。たとえば、社会的成功や業績、財産などが大切にされる社会に属しているとしたら、自然にそういった考え方が身につくだろう。そして、もしそれが得られなければ、ストレスが生じるのである。

かが絶対にそうなるということはまずあり得ないことなので、そのたびにストレスがたまるからである。たとえば、ある人が「自分は決して誤りを犯してはならない」という完璧主義のスキーマを持っていたとしたら、誰かにちょっとした仕事上のミスを指摘されただけで、ものすごく大きなストレスを感じるだろう。また、「どんなことがあっても、人に迷惑をかけてはならない」と思い、「そのためには誰もが自分と同じような行動をとらなければならない」というスキーマを持っている人がいたら、まわりに迷惑な行動をする人がいるだけで、信じられないほどのストレスになると思われる。

要するに、問題は「なければならない」という考え方なのであり、それを防ぐためにはもっとバランスのよい価値観を確立しなければならないのである。

「そうならなければならない」から「そうなったらいい」へ

人は誰でも固有のスキーマを持っている。このスキーマはいわばその人の個性を反映しているので、それを根本的に変えてしまうことは難しい。どうしてもその必要を感じたら、おそらく認知療法のような本格的な心理療法を受ける必要があるだろう。

だが、ストレスを小さくするには、このスキーマのうち、バランスを失して極端になりすぎたもの――すなわち、「なければならない」という〈思い込み〉――を少しやわらげる方向で変えてやればよい。つまり、「そうならなければならない」から「そうなったらいい」に考え方を修正するのだ。そうすれば、自分の持っているスキーマの骨格は変えずに、〈思い込み〉を正すことができるだろう。

この方法は、特に「絶対にうまくやりとげなければならない」といった遂行のスキーマに対して行うと効果がある。というのも、そういった極端なスキーマを持っていると、ストレスのレベルが高くなり、自分が望む目標を達成するのにハンディキャップとなることさえあるからである。したがって、このスキーマを「うまくいったら素晴らしいことだろう。失敗したら、またやり直させばよい」くらいにやわらげて考えるようにしたほうが、かえってうまくいったりするものなのである。

この点では二〇〇〇年のシドニー・オリンピックでフランス代表に選ばれた二人の選手が、いわば明暗をなす形で、そのいい例を示している。柔道の男子百キロ超級に出場したダヴィッド・ドゥイエは、おそらく「うまくいったら素晴らしいだろう」と考えていたと思われる。いっぽう、陸上の女子四百メートルの代表に選ばれたマリー＝ジョゼ・ペレックは、フランスの星と期待されて、「絶対にうまくやりとげなければならない」と考えていた。その結果、ドゥイエ選手は金メダルをとり、ペレック選手はマスコミの重圧に耐えられず、出場辞退にまで追いこまれてしまったのである。

エピクテトスの言葉ではないが、自分を苦しめているのは、自分自身の考えなのである。だが、もしそれを言うなら、ストレスをうまくコントロールすることによって、きちんと仕事をしながら自分を楽にしていくのも——それもまた自分自身の考えである。そのことを決して忘れてはならない。

19 自分をはっきりと主張する

だが、結局は、自分に打ち勝つということは立派なことだ
――ピエール・コルネイユ『アゲシラオス』

どうしてストレス反応が起こるのか？　その目的は、第10章で述べたように、危険な状況に際して、闘争するか、あるいは逃走するか、そのいずれを選択するにしろ、素早く行動できるよう、身体に準備をさせるためである。これは言い換えれば、攻撃的な行動をとるか、回避的な行動をとるかということであるが、職場での人間関係を考えると、そのいずれを選んだとしても、あまりストレスを小さくすることはできないと思われる。

いや、ここで言っている〈攻撃的〉、〈回避的〉というのは、相手を殴ったり、その場から逃げだしたりするということではない。もっとゆるやかな意味で言っている。だが、それでも、ストレスを感じさせる相手に対して、このどちらかの行動をとるしかないのであれば、問題はいっこうに解決しない。人間関係のなかで、うまくストレスを管理（コントロール）するには、攻撃や回避以外の第三の行動をとらなければならないのである。

行動の三つのタイプ

では、その第三の行動とはいったいどんな行動だろうか？　それを説明する前に、ひとつある状況を思い浮かべて、シミュレーションを行っていただきたい。

あなたならどうする？

あなたは会社でひとつの部屋を与えられて仕事をしている。そこに時々、資料を調べにくる同僚がいる。その同僚に対して、あなたは好意を持っているし、また資料を調べにくることも嫌だとは思っていない。ところが、その同僚が来たあとは、いつもイライラして、ストレスがたまる。というのも、その同僚は資料の片づけ方が悪く、順番もかまわず、いい加減な場所に戻してしまうからである。さて、あなたはこの同僚に対して、どんな行動をとったらよいだろうか？

▼第一のシナリオ

そのことについては、この同僚に対してあなたは何も言わない。その理由は、おそらく、そんなことをわざわざ言う必要はないと思ったからだろう。そうでなければ、ほかの面では好感を持っている同僚に対して、不愉快な思いをさせたくなかったからかもしれない。あるいは、今度、言おうと思いながら、そのたびに言いそびれてしまったのかもしれない。

だが、ストレス管理という立場から見た場合、この行動には次の短所がある。

――あなたは同僚のやり方に対して苛立ちを感じているのに、それを抑えこんでしまっている。これは身体によくない。〈タイプA行動パターン〉の性格に関連して述べたように、〈抑圧された怒り〉というのは、健康に対して悪影響を及ぼすものなのである（これは科学的に証明されている）。

――あなたはそれができないわけではないのに、ストレッサーを取り除こうとしていない。どうして同僚は行動をあらためようとしないのだろうか？　それはたぶん、そのことであなたがイライラしているのを知らないからではないか？　もしそうなら、その状況は繰り返される恐れがあり、あなたのイライラも繰り返されることになる。

――怒りを抑えたせいで、あなたはいつかその怒りを爆発させる恐れがある。そうなったら、結局は第二のシナリオに進むことにもなりかねない。

▼第二のシナリオ

同僚が資料をきちんと片づけないことに怒りが爆発し、あなたは同僚のいる部屋に行って、突然、激しく怒鳴りだし、これからは自分の部屋に資料を調べにくることを禁止する。

ストレス管理という立場から見た場合、この行動には長所と短所がある。

長所――苛立ちを感じていることを表に出し、またストレッサーを取り除こうとした。これでおそらく、同じ状況が繰り返されることはなくなるだろう。

短所――それまで関係がうまくいっていた同僚と対立し、そのせいで別のストレスに身をさらす危険性がある。

▼第三のシナリオ

あなたは同僚に会いにいき、資料をきちんと片づけてくれないせいで、自分がどれほど苛立ち、仕事を妨げられたかを冷静に、しかし毅然とした態度で説明する。そして、これからは資料をきちんと片づけてほしいこと、しかし自分がここに来たのに他意はなく、ただそのことだけを話したかったのだということをわかってもらう。

ストレス管理の立場から見ると、この行動には短所がない。反対に、次のような長所がある。——苛立ちを感じていることを上手に言葉にでき、それと同時にストレッサーを取り除くこともできる。しかも、同僚と関係を悪くして、あらたなストレッサーを生じさせることもない。

この三つのシナリオはそれぞれ三つの行動の型に対応している。すなわち、〈回避的な行動〉、〈攻撃的な行動〉、〈自己主張的な行動〉の三つである。そして、この最後の〈自己主張的な行動〉こそが、さきほどから問題にしていた第三の行動である。そこで、この三つの行動を簡単に説明すると、

回避的な行動

この場合、回避的であるというのは、自分の権利や要望、意見を大切にしないということである。あるいは、少なくとも、そういったものをはっきりと相手に伝えないということだ。これは相手に対して、こう言っているようなものである。「私などは重要ではない。だから、私を利用すればいいよ。私の気持ちなどは考えず、自分の気持ちだけ考えていればよい。私の意見など大切ではない。考慮に入れるほ

どの価値もない。私はつまらない人間だ。君のほうがずっと優秀なんだよ」

攻撃的な行動

これに対して、攻撃的であるというのは、相手の権利も要望も意見も大切にしないことである。そして、それは当然のことながら、相手に態度で示されることになる。これは相手に対して、こう言っているようなものだ。「私は君よりも重要なんだ。だから、君のことなんか考えなくてもかまわない。実際、考えてなどいないよ。また、君の意見にも興味はない。君の気持ちにもね。私には自分のしたいことだけが重要なんだ。いや、まったく君はつまらない人間だよ」

自己主張的な行動

自己主張的であるというのは、自分の望んでいることや考えていること、感じていることを相手に対してできるだけ直接的に伝えることである。しかし、また、相手の望んでいることや考えていること、感じていることを考慮することでもある。したがって、自分自身の利益に応じて行動し、自分の権利を大切にしながら、相手の利益や権利を損なうようなこともしない。

そう考えると、〈自己主張的な行動〉とは、〈回避的な行動〉と〈攻撃的な行動〉のちょうど中間に位置するものだと言える。自分を尊重し、また相手を尊重しながら、その間のバランスを考えること――それがまず何よりも〈自己主張的な行動〉の特徴である。といっても、実際にそうするのは、決して簡単なことではないが……。

表19－1　相手に対する3つの行動の特徴

回避的な行動	自己主張的な行動	攻撃的な行動
相手を不快にさせたり、対立して悪い関係になったりするのを恐れて、自分の権利をうまく主張できない。相手があなたの要望を察してくれるまで待ってしまう。問題を避けようとする傾向がある	相手の権利は尊重しながらも、自分の権利を守ることができる。自分の要望を口にすることができるが、相手の言うことを聞くこともできる。問題を解決しようとする傾向がある	相手が何をしようとしているかにはかまわず、自分の目的だけを果たそうとする。相手の要望より、自分の要望を優先させ、相手にもそれを認めさせる。その結果、相手と対立する傾向がある
自分の気持ちをはっきりと表現しない。その結果、誤解されたり、忘れられたり、利用されたりすることが多い。まわりには、目立たず、冷淡で、よそよそしく、やる気のないようなイメージを与えることもある	行動的で思っていることをはっきりと口にする。その結果、時には相手を不快にさせることもあるが、たいていの場合は、その率直さが評価される。まわりから理解を得られ、意見を尊重されることが多い	有無を言わさず、自分の意見を相手に押しつける。反論されることには耐えられない。相手に対して欲求不満になったり、イライラしたりしがちである。
自分の要望を口にしなかった結果、フラストレーションを感じたり、相手から軽く見られていると感じて、悲しくなったりすることが多い。本当はこうすればよかったと後悔してくよくよと悩むこともある。自分に対して、厳しく、また否定的な評価を下す	自分に自信を持っている。自分の限界を認めながら、最善を尽くして行動する。過度に自分を甘やかしたり、また過度に厳しくなったりすることなく、冷静に自己分析することができる	人に対していつも気を張っていることが多い。また、人から何かを言われると、すぐに攻撃されたと受け取ってしまう。常に相手との力関係のなかで生きている。そのいっぽうで、ちょっとやりすぎたかもしれないと、頻繁に罪悪感に苛まれる

R・E・アルベルティ＆M・L・エモンズ「自己主張トレーニング」（邦訳は東京書籍）参照

ところで、以上、三つの行動の型は、性格のタイプでもなければ、人格のタイプでもない（そのことはしっかりと認識しておく必要がある）。すなわち、私たちは、状況によって、相手によって、あるいは自分自身の精神状態によって、〈回避的〉にも、〈攻撃的〉にも、〈自己主張的〉にもなり得るのである。職場では上司に対して絶えずペコペコしているくせに、家庭では暴君になるという漫画の主人公のことは、誰でも知っているだろう。また、普段は我慢して黙っているくせに、ある時、突然、怒りだす人というのも珍しくない（あなたのまわりにも、そういった人は必ずいるはずである）。もしそうなら、私たちは意識して、〈自己主張的〉になったほうがいい。そして、それは少しばかりの訓練によって、できることなのである。

自己主張的な行動の利点

では、〈自己主張的な行動〉をとると、どういった利点があるか？　さきほども簡単に触れたが、ここでもう一度、もう少し詳しく述べてみよう。

▼実際的な利点

人に対して何も要求せず、また何も拒否しないのであれば、私たちは自分の望む状態を手にすることはできない。また、そこで、そういった〈回避的な行動〉を続けていれば、フラストレーションに陥りがちである。そして、すでに見てきたように、このフラストレーションというのが職場のストレスの重大な要因になることを考えれば、〈自己主張的な行動〉にはストレスを防ぐという大きな利点がある。

(7)　一緒の部屋で働いている同僚が、いつも散らかしっぱなしで退社します。あなたはかなり苛立っていました。そして、ある時、そのことを気にして謝る同僚に、あなたはこう言いました。
「心配しなくていいよ。私もそのうち慣れるだろう。」

(8)　会社のいろいろな部署から人が集まって、定期的に会合を持つことになりました。ただ、そのためには総務に言って、会議室を確保しなければなりません。その集まりのなかで、あなたはいちばん年が若かったのですが、それと関係があるのかどうか、その役目をするように言われました。そこで、あなたはこう答えました。
「私が新入りだから、こんな面倒な雑用をやらせるんだ。冗談じゃないよ」

(9)　採用試験の面接の時、あなたはこう言われました。「あなたはこの仕事に必要な資質を備えているようですね」。そこで、あなたはこう答えました。
「私もそう思っています。このポストに見合うだけの能力があると思います」

(10)　同僚に書類上のミスを指摘されました。そこで、あなたはこう言いました。
「君はどうなんだ?　絶対にミスはしないと言うのか?」

答え

(1)=回避的　(2)=自己主張的　(3)=回避的　(4)=自己主張的　(5)=攻撃的　(6)=攻撃的　(7)=回避的　(8)=攻撃的　(9)=自己主張的　(10)=攻撃的

表19-2　クイズ
その言動はどのタイプ?

次に挙げるそれぞれの言動について、それが〈回避的〉、〈自己主張的〉、〈攻撃的〉のどのタイプにあてはまるのか、文章を読んで判定してみてください。

(1)　職場の同僚から、帰りに車で家まで送って欲しいと頼まれました。その同僚はあなたの帰り道に住んでいるわけではありません。したがって、帰りは遅くなります。そのうえ、あなたは買い物もしていかなければなりません。結局、この同僚に対して、あなたはこう言いました。
「お安いご用だ。家の近くまで行ってあげよう」

(2)　ある講演を聞いて素晴らしいと思い、講演者にこう言いました。
「今日のお話には大変感銘を受けました。ただ、ほんの少し結論が早すぎるように思うのですが……」

(3)　職場で定期的に開かれる会議の曜日と時間が決められることになりました。候補にあがった案は、あなた以外の全員にとっては都合のよい曜日と時間でしたが、あなたにとってはそうであるとは言えませんでした。さて、その案で決めてよいかということになって都合を尋ねられた時、あなたはこう答えました。
「そうだな、たぶん、それで問題ないのでは……。私は毎回出席することはできないが、みんなの都合がそれでいいなら……」

(4)　会議であなたが意見を述べている時に、何度も話をさえぎる人がいました。あなたは、その人にこう言いました。
「申しわけないが、最後まで意見を言わせてほしい。そのあとでなら、あなたの意見を聞こう」

(5)　同僚のひとりが仕事で多くのミスを犯しました。あなたはその同僚にこう言いました。
「もっと気をつけてくれなきゃ、こっちが迷惑だ。まったく、使えない男だなあ」

(6)　頼んでおいた書類はやってあるかと同僚に言われました。でも、あなたはそんな書類など見たこともありません。もちろん、頼まれた覚えもありません。あなたはその同僚にこう言いました。
「どういうことですか?　誰に書類を頼んだかも覚えていないんですか?　私はそんな書類なんて見たこともありませんよ」

もっとも、この点に関しては、〈攻撃的な行動〉も同じことである。

▼人間関係における利点

そのいっぽうで、〈攻撃的な行動〉をとると、人間関係の面で失うものが大きい。首尾よく自分の望んだ状態を手にすることができたとしても、人間関係が険悪なものになってしまったのではしかたがない（それがまたあらたなストレスの原因にもなる）。その反対に、〈回避的な行動〉をとれば、他人との間に問題は生じない。本人が対立することを望まないし、まわりもまたその控えめな態度を評価してくれる場合があるからである。だが、そういった態度をとっていると、相手との間に距離ができ、人間関係をうわべだけの浅いものにしてしまう恐れもある。これに対して、〈自己主張的な行動〉は、人間関係を良好に保つだけではなく、時にはその率直さが評価されて、深い人間関係を築ける場合もある。

▼感情に関する利点

さきほども言ったように、〈回避的な行動〉をとると、フラストレーションがたまったり、自分がつまらない人間に思えたりと、ネガティブな感情を抱くことになる。また、〈攻撃的な行動〉をとっても、怒りや敵意、そして時にはあとで罪悪感を抱いて後悔するなど、やはりネガティブな感情を抱く

表19－3　自己主張な行動の利点

領域＼行動	回避的	自己主張的	攻撃的
実際的な利点	－	＋	＋
人間関係における利点	＋	＋	－
感情に関する利点	－	＋	－

ことになる。いっぽう、〈自己主張的な行動〉をとった場合は、そういったネガティブな感情とは無縁である。ということからすると、〈自己主張的な行動〉は、この面から言っても、ストレスを軽減するのに最適な行動なのである。

どんなふうに自分の要望を伝えるか？

さて、〈自己主張的な行動〉をとるということは、自分の立場や気持ちをはっきり相手に伝えるということである。だが、どこまでそうするかは、もちろん、状況によって、また相手によってちがってくる。たとえば、上司に対する場合と同僚に対する場合では、そのやり方がちがってくるのは当然だろう。また、そういった行動が好意的に見られているか、あるいは否定的に見られているかという会社の雰囲気によってもちがってくるだろう。しかしながら、たとえどんな状況にあっても、また誰が相手であっても、超えてはいけない限度さえしっかりと心得ていれば、自分の立場や気持ちをはっきりと伝えることは、黙っているよりも望ましい。これは実験によって示されていることだが、それが大変困難に思える時でさえ、自分を主張することは有益なのである。また、そのやり方が攻撃的な色彩を帯びないようにさえすれば、危険に身をさらすこともない。

それでは、そういった行動をとるには、具体的にはどんなことに気をつければよいのだろうか？　というのも、〈自己主張的である〉というのは、「そうしていこう」という精神的な姿勢であると同時に、具体的な行動だからである。

14	おしゃべりで、いつでも相手の話をさえぎってしまう		
15	出世するのに必要なことならいつでもできるようにしている		
16	意見が対立した場合には、互いの利益を考えて、現実味のある妥協点を見つけるようにしている		
17	率直にふるまうほうが好きである		
18	しなければならなことを先に延ばす傾向がある		
19	やりかけた仕事を仕上げずに、よく、そのまま放っておくことがある		
20	たいていは、感情を包み隠すことなく、ありのままの自分を出している		
21	脅しには屈しない		
22	権力を手に入れるには、人から怖がられたほうがよいと思う		
23	不愉快な思いをさせられたら、機会があり次第、必ずやり返すことにしている		
24	他の人たちから受け入れられながらも、ありのままの自分自身でいられる		
25	賛成できない時には冷静にそう言って、相手にわかってもらう		
26	人からうるさがられているのではないかと心配である		
27	態度を決めたり、選択したりするのが苦手である		
28	グループのなかで自分ひとりだけ意見がちがうのは嫌だ。そういう場合は、黙っているほうがましである		
29	人前で話すことは怖くはない		

表19－4　自己診断テスト⑨

あなたは自己主張的か?

この診断表は、あなたがどんなタイプの行動をとりやすいか、それを見るためのものです。以下の文章を読んで、該当すると思ったほうの欄に○印をつけてください。

下の文章のようなことがありますか?		どちらかと言えばあてはまる	あまりあてはまらない
1	「ノー」と言いたいのに「イエス」と言ってしまうことがよくある		
2	相手の権利を侵害することなしに、自分の権利を守ることができる		
3	私はどちらかと言うと独裁的で、断固としたところがある		
4	対立することをまったく恐れずに、相手を批判したり、文句を言ったりすることができる		
5	自分のするべき仕事ではなくても、頼まれるとやってしまうことがある		
6	敵対する相手に対しても、恐れずに自分の意見を言うことができる		
7	何にでも反対すると言って批判されることがある		
8	人の話を聞くのが苦手である		
9	力関係や計算ずくではなく、むしろ信頼に基礎を置いて人間関係を保っている		
10	同僚に手伝ってもらうのは好きではない。自分には能力がないと思われるからだ		
11	臆病なので、普段とちがう行動をとる時には、どうしていいかわからなくなってしまう		
12	「怒りっぽい」と言われる。私が興奮すると、まわりの人には笑われてしまう		
13	〈1対1〉の関係でも気詰まりを感じない		

診断の結果

1から45までの文章は、それぞれ、〈回避的〉、〈自己主張的〉、〈攻撃的〉な行動のどれかに対応するようになっています。どの番号の文章がどのタイプの行動に対応するかは下に示してあります。さて、45の文章のうち、〈どちらかというとあてはまる〉に○をつけたものに1点を与え、下の表に書きこんでいってください。合計点が多ければ多いほど、あなたはそのタイプの行動をとる傾向にあると言えます。

回避的な行動		攻撃的な行動		自己主張的な行動	
1		3		2	
5		4		6	
10		7		9	
11		8		13	
12		14		16	
18		15		17	
19		21		20	
26		22		24	
27		23		25	
28		30		29	
37		31		32	
38		35		33	
39		36		34	
44		41		40	
45		42		43	
合計点：	／15	合計点：	／15	合計点：	／15

30	人生とは闘いである。また、人間関係とは力関係でしかない		
31	リスクの高い挑戦に応じるのは怖くない		
32	人の言葉をさえぎらずに聞くことができる		
33	決めたことは最後までやりとおす		
34	感じたままの気持ちを素直に表現することができる		
35	発言の機会をつかまえるのが苦手である		
36	辛辣な皮肉を弄することができる		
37	世話好きで気楽に生きている。その結果、時には利用されてしまうこともある		
38	参加するよりも見ているほうが好きである		
39	第一線に出るよりも舞台裏にいるほうが好きである		
40	策略が効果的な解決法だとは思わない		
41	自分の言葉で人を怒らせてしまうことがよくある		
42	羊よりも狼でいたいほうである		
43	攻撃的になりすぎずに、効果的に反論することができる		
44	問題を解決したいと思っても、根本的な原因を追及する勇気が出ない		
45	人から悪く思われたくない		

しっかりと明確に話すことを心がける

前にも述べたように、〈自己主張的な行動〉の原則は、相手の考えを尊重し、またその気持ちを思いやりながら、自分の考えや気持ち、要望をはっきりと伝えることにある。これは同じ相手に伝えるのでも、はっきりとは言わず、相手が察してくれることを望む〈回避的な行動〉や、相手の気持ちも考えず、ただ自分の要望を声高に述べたてる〈攻撃的な行動〉とは明らかにちがう。

そこで、この〈自己主張的な行動〉の原則から出発して、より具体的な言動について考えてみると、次の三つのやり方が浮かびあがってくる。

▼自分に関するやり方

これはひと口で言うと、〈自分の存在を明確にする〉ということである。自分を主張するということは、自分自身について語ることである。したがって、具体的には、中立的な表現や相手に関わるような表現を避け、「私は」を主語にするような表現法を用いるとよい。たとえば、「よくできた報告書だね」ではなく、「この報告書は素晴らしいと（私は）思う」と言う。あるいは、「気がきかないね」というかわりに、「こうしてくれると思っていたのに、（私は）ちょっとがっかりした」と言う。私たちの文化ではどうしても自分のことを話さないようにしがちであるが、相手に何かを伝えるためには、まず「自分がここにいる」ということをはっきりさせることが大切なのである。

▼相手に関するやり方

これは要するに、〈相手を尊重する〉ということである。具体的なやり方としては、相手の気持ちや言動を認める形で、その部分を強調する、というのがある。たとえば、「ずいぶん嬉しそうですね」と言ったり、「おっしゃるとおり、あなたにとってこれは容易なことではないと思います」、あるいは「それが君の気に入らないことはよくわかる」と言ったりしてから、自分の考えなり、気持ちなりを述べる。そういったやり方は、相手に対する深い心遣いを裏づけるものなのである。

▼要望を伝えるやり方

これはともかく、〈粘り強く、決然たる態度で要求する〉ということである。自分の要望を伝えようと思ったら、途中でひるんではいけない。攻撃的になったり、威圧的になったりしてはいけないが、かと言って簡単にあきらめてしまってもいけないのである。affirmé（自己主張的な）という言葉のなかには ferme（断固たる）という言葉が含まれていることを忘れてはならない。

言語以外の表現に気をつける

コミュニケーション研究の専門家は、言語以外の表現に大きな重要性を認めている。単に言葉だけによるメッセージは、言葉以外のメッセージ（口調や顔の表情、身振りや仕草）に比べて、重要度が低いと結論している研究さえあるくらいである。

したがって、〈自己主張的な行動〉をとる時には、そういった言語以外の表現にも気をつけなければ

表19－5　言語以外の表現と行動のタイプ

言葉に伴う要素	回避的	自己主張的	攻撃的
声の強さ	弱い	その場に適した強さ（グループでいる場合はやや強くなる）	強い
声の抑揚	平板	真摯 話の内容に合致している	おおげさ
話す速さ	ゆっくり	一定の速度で落ち着いている	早口
話す量	あまり話さない 相手の話に口を差しはさまない	相手と同じくらい話す	話しすぎる 相手に話をさせない

言葉から独立した要素	回避的	自己主張的	攻撃的
視線	相手の視線を避ける	相手と自由に視線を交わす	相手に視線を据える
顔の表情	無表情	表情豊か 話の内容に合致している	緊張している
身体の姿勢と相手との位置	前かがみで無気力 相手から離れている	力強くしなやか 相手と適度な距離を保つ	緊張して胸をそらす 相手に近づきすぎている
身体の動き	ほとんど動かない 神経質な動き	穏やかでゆっくり ゆったりと、言葉を強調するような動き	唐突で一貫性がない 素早い

私たちは言葉だけではなく、言葉以外の表現によっても、相手とコミュニケーションを行っている。したがって、自分の考えや気持ち、要望を相手にきちんと伝えるためには、この言葉以外の表現についてもしっかりと意識して、〈回避的〉、あるいは〈攻撃的〉な身体のサインを発しないようにすることが大切である。

ならない。というのも、どんなに言葉に気をつけても、それ以外の態度で〈攻撃的である〉とか、〈回避的である〉とか受け取られる危険性があるからだ。たとえば、私の知っているある女性アシスタントは、人からよく攻撃的だと指摘されるのを不満に思って、こうこぼしていた。「だけど、私はいつも言葉を選んでいますし、相手を傷つけるような言葉は避けています。人に対してはむしろ好意的に接しているはずですよ」と……。だが、この女性は自分がおおげさな身振りを交えながら、大きな声で早口に自分の考えを述べていることに気がついていなかったのである。また、「自分の言いたいことはきちんと伝えているのに、どういうわけか一度も上司に理解してもらったことがない」という管理職が、上司と話す時にはいつも緊張して視線を避け、話し方からも抑揚がなくなっていた、という例もある。

こうした言語以外の表現は、言葉による表現と同じく、〈回避的〉、〈自己主張的〉、〈攻撃的〉の三つのカテゴリーに分類できる。**表19－5**は、それを説明したものである。なお、この表では、同じ言語以外の表現でも、〈言葉に伴うもの〉と〈言葉から独立したもの〉は区別してまとめている。

「ノー」と言うことを覚える

〈自分をはっきりと主張する〉ということで言えば、いちばん難しく、また大切なのが、「ノー」と言うことだろう。これは必要以上に仕事で手一杯にならないようにするためには是非とも必要な能力である。だが、残念ながら、この能力を身につけている人はほとんどいない。そこで、この項では、「ノー」と言うことについて考え、その実際的なやり方について述べてみたい。

要求する権利とそれを断る権利

何かをしたくない時には、要求してくる人間に、「私はしたくない」と伝える権利がある。だが、それと同時に、相手にも要求を伝える権利があることを認めなければならない。この相手からの要求は、さまざまな状況によって、承知しなければならないことも、また、首尾よく断れることもあるだろう。しかし、大切なことはその結果ではない。自分に断る権利があること、また相手に要求する権利があることを認め、それと同時に、その要求や拒絶をはっきりと口に出すのを認めることである。

私事で恐縮だが、学業が終わりに近づいた頃、私はUCLA（カリフォルニア大学ロサンゼルス校）で、〈自己主張訓練〉の大家であるロバート・リバーマン教授の研修を受けていた（著書に『生活技能訓練基礎マニュアル――対人的効果訓練：自己主張と生活技能改善の手引き』邦訳は創造出版、など）。その研修中のある日のこと、私は教授に「ちょっと、質問してもいいでしょうか？」と尋ね、その返事に感銘を受けたことがある。というのも、教授は、「もちろんだとも。君は私に何でも尋ねる権利がある。私に断る権利があるのと同じようにね」と、そう答えたからである。

それ以来、私は人が、「あいつが私に何を頼んできたか知っているか？　まったくいい気になるにもほどがある」などと話しているのを聞くと、いつも驚いてしまう。だって、頼んだってかまわないではないか？　もし誰かがあなたに何かをしてほしいと思ったというなら、それがどんな要求であっても口にするのを認めるべきだ。その権利は認める必要がある。何故ならば、相手にその権利を認めるからこそ、あなたが自分の権利を行使するのも簡単になるのだから……。つまり、あなたは相手の要求に、もっと気軽に「ノー」と言えるようになるのである。

表19-6　私たちはどうして「ノー」と言えないのか?

もし、「ノー」と言うだけでそれほど苦労するとしたら、それは私たちが〈断る〉ということに対して、まちがった考えを持っているからである。

まちがった考え	現実的な考え
もし断ったら、相手を傷つけることになるだろう	相手の気持ちを察することで、相手を尊重しながら「ノー」と言うことができる
もし断ったら、相手と喧嘩になってしまうだろう	断るということは、人間関係をおしまいにするということではない。相手と喧嘩をせずに断ることはできる
私には「ノー」と言う権利がない。誰かが私に何かを要求してきた場合、私はそれを引き受けなければならない	「ノー」と言う権利は誰にでもある。他人の言いなりにならないようにするには、「ノー」と言うことが大切である
私が要求に応じたくないと思っていることをその相手が察するべきである	自分の気持ちは、相手が察してくれるのを待つのではなく、自分のほうからはっきり伝えなければならない。そのほうが好ましい
もし断ったら、嫌な気分になるだろう	確かに断るというのは、気分のよいものではない。だが、相手の気持ちを尊重しながらうまく断れば、変な罪悪感を抱くことはない。また、断りきれなかったと言って後悔することもない
「ノー」と言うのは、相手と敵対することである	必ずしもそうではない。たとえ考え方がちがったとしても、十分話し合って、妥協点を見つけることはできる
「ノー」と言うのは、利己的な態度である	必ずしもそうではない。人生には、自分の身を守るために、「ノー」と言わなければならない時がある
「ノー」と言うためには、弁解して、自分を正当化しなければならない	必ずしもそうではない。たいていの場合は、ことさら弁解をすることなく、穏やかに「ノー」と言えるはずである

どのように断るか

要求を断るというのは、綱渡りをするようなものである。というのも、いっぽうでは妥協して受け入れてしまう危険性があり、もういっぽうでは必死で断ろうとするあまり、攻撃的になってしまう危険性があるからである。では、そういった危険を避けながら、うまく「ノー」と言うためには、どうすればよいか？　これにはいくつかのポイントがある。

▼気持ちをはっきりと告げる

どうせ「ノー」と言うなら、はっきりと「ノー」と言ってしまうことが望ましい。たとえば、「いいえ、この書類は引き受けられません」、「いいえ、ヴァカンスの日程を変更することは不可能です」、あるいは、「いいえ、その会議には出席できません」というふうに、自分の気持ちをストレートに伝えるのである。反対に、「時間があったら、十分お手伝いできたのですが……」というふうに、婉曲な形で拒否をほのめかすだけにするのは避けるべきである。「ええ、でも……」と、曖昧な形で、語尾を濁すのもよくない。

▼弁解をしない

たいていの場合、相手の要求を断るのに弁解はいらない。たとえば、訪問販売のセールスマンに百科辞典の購入を勧められた時には、「いいえ結構です。興味ありませんから」と穏やかに口にするだけで十分である。「すでにひとそろい持っていますから」とか、「学齢期の子どもはいませんから」などとつけ加える必要はまったくない。〈断固たる態度〉には見えないので、相手につけこまれるのがオチである。

これは職場においても同じである。上司から要求された場合を除けば、弁解しなければならないと考える必要はない。引き合いに出す理由が少しでも根拠に欠けるものであればなおさらである（最悪なのは嘘の弁解をすることである）。というのも、弁解の根拠が絶対的なものでなければ、相手に反論の余地を与えることになるからだ。そうなったら、さらに弁解せざるを得なくなり、ますます厳しい立場に追い込まれる恐れもある。

そのいっぽうで、今も言ったとおり、上司から要求された場合は、どうして「ノー」と言うのか、その理由を説明しなければならない場合が多いだろう。だが、これもあわてて説明しようとせず、上司が理由を尋ねてくるまで待つことをお勧めする。

これは実際にやってみるとびっくりすると思うが、なんの説明もなく断ったとしても、相手が理由を尋ねてくることは少ない。それよりも、ただ要求を繰り返すことのほうが多い。もしそうなら、どうして前もって弁解する必要があるだろう？　それでは「断ろう」という自分の気持ちを弱めてしまうことになる。

▼相手の気持ちを理解する

これもまた非常に重要なことである。というのも、攻撃的にならずに断れるかどうかは、ここにかかっているからである。自分の立場を守るために、この要求は断ると決めたら、次は相手の立場を理解しなければならない。いや、これは当然のことだろう。実際、誰かが何かを要求してくる時、それは何も私たちを困らせようとしてそうしてくるわけではない。たとえ、こちらはそんなふうに感じたとしても、その人はある問題を抱えており、それを解決しようとして私たちにすがってくるのである。そう考えたら、断る時の言葉遣いもまた変わってくるのではないだろうか？　そして、こうやって相手の気持ちが理解できたら、まずはっきりと断りの言葉を口にしたあとで、次のように自分の気持ちを伝えるとよい。「ひとりでやるのは大変だとよくわかるんだけど……」。あるいは、「君と一緒に会議に出席できれば、喜んでもらえるのはわかっているのだが……」というように。そのほうが、少なくとも、「そのくらい、ひとりでやれるよ」とか、「それは君の問題だ」などと言うより好ましいことは明らかである。

いくら「ノー」と言わなければならないからと言って、相手をはねつけるようなことはしてはいけないのである。

▼あくまでも断りつづける

要求というのは、ただ一度だけ断っただけでは十分でないことが多い。執拗に要求を繰り返す相手に対しては、断固として「ノー」と言いつづけることが必要になってくる。観念して、文句を言いながら相手の要求を受け入れたとしても、逆に語気を荒げて相手の要求をはねつけたとしても、そのリスクはあまりにも大きい。では、どうすればよいのか？

そこで、よい断り方とは、穏やかで友好的な、しかし断固とした口調を保ちながら、あくまでも「ノー」と言いつづけることである。私はこれを〈傷ついたレコードのテクニック〉と呼んでいる。

▼前向きに話を終わらせる

最後にもうひとつ大切なこと。人から何かを要求された時、その要求を受け入れるにしろ、断るにしろ、どんなふうに話を終わらせるかで、相手がどういう印象を持つかが決まってくる。

相手の要求を断った結果、もし相手がこちらの気持ちをわかってくれたとすれば、そのことには素直に感謝しなければならない。「ありがとう。君がどれだけ色好い返事を期待していたか、よくわかっているからね。それだけに、こちらの立場をわかってくれて、ありがたく思っている」というように……。また、こう言っても差しつかえない。「ご期待には添えなかったけれど、頼みにきてくれたことは迷惑だとは思っていない。むしろ嬉しく思っているくらいだ」

逆に、最初は「大変だから」と言って断っていたのに、最終的には受け入れることになった場合（いつもうまく断れるとは限らないのだ！）、たとえば前言をひるがえして、「わかった、やってあげよう。これはそれほど面倒なことではないし……」と言ったり、「まったく、こんなことくらいで人に頼みにくるなんておおげさなんだから！」と攻撃的になったりしてはいけない。あくまでも自分の立場をはっきりさせながら、「わかりました。今も言ったように、私のほうはあまり気が進まないのですが、お話を聞いていて、これがあなたにとって重要なことであると理解できました。ですから、お手伝いすることにいたしましょう」のように言うのが望ましい。

いずれにしろ、こういった場合は、お互いが納得できる形で話を終わらせることが肝心である。勝者と敗者が決まってしまうような雰囲気で結論を下すことだけは避けたほうがいい。

バランスを考えて受け入れる

このように、あえて「ノー」と言えるようになることは、自分の仕事を無制限にふやしてストレスをためないようにするためにも、また、まわりの人たちとうまくやっていくためにも必要不可欠のことである。

しかし、だからと言って、いつ、どんな要求をされても、何から何まで「ノー」と言ってしまうのは望ましくない。多少、自分の意に反していたとしても、要求によっては、時には受け入れることも大切である（その場合も、自分にとっては負担になることを相手にわからせながら、しかも、相手に罪悪感を抱かせないようにする必要がある）。いつも断ってばかりであれば、相手はあなたに頼みにくくなってしまうだろう。それでは、関係が疎遠になってしまうことにもなりかねない。

相手の要求を時には受け入れることによって、相手はもっと楽な気持ちで要求を口にすることができるようになる。また、そうすれば、相手の側も同様に、私たちの要求を受け入れたり、あるいはまったく気兼ねなく「ノー」と言ったりできるようになる。人間関係を円滑にして、きちんと「ノー」と言えるためには、バランスを見きわめながら、時には「イエス」と言うことが重要なのである。

感情を表現する

最後は感情について。これまで何度も見てきたように、ストレスは、私たちの感情と密接に関係する。したがって、ストレスをうまくコントロールするためには、感情をコントロールすることが大切である。

そのためには、なんと言っても、〈感情を受け入れる〉ことと〈感情を言葉で表現する〉の二つのことが基本になる。

感情を受け入れる

私たちは自分が腹を立てているとか、落ち込んでいるとか、心配になっているとか、そういった感情をなかなか素直に受け入れることができない。その証拠に、何かあると、「ちがうよ、私は怒ってなんかいない！」とわめきながら、まわりの人に当たったり、不安で不安でしかたがないくせに、「大丈夫、怖くなんかないよ」と言ったりする（これは、日常、よく経験することである）。では、どうしてそんなことが起こるのか？　それは人間の心には不愉快な感情に対する否認のメカニズムがあって、「感情は直視すれば増大するが、反対に無視すれば消える」と思い込んでいるからである。だが、実際には、もちろんそんなことはなく、自分の感情に目をつむることは、逆によくない結果をもたらすことが多い。これは感情を否認するのではなく、実際より弱めて考えている場合でも同じである。感情はその強さのまま、あるがままに評価することが望ましいのである。だいたい、あるがままの感情を受け入れないで、それをコントロールすることなどできるだろうか？

しかし、ひと口に「あるがままの感情を受け入れる」と言っても、それはなかなか難しい。というのも、たとえばほんの些細なことなのに、猛烈に腹を立てている時、私たちはその怒りを受け入れることはもちろん、時にはそれを自覚することさえできないからである。その原因は、理性を司る脳（大脳皮質）と感情を司る脳（大脳辺縁系）が脳のなかでも別の場所にあり、これら二つの脳が独立した機能を果たしているからである（アントニオ・ダマシオ『生存する脳――心と脳と身体の神秘』邦訳は講談社）。すなわち、感情を司る脳が激しい怒りを感じていても、理性を司る脳のほうは些細なことだと考え、それほど怒ることではないと判断してしまう。そこで、つい私たちは自分の感情を見誤ってしまうのである。したがって、感情をきちんと自覚し、受け入れるためには、このことをわきまえたうえで、まずは自分の状態を理知的に認識しなければならない。「確かにこれは些細なことだ。だが、私は本気で腹を立てている」と……。そして、それができたら感情をコントロールすることを考えるのである。

言葉で表現する

さて、前章で示したように、怒りや悲しみ、苛立ちなどのネガティブな感情はリラクゼーション法のような身体的方法によっても、あるいは認知（考え方）を変えるといった心理的方法によっても、間接的にコントロールすることができる。だが、そういった方法によっても、ネガティブな感情が去らない場合、それはどうしたらいいのだろうか？　この場合、最善の方法は、感情を閉じこめておかず、正当なやり方で外に出すことである。つまり、感情を言葉で表現すればよいのだ。

どこまで感情を口に出せば気持ちが楽になるのか？　それはおそらく、皆さんご自身がわかっていることだろう。その感情を吐露する相手は、友人や同僚でも、精神科医や心理カウンセラーでもいい（もともと精神科医や心理カウンセラーはそのためにいるのだ！）。だが、おそらく、精神科医との次の面接を待つよりは、そういう感情を抱かせる原因となった相手に直接表明するほうがずっと効果がある。ということで、ここからはそういった相手に直接、気持ちを伝える方法について考えてみよう。

では、相手に気持ちを伝えようと思った時、そこでいちばん大切なことは何か？　それはこの章の最初のほうで述べた〈自己主張的な伝え方〉をすることである（その反対に、決して〈攻撃的な伝え方〉

をしてはいけない）。そして、そのためには、次の三つの原則を守る必要がある。

▼私たちの感情は相手の言動から生じたものであって、相手自身から生じたものではないということを理解する

あなたが誰かに対して猛烈に腹を立てたとしても、その怒りの原因は相手のしたこと、言ったことであって、相手自身ではない。もしそうなら、相手の人格を責めるような言い方は厳禁である。たとえば、前に頼んでおいた書類を同僚がまだやってくれていなかったとしたら、「あれは昨日までにやっておいてくれるはずだったのに！」と言えばよい。わざわざ「まったく、当てにならない男だ！」などという言い方をして、怒りをぶつける必要はないのである。

▼自分の感情だけを伝える

二つ目の原則は、自分の感情だけを伝えるということである。すなわち、相手がその感情を起こさせたということで、罪悪感を持たせるような言い方をすべきではない。私たちはただ、「本当にうんざりした」とか、「とってもがっかりした」とか、「ものすごくイライラした」とかのように、自分がどんな気持ちであったかだけを伝えればよいのであって、「君には裏切られた」とか、「君のおかげでイライラした」とかのように、相手を巻きこんではいけないのである。相手にその感情を抱かせられたのではなく、自分がその感情を抱いたということで、自分の感情に責任を持つべきである。

▼相手を思いやる気持ちを持つ

これは感情の伝え方が〈攻撃的〉にならないようにするためには、是非とも必要なことである。相手のしたことに腹が立ったら、激しく非難してやりこめてやりたいと思うのは当然だろう。だが、冷静になって考えてみれば、そうやって一時の感情に身を任せるよりも、相手との人間関係を損なわないほうがずっと大切である。そのためには、「あなたが大変忙しかったのはわかっている」とか、「つい、うっかりしてやってしまったんだとは思うよ」とかのように、相手を思いやる言葉を添えるとよい。逆にそうやって相手を思いやれば思いやるほど、言いにくい感情をあっさりと口にすることができるようになる。それは換言すれば、それだけ上手にストレスをコントロールできるようになるということである。

たとえば、同僚が待ち合わせの時間に遅れた時のことを考えてみよう。相手のことを思いやりながら、しかし、感情をきちんと伝えるためには、あなたはその同僚に対して、こう言えばよい。「あの時間、道路は非常に混んでいた。だから、約束に遅れたからといって、君には何の責任もないのはよくわかっている。でも、一時間以上も待たされた私の身にもなってくれよ。私は本当に腹が立った。腹を立ててもしかたなかっただろうが、でも、そうだったんだ」と……。この言い方では、同僚に対しては何の非難もしていない。だが、あなたが感じた怒りは、はっきりと言葉に出して伝えられた。したがって、あなたの感情は、少なくとも部分的には解消したのである。

感情を表現することの役割

さて、今も述べたように、相手に感情を伝えることの目的は、〈相手を傷つけて、溜飲をさげる〉ことではない。また、実を言うと、〈自己主張的な行動〉のところで目的としたように、〈相手の行動を変えて、問題を解決する〉ことでもない。いや、結果的にはそうなることもあるかもしれないが、それが最初からの目的ではないのである。だいたい、世の中の多くの人々は、「感情を言葉にして伝えても、相手の行動を変えることができなければ何の役にも立たない」と考えてしまいがちである。だが、決してそんなことはない。たとえ相手の行動が変わらなかったとしても、感情を伝えることはちゃんと役に立っているのである。

たとえば、一日の終わりになると、決まって上司から仕事を言いつけられて、退社時刻が遅くなっている人がいるとしよう。この場合、何を言っても、上司が行動を変えないことは明らかなので、その人は何も言わないことにしている。だが、私に言わせれば、その人は上司に対して感情を伝えるべきである。というのも、それによってストレッサーを取り除く（上司の行動を変えさせる）ことはできなくても、ストレス反応を小さくする（感情を吐きだして、気持ちを楽にする）ことはできるからである。

感情知能（EQ）

『EQ――こころの知能指数』（邦訳は講談社）の著書、ダニエル・ゴールマンによると、人間にはIQなどではかられる論理的な知能のほかに、感情知能（EQ）と呼ばれる知能が存在するという。この感情知能というのは、一種の感情制御能力のことであって、これを評価する指標として、ゴールマンは次のいくつかの項目を挙げている。

――自分自身の感情を自覚し、受け入れる

――自分自身の感情をコントロールする

自分をはっきりと主張する具体的なやり方

自分をはっきりと主張することで、私たちは人間関係から来る多くのストレッサーを取り除くことができる。では、具体的にはどんなことをすればよいのだろうか?

上手に「ノー」と言う

やりたくないことを人から要求された時、つい乱暴な形で断って相手との関係を悪くしたり、反対にしぶしぶ承知して、後悔したりする場合がある。これを避けるには、相手に対して、上手に「ノー」と言えるようになることが大切である。

直接的な方法で要望を伝える

人に何かを頼むのは、決して簡単なことではない。そこで、つい「あの人は察しが悪い」などと愚痴をこぼしがちになる。だが、そうやって人を非難したからといって、状況が改善されるわけではない。はっきりと直接的な方法で要望を伝えるほうがストレスは少なくなる。

喧嘩にならないように反論する

相手が意見を述べた時、それに反対であれば、きちんと反論したほうがよい。たとえば、相手の意見を尊重したうえで、穏やかな口調で次のように言う。「あなたの言うことはよくわかります。でも、私はあなたのようには考えていません。それというのも……」。こうすれば、自分を抑えこんだり、相手との関係を悪くしたりすることがなくなり、ストレスから解放されるだろう。

攻撃的にならないようにしながら相手に注意する

相手がこちらの望まない行動をした場合、攻撃的にならないようにしながら、相手に直接そのことを伝えたほうがいい。それによって、相手が自ら行動を変えてくれれば、ストレスは軽減するだろう。

言語以外の表現に気をつける

たとえば、相手がいつまでも話しつづけて会話が終わらないと、〈わざとため息をつく〉、〈ぞんざいな返事をする〉など、言語以外の表現で、「もう話を終わらせてほしい」というメッセージを出すことがある。だが、こういったメッセージは、自分にとっても相手にとっても、またあらたなストレスの原因となる。自分の要望ははっきりと口に出して、言語以外の表現では伝えないようにすることが大切である。

さて、このような形で、自分をはっきりと主張できるようになれば、次の2つの点で、さらにストレスを軽減できるようになる。

(1)状況に立ち向かえることになるので、ストレスをコントロールしやすくなる。その結果、ストレスのレベルも小さくなる。

(2)相手との関係がよくなる。すなわち、相手は良好な関係を保ったまま、あなたの意見や要望を尊重してくれるようになる。その結果、ストレッサーを取り除くことができる。

――ほかの人の感情を理解し、受け入れる
――ほかの人の感情をポジティブな方向に持っていく

これは本書でも繰り返し述べたことだが、こういったことがストレスを上手に管理するために重要だということは、今さら言うまでもないだろう。ストレスというのは、感情と深く結びついたものだからである。したがって、私たちはもっとこの点に意識的になって、自分たちの感情知能を高めなければならない。こうして、企業やそこで働くひとりひとりの社員が感情面でもっと知的になることができたら、職場のストレスは今よりはるかに少なくなると思われる。

20 ストレスに強くなる

で、おまえは幸せなのか？／私は幸せじゃない。そう見えるだけだ／ユーモアのセンスをなくしてしまったからね／仕事のセンスを身につけてから
——リュック・プラモンドン「ビジネスマンのブルース」
ミュージカル『スター・マニア』より

この前の三章では、身体的側面（リラクゼーションを実行する）、心理的側面（考え方を変える）、行動的側面（きちんと自己主張をする）の三つの面からストレスを管理（コントロール）する方法について述べてきた。そこで紹介した方法やテクニックは、おそらくそのひとつひとつをとってみれば、どれもそれほど難しいものではないだろう。ただ、それをどのように利用するかとなると、話は少し複雑になってくる。どんな方法をどのように取り入れればよいのか、どのように実施していけばよいのか、よくわからないところがあるからである。そこで、実施にあたっては、個人的にストレス管理プログラムをつくることが必要になる。

ストレス管理プログラム

ストレスをきちんとコントロールするには、〈ストレスを理解し、受け入れる〉、〈自分自身のストレ

ス反応を知る〉、〈ストレス管理のやり方を覚え、実行に移す〉、〈実現可能な目標を掲げ、プログラムを調整する〉の四つのステップを踏む必要がある。

▼ストレスを理解し、受け入れる

これまで何度も述べてきたように、ストレスをコントロールするためには、まずストレスの存在を否定しないことが重要である。自分にストレスがあるのを認めると、「弱い人間だ」と思われるのを恐れて——あるいは、「能力が劣っている」と自分で認めてしまうような気がして、なかなかその存在を肯定することができない。だが、身体が緊張している、不安を感じているなど、ストレス反応が表れたら、素直に「これはストレスだ」と認めることが大切である。また、この時、「仕事が多すぎるからだ」とか、「上司がああだから……」と、全部をストレッサーの責任にしてはいけない。直接の原因はストレッサーにあっても、私たちはやり方次第で、ストレスを軽減することができるからである。

▼自分自身のストレス反応を知る

ある人にとってはなんでもない状況が、別のある人にとってはものすごくストレスのかかる状況になるというように、私たちはそれぞれにちがっている。したがって、自分自身をよく観察し、身体的レベルで、あるいは心理的、行動的レベルで、自分はどういったストレス反応を示すのか、その反応の仕方を十分に見きわめなければならない。

(5) ストレス解消の方法のなかで、あなたが増やすことのできるのは何ですか？
——どれを優先的に選びますか？　それはどうしてですか？　具体的な目標として何を定めますか？

——その活動がうまくいくために、何かできることがありますか？　たとえば、身近な人と一緒にやる、グループを作る、時間を捻出する、既存のサークルに申し込みをする、などそういった工夫はできますか？

(6) ストレス管理の方法としては、どれが自分にふさわしいと思いますか？
——リラクゼーションですか？　自己主張訓練ですか？　認知的アプローチですか？　スケジュール管理の方法ですか？　あなたがその方法を実践するのに、助けとなる専門家を知っていますか？

(7) ストレス管理プログラムがうまく実行されているかどうか、どのようにして確かめますか？
——主観的なストレスの感じ方によってですか？　まわりの人の言葉によってですか？　それとも健康状態によってですか？　あるいは、時間の使い方がうまくいっているかどうかを見ることによってですか？

表20－1

ストレス管理プログラムを作成するための質問表

この質問表は、〈自分とストレスの関係〉をさまざまな角度から知るためのものです。ストレス管理プログラムを作って、ストレスを上手にコントロールするためには、次の７つの質問を通じて、自分のストレスのレベルやストレッサーの種類などを明確に把握しておく必要があります（この７つの質問のなかには、さらに詳しい質問があります）。現在、自分とストレスの関係はどうなっているのか、頭のなかを整理するのにお役立てください。

(1)　あなたのストレス・レベルはどれくらいですか?
――自分が大きなストレスを受けていると感じるような症状はありますか?

――ストレスからくるネガティブな感情に苦しんでいますか?

――「ストレスがたまっているのではないか」と人から指摘されたことがありますか?

――数ヶ月前に比べて、余計にストレスを感じていると思いますか?

(2)　あなたの主なストレッサーは何ですか?
――この半年の間に結婚や就職など、大きな出来事はありましたか?

――毎日することのなかで、いちばんストレスを感じるのは何をしている時ですか?

――あなたのストレッサーは職場の問題ですか?　家庭の問題ですか?　健康の問題ですか?　金銭の問題ですか?　あるいは、法律上の問題ですか?

――ストレスを感じさせる人々が周囲にいますか?

――強盗にあったり、災害にあったりしたことがありますか?　あるいは、そういったことを目撃したことがありますか?

(3)　ストレッサーのうち、あなたが取り除くことができるものは何ですか?
――ストレスを多く感じる活動のうち、やめることができるのは何ですか?　ほかの人に任せられる活動は何ですか?

――ストレッサーのいくつかを小さくできるような具体的な方策はありますか?　たとえば、もう少し自分の態度をはっきり示すことで、ストレスが少なくなるだろうと思うことはありますか?

(4)　あなたのストレス解消法は何ですか?
――あなたは自分のための時間を持っていますか?　週にどのくらいの時間を余暇にあてていますか?　家族と過ごしたり、友人と会ったりする時間はありますか?　趣味にあてる時間はありますか?　スポーツにあてる時間はありますか?

――バランスのとれた食事をしていますか?　煙草を吸いますか?　酒量はどのくらいですか?　体重は増えすぎていませんか?

▼ストレス管理のやり方を覚え、実行に移す

こうして、自分がどんなストレス反応を示すのか、それがわかったら、次はストレス管理プログラムの選定である。すなわち、今まで述べてきたストレス管理の方法のなかから、自分にぴったりと合うものを探しだす。そして、それが見つかったら、いよいよ実行に移すのである。だが、そういった方法というのは、どれもある程度の習練がいる。したがって、いきなり難しい状況で使おうとせず、まずはストレスを軽く感じる程度の状況で使いはじめ、徐々にならしていくとよいだろう。そうすれば困難な状況でも使えるようになってくるはずである。

また、ストレス管理能力を維持するためには、そういった方法をその場かぎりで行うのではなく、定期的に実行することが大切になる。

▼実現可能な目標を掲げ、プログラムを調整する

ストレス管理は一週間くらいで身につけられるものではない。したがって、ストレス管理プログラムの進行に応じて実現可能な目標を自分に与えることが必要となる。また、実際にやってみた結果がどうだったのか、具体的に評価を下し、ちがった方法を使ってみるなど、プログラムを調整することをお勧めしたい。なお、**表20－1**は、自分がどんなプログラムを組みたてればよいのか、頭のなかでそれをはっきりさせるための質問表である。よろしければ、プログラムの作成にお役立ていただきたい。

日常生活のなかで行うストレスの予防

こうしてストレス管理プログラムをつくって、それを実行するいっぽう、私たちは日常生活のさまざまな事柄を見なおして、ストレスを予防する必要もある。すなわち、食事や睡眠などに気をつけてストレス反応を起こりにくくし、また、ストレスから来る病気にならないよう、身体の抵抗力を高めるのである。

適切な食事をする

私たちの食事は質もよくなり、また衛生的な見地から見れば、殺菌の処理などによってかなり安全にもなった。しかし、そのいっぽうで、栄養士たちによると、〈食物繊維が不足している〉、〈脂質が多すぎる〉、〈塩分を大量消費する〉の三つの大きな問題が指摘されている。このうち、食物繊維が不足すれば、消化が悪くなる。脂質（特に動物性脂肪に含まれる飽和脂質）が多くなりすぎれば、肥満や心血管疾患を助長する。また、塩分を大量に摂取すれば（保存や調味のため、加工食品には塩分が多く含まれている）、高血圧を助長する。ということで、ストレスの多い状況のなかでこういった傾向の食事を続けていると、命に関わる病気になりかねない。

したがって、ストレスに対して身体の抵抗力を高めるには、普段から食事に気をつけて、次のような食物を多くとることが大切である。

――食物繊維（ふすま入りパンや穀物、フルーツ、野菜）

——魚（脂肪分の多さはあまり関係がない）
——多糖類（パスタ類、パン、全粒米、レンズ豆、インゲン豆、エンドウ豆）
——植物油
逆に、次のような食品は制限すべきである。
——単糖類（キャンディやケーキ）
——ハム、ソーセージなど豚肉加工食品や脂肪分の多い肉類、バター、ソース
——焼いた食品やスモークした食品。

有害物質の摂取を抑える

煙草やアルコールはほんの一時、ストレスをやわらげてくれるように見える。文化的な背景もあるし、また気軽に手が出せるものでもある。そこで、ついストレス解消の味方だと思われがちであるが、これはもちろん見かけだけの味方である。というのも、健康への直接的な悪影響は言うに及ばず、煙草やアルコールが原因で、あらたなストレッサーになるような出来事が起こる場合もあるからである。

そういったことからすると、禁煙、あるいは節酒というのは、ストレスを予防するためには必要なことである。

定期的に運動する

数千年の間、毎日、人類は肉体を酷使する形で生きてきた。ところが、獲物を追って長時間歩いたり、きつい農作業をしたりするために作られたその同じ肉体が、今日では机の前に座ったり、通勤電車のな

かでじっとしていたりして、何時間も過ごすようになっている。これはそれまで自由に動きまわっていた動物が動物園に閉じ込められてしまったかのような不自然な生活様式である。そこで、ストレスを予防するには定期的に運動をする必要が出てくる（これは多くの研究が証明していることである）。

この場合、運動をするると言っても、それほどおおげさに考える必要はない。スポーツ医によると、心血管の健康を保つためには、週に三回、二十分間、心拍数が最大心拍数（二二〇から

ストレスに対する抵抗力を高める8つの方法

ストレスからくる悪影響を避けるためには、普段からストレスに対する抵抗力をつけておくことが大切である。ここでは、そのための具体的な方法を8項目に分けて紹介しよう。

(1)なるべく身体を使うようにする

よく歩く（ある程度の距離なら車に乗るのをやめる、あるいは必要な場所より少し遠くに駐車する）。数階分の移動にはエレベータよりむしろ階段を利用する。

(2)スポーツをする

定期的にスポーツをする。それができなければ、週に1度か2度、30分間早足で散歩するだけでもかまわない。

(3)アルコールの量を抑える

酒はたしなむ程度にする。パーティやつきあいの場では控えめに飲む。

(4)煙草をやめる

禁煙する。それが無理なら、無意識に手に取ってしまうのを我慢し、ストレス解消のためではなく、息抜きや楽しみの場合にだけ吸うようにする。

(5)きちんと栄養を補給する

十分にバランスの取れた朝食をとる。また、ボリュームのありすぎる食事を控える（特に夜は食べすぎないほうがいい）。あわてずにゆっくりと食べることを心がける。

(6)水をたくさん飲む

食事の時以外にも、水をたくさん飲む。また、炭酸飲料や糖分の入った飲料は控える。

(7)仕事中、定期的に休憩をとる

根をつめて働かないようにして、適当に休む。この時、それは時間を無駄にすることではなく、必要な疲労回復のためだと考えるようにする。

(8)睡眠を確保する

睡眠時間を犠牲にしない。また、爽快で寝心地のよい寝具を使うようにする。

年齢を引いたもの）の六〇％になる程度の運動をすれば十分だということである（成人の安静時の心拍数は六〇から七〇程度。運動をすると、一二〇から一八〇に増加する）。

もしそれでも運動をする時間がとれないということであれば、積極的に歩くことを心がけてもいい。理想的に言えば、毎日、三十分以上早足で歩くようにすれば、その効果は目に見える形で表れる。そのためには、要するに、ある程度の距離なら車の利用をやめるとか、多少遠くに駐車するとか、エレベータよりむしろ階段を利用するようにすればよいのである。

睡眠の確保

睡眠は生きていくのに欠かせないものである。睡眠不足になると、生物は身体的にも精神的にも急速に消耗する。睡眠は体力や気力を回復するための大切な営みなのである。

ただし、「それではどのくらいの睡眠時間が必要なのか？」ということになると、それは私たち個人こじんによってちがう。六時間か、あるいはそれ以下でも十分な人もいれば、八時間以上必要な人もいる。したがって、大切なのは、自分がどのくらいの睡眠時間を必要としているのかを見きわめ、それを守るようにすることである。また、毎日同じ時間に寝て同じ時間に起きるということも大切である。もしそれが不可能なら、寝る時間はまちまちであったとしても起きる時間を一定に保つことが好ましい（まあ、週末の朝寝坊はしかたがないけれども……）。それと、もうひとつは睡眠にふさわしい環境を整えること。質のよい睡眠をとるためには、静けさを確保し、快適な寝具を用意して、室温にも注意を配ることが大切である。

ポジティブな感情を持つ

第13章で述べたように、ストレスは怒りや不安、抑うつなどネガティブな感情を生みだしやすく、またそれが心の病につながることも多い。したがって、心理的な面からストレスに対する抵抗力を高めるには、楽しいと思ったり、嬉しいと思ったり、なるべくポジティブな感情を持つことによって、ネガティブな感情とのバランスを回復する必要がある。

自分の好きな活動を行う

日常生活を楽しく過ごすためには、自分の好きな活動を行うのがいちばんである。そういった活動をして、ほんのちょっとでも息ぬきや楽しみができたら、ストレスに関連する望ましくない感情から距離を置くことができる。

だが、それがわかってはいても、実際にそういった活動を行うのは簡単ではない。というのは、やはり、時間がないからである。実際、職場で一日のほとんどを過ごし、朝夕の通勤にも時間をかけて、家事に追われ（特に女性の場合）、年老いた親の面倒を見たり、子供の相手をしたりなど、家族としての義務を果たしていたら、自分自身の息ぬきや楽しみのために割ける時間はほとんど残らないといってよい。また、たとえ時間が残ったとしても、あまりにも疲れていて、その時間を有効に活用できない、ということもあるだろう。好きな活動を行うには、まずは時間を確保することが大切なのである。

もっともその点からすれば、フランスでは二〇〇〇年から労働時間の〈週三十五時間制〉が導入されたので、これがプラスに働くと思われる。また、息ぬきの時間を大切にするようなスケジュール管理や、それほど必要ではない仕事は断るといった〈自己主張的な態度〉が浸透してくれれば、ある程度の時間の余裕は確保できるだろう。

このスケジュール管理の問題については、カナダの心理学者エセル・ロスキースが、「一日に一個のりんごが医者を遠ざける」をもじって、次のように言っている。「一日にひとつの楽しみがストレスを遠ざける」と……。つまり、陽のあたるテラスでコーヒーを飲むことでもいい、数分間好きな音楽を聴くことでもいい、あるいは親しい人としばらく電話で話をすることでもいい、ともかくそういったことがストレスの予防には必要で、もしその時間がなければ、無理にでもひねりだすことが大切なのである。いや、もちろん、長めの休暇やヴァカンスをとることも重要ではあろう。だが、それでは楽しみと楽しみの間が長すぎる。ストレスをためないようにするには、もう少し細かく考えて、一日にひとつの小さな楽しみ、一週間にひとつの——それよりも少し大きな楽しみを見つけることが肝心なのである。

仕事以外のことに情熱を傾ける

ストレスを防ごうと思ったら、仕事に依存しすぎないことも大切である。たとえ、自分の仕事が生きていくうえで最高の喜びをもたらしてくれると思っていても、何か仕事以外のことで、情熱を傾けられるものを持ったほうがいい。人生を十分に楽しみたいのであれば、すべての感情をまとめてひとつの籠に詰めこんだりしてはいけない。あるところで悲しみを感じても、別のところでは喜びを見いだせるよう、籠を多くしておく必要があるのだ。これは玉子を運ぶ時と同じことである。

ということからすると、職場での生活と私生活との間にはっきりとした境界線を定めておくことは不可欠であると思われる。ましてや、仕事のために私生活を犠牲にしてはならない。これは余談になるが、世の中には「ここで死ぬとわかっていたら、もっと仕事に時間を使っていたのに」と言う人がいるらしいが、そういった話を聞くたびに私は信じられないような気持ちになる。私的な領域と仕事の領域を分けることによって、私たちの感情は幅が広がり、その結果、それぞれ相手の領域から独立を保ちながらも、互いの領域を豊かにすることができるのではないか！　それをひとつの領域に限定してしまったとしたら、そのなかでどんどんやせ細っていってしまう。そう考えるからだ。

いや、これはおそらく私だけの考えではない。というのも、最近行われたある調査によると、フランスの企業で働く幹部の七〇％が「家族と過ごす時間が少ない」と不満を漏らし、そのうちの四〇％が「自分は仕事に没頭しすぎている」と考えているからである。また、そのうちのなんと半分は、「私生活が充実するのならば、収入が少なくなってもかまわない」と答えているのだ。こういった考えは、若いサラリーマンたちの間では、もはや当たり前になってきている。すなわち、十年前とはちがって、仕事のためにはすべてを犠牲にしなければならないという考え方が多数派ではなくなっているのである。これはよい傾向だと思う。

楽観的に生きる

「私は幸福でいよう。というのも、健康のためにはそれがよいからだ」。これはヴォルテールの言葉であるが、幸福ではなくても、少なくとも楽観的に物を考えることが病気やストレスから身を守る最上の手段になることは、これまでにも多くの研究が証明している。

たとえば、癌の再発が見られた二百三十八人の患者全員を八ヶ月間にわたって追跡調査してみると、楽観的に物を考える人に比べて、悲観的に物を考える人のほうが死亡率が高くなっている。また、外科手術を行った場合、患者が楽観的であればあるほど、手術後の痛みや合併症が少なくなっていたこともわかっている。

それからまた別の研究によれば、ただ心理的にゆったりとした気分になるというだけではなく、たとえば「涙が出るほど笑う」といった身体の動きを伴うような笑いも、直接免疫系に働きかけることができて、効果があるということである。そのため、癌やエイズといった患者には、「笑い療法」がプログラムされているという。いや、そこまでいかなくても、一般にユーモアというのは、私たちの役に立つ。といっても、もちろん、他人に対して攻撃的に向けられるような敵意のあるユーモアではなく、自分自身も笑うことができるユーモアであれば、ということであるが……。「笑うのは人間の本性だ」とラブレーは言った。私たちは、もっとそのことの意味を考えてみなければなるまい。

いずれにせよ、楽観主義的な人間のほうが悲観主義的な人間よりも長生きすることは、医学的にも突きとめられている。百歳の誕生日を迎えた人々のなかには、煙草を吸っていた（もちろん、控えめに）という人もいれば、人生のなかでさまざまな困難を切りぬけてきたという人もいる。しかし、その人々に共通していることは、常に「人生を楽観的に捉えてきた」ということなのである。

ソーシャル・サポート

最後はストレスに対して、社会的に抵抗力をつける方法である。これはひと口で言ってしまえば、悩みを抱えている時に、自分のことを理解して支えてくれたり、援助してくれたりする人々を身近にふやしておくということである。すなわち、ソーシャル・サポート（まわりの人からの支え）のネットワークをつくりあげるということだ。

社会的ネットワークが私たちを守ってくれる

ストレスを感じるような出来事に直面すると、私たちは子供のように気持ちが不安定になる。というのも、そういった出来事によって自分の適応能力が試されるからだ。だが、そんな時に家族や友人、知人などの社会的ネットワークが保護者の役割を果たしてくれる。

いや、こういった時のまわりの支えがどれほど大きいことか。たとえば、ひとりで孤独に暮らしている人は病気にかかる危険性が大きく、その危険性は年齢とともに高くなる。また、独身者や寡婦、そして寡夫は、夫婦で生活している人に比べると平均寿命が短い。

そういった数字なら、ほかにも挙げられる。たとえば、心筋梗塞に冒された二千三百十五人の患者を対象に行われた研究によると、その死亡率はストレスのレベルとともに、社会的な孤立の度合いにも関係していることがわかった。すなわち、〈ストレスのレベル〉と〈孤立の度合い〉は、心筋梗塞の経過を悪くする二つの重大な要因で、この二つが重なると、三年間での死亡率が四倍になったという数字が出ているのである。これは癌のようなほかの病気についても同じことである。また、最初に述べたように、社会的な孤立がストレス自体を高めることを考えれば、その影響は計りしれないものになる。

だが、そのいっぽうで、現実に目を向けると、現代社会の特徴として、人々はますます孤独に生活するようになってきている。最近の統計によれば、なんとフランスでは七百万人以上（女性四百四十万人、男性三百万人）の人々がひとり暮らしをしているのである。また、パリでは二世帯に一世帯がひとり暮らしの世帯だという。

しかも、それだけではない。そこでもっと恐ろしいのは、〈孤立〉というのが〈ひとり暮らし〉という指標だけでは計りきれないことである。すなわち、家族と一緒に暮らしていても、孤独を味わっている人々は大勢いるのだ。家族が対立していたり、あるいは過度に気を遣って暮らしていたりするなら、ひとり暮らしと変わらない。場合によっては、もっと悪いかもしれない。〈群衆のなかの孤独〉という言葉があるように、〈家族のなかの孤独〉である。もしそうなら、今度は交友関係のほうでネットワークをつくっていかなければならない。職場においても、私生活においても、私たちはソーシャル・サポートの輪を広げていくことが大切なのである。

ソーシャル・サポートの構成要素

それではソーシャル・サポートとは、具体的にはどのようなものなのだろうか？　ここで簡単にまとめてみたい。

〈感情的サポート〉

これは愛情や理解を示したり、守ってくれたりして、気持ちの支えになってくれるというものである。言葉にして表すとすれば、「心配するな。君には私たちがついている」といったものがこれに当たる。

〈評価的サポート〉

これは〈感情的サポート〉のひとつであるが、能力を保証するという形で、自信を与えてくれるという役割を果たす。たとえば、難しい状況に直面した時、「君なら大丈夫だ。きっとうまくいくよ。君にはそれだけの能力がある」と、信頼できる人から言ってもらえたとしたら、どれほど心強いことか。特に不安で、自信がなくなっている時には、このサポートは大きい。

〈物質的サポート〉

忙しくて困っている時に手伝ってくれたり、物質的、あるいは金銭的援助をしてくれたりすること——これが物質的サポートである。困難な状況のなかで、「君には何が必要なのか？　よかったら、私がそれを提供しよう」と言ってもらい、そういった援助を受けられるとすれば、ストレスは一気に軽減するはずである。

〈情報的サポート〉

これは具体的に言うと、周囲の人々が与えてくれる助言や提案、情報のことを意味している。「それだったら、こうしたらどうか？」とアドバイスをしてもらえたり、「この問題を解決するためには、これが参考になるよ」と情報を提供してもらえたりすれば、悩んでいる状況ははるかに改善しやすくなるだろう。

人間は社会的な動物であるから、ほかの人との関わりがなければ生きていけない。その意味でも、私たちが幸福に暮らすためには、ソーシャル・サポートのネットワークをつくりあげることが何よりも大切になる。社会的ネットワークとは、ストレスの緩衝器なのだ。だが、もちろん、そのネットワークは大きくなくてもかまわない。というのも、ほかのことと同じく、このネットワークも、最終的には量より質だからである。

16	家庭内での心配ごとに対して、責任を持って助言を与えてくれるような人を知っている		
17	知人の多くが自分とは好みがちがう		
18	引越しの手伝いをしてもらいたいと思っても、そういう人を見つけるのは難しい		
19	不安や心配ごとを分かちあってくれる人が誰もいない		
20	孤独を感じた時に電話をかけられる人が何人かいる		
21	病気になっても世話をしてくれるような人がほとんどいない		
22	家庭の問題を抱えている時に、役立つ助言を与えてくれるような友人は少ない		
23	家族のメンバーや友人たちと定期的に集まったり会ったりしている		
24	家から15kmのところで車が故障した時、迎えにきてくれる人がいる		
25	問題の解決を助けてもらうのに、信頼のできる人が少ない		
26	友人たちの輪のなかでは、中心からはずれたところにいるような気がする		
27	急いで出さなければならない手紙があるのに、自分では都合がつかない時、代わりに投函してもらえる人を見つけられる		
28	転職や求職の際に相談に乗ってもらえるような人がいる		
29	気晴らしに郊外に行きたいと思った時、一緒に行ってくれる人を見つけるのは難しい		
30	朝早くの列車に乗らなければならない時、駅まで送ってくれる人を見つけるのは難しい		

表20-2　自己診断テスト⑩

あなたはよい社会的ネットワークを持っているか？

これはあなたがどんな社会的ネットワークを持っているか、それを調べるための診断表です。下記の1から30までの文章を読んで、それぞれ該当すると思ったほうの欄に印をつけてください。

	下の文章のようなことがありますか？	あてはまる	あてはまらない
1	よい相談相手を少なくともひとりは知っている		
2	映画を見にいこうと決めれば、一緒に行ってくれる人を見つけることができる		
3	もし拘置所に入れられたとしても、保釈金を支払ってくれる人を見つけられる		
4	余暇の活動に誘ってくれる人がいる		
5	誕生日にパーティを計画してくれるような人はひとりもいない		
6	しばらく家を留守にしなければならない時、家のこと（ペットの世話、花や庭の手入れ）をしてもらえる人を知っている		
7	何か困ったことがあった時に、客観的な立場から助言を与えてくれるような人はひとりもいない		
8	その人のために時間を割いてもよいと思う人が何人かいる		
9	病気になって医者に連れていってもらわなければならなくなった時、そういう人を見つけるのが難しい		
10	個人的な問題を解決したいと思った時、誰に相談すればよいかがわかっている		
11	みんなでする活動には、あまり誘われない		
12	「数時間、車を借りたい」と電話をかけられる人がいない		
13	性的な問題を気軽に話せる相手はひとりもいない		
14	誰かと昼食をとりたいと思った時、誰に声をかければよいかわかっている		
15	急にお金が必要になった時に貸してもらえるような人を知っている		

診断のやり方

次の番号の質問に「あてはまる」と回答した方は、ひとつにつき1点、点数を与えてください。質問：1、2、3、4、6、8、10、14、15、16、20、23、24、27、28

また、次の番号の質問に「あてはまらない」と回答した方は、ひとつにつき1点、点数を与えてください。質問：5、7、9、11、12、13、17、18、19、21、22、25、26、29、30

診断基準

■合計点が10点以下の場合

あなたの持っている社会的ネットワークは弱いものです。

▒合計点が20点以上の場合

あなたはよい社会的ネットワークを持っています。

おわりに

本書を通じて、私は〈職場のストレス〉がそこで働くサラリーマンたちに、どんな形で、どれほどの苦痛を与えているか、その実態を明らかにしようと努めてきた（といっても、もちろん、ストレスは職場以外のところでも発生し、それは職場のストレスと同じくらい恐ろしいものではあるが、本書の主旨から言って、その問題はひとまず措くことにする）。

そこで、現在、私たちが日々の糧を得ている職場の環境に目を向けてみると、この複雑な現代社会を反映して、そこでは自分の居場所を確認するのも難しいくらいになっている（私たちは職場で自分がどんな位置を占めているか、どんな役割を果たしているか、ともすれば見失いがちになるのだ）。また、そういった状況のなかでは、働くことの厳しさは、身体的なものから心理的なものに変わってきている。ストレスもまた然りである。ところが、昔からある——つまり、私たちが祖先から受け継いできたストレス反応は、困難な状況に際して、主に身体的な適応を目指したものである。ストレスに関してはまずその問題がある。

そして、またもうひとつの問題としては、全般に、〈私たちの感受性が痛みに対して鋭くなった〉ということが挙げられる。すなわち、現代を生きる私たちは、幸福への希求がますます強くなっている反面、逆境に対する忍耐力がますます弱くなってきているのである。私たちはもはや、極暑や極寒など、私たちの祖先が耐えてきたことには耐えられない。少しでも辛いことは受け入れられなくなってきているのだ。

そこで、この問題をストレスにあてはめてみると、もちろん、私たちはその〈痛みに対する感受性〉のせいで、ストレスに対しても耐えられなくなってきている。いや、これを現代人の持つ虚弱さの証しだと捉える人もいよう。その真偽を明らかにするのは難しい。だが、少なくとも、おそらく医師たちのすべきことは、ストレスで苦しむ患者を前にして、その〈痛みに対する感受性の鋭さ〉を嘆くことではないだろう。それよりも、現代医学の持っている手段を用いて、この苦痛を解消するために万全を尽くすことではないのか？

ほかの病気の苦痛を解消するためにはさまざまなことをしているのに、何故、ストレスに関してはそういったことをしないのか？　私にはそれが不思議でしょうがない。ストレスによる苦痛を解消するのは、現代文明のひとつの進歩だと考えられないのだろうか？

いっぽう、企業について言えば、将来、企業として成功する可能性が最も高いのは、ストレスに立ち向かおうとする社員の力になり、より人間的で、ひとりひとりの社員に適した職場環境を整えられるような企業だろう。最後にあたって、そのことだけはひと言いっておきたい。

職場は人格形成の場であって、人格破壊の場ではない。社会や企業、そしてそこで働くサラリーマンたちが一体となって、ストレスをうまくコントロールできるような、素晴らしい職場になることを私は強く望むものである。

左の質問表によって、あなたは現在の自分のストレス・レベルを知ることができます。また、それと同時に、あなたのストレス反応が〈身体〉、〈心理〉、〈行動〉のどの分野に多く表れるのか、知ることができます。そして、その結果を踏まえて、これからどんなことをすればよいのか、具体的なアドバイスを受けることもできます。

ということで、最近、次に挙げた12の文章のようなことがないかどうか、あるとしたら、どのくらいの頻度であるのか、該当する欄に印をつけてください。

診断のやり方

(1) あなたのストレス・レベル

12の文章には、それぞれ0点から3点までの点数が与えられています。まずは、その点数を合計してください。合計点は0点から36点までの間になります。

■合計点が0点から5点の間にある場合

あなたにはストレスというものがありません。精神的にはいつも穏やかで落ち着いていますし、ストレスから来る身体の不調もありません。あなたの生活は「静かに流れる長い川」に似て、ゆっくりと何の障害もなく、過ぎていくことでしょう。これは大変素晴らしいことです。

■合計点が6点から12点の間にある場合

あなたのストレスのレベルはそれほど高くありません。実際に、ストレッサーを受ける状況に直面しても、あなたはたいていの場合、それをうまく処理し、冷静さを保つことができます。ストレス反応は、むしろ適当な刺激として、問題を解決するのに役立っているのではないでしょうか？　また、身体の病気であろうと、心の病気であろうと、ストレスが原因で起こる病気からも守られていると言えます。

■合計点が13点から20点の間にある場合

あなたはかなりストレスを抱えています。これだけストレスのレベルが高いと、追いつめられて、どうしても力を出さなければいけない時とか、大きな困難に直面して、否が応でも気持ちを奮いたたせなければならない時などには役に立つでしょうが、しかし、こういった状態をいつまでも続けているのはよくありません。あなたの生活にはストレスに支配されているようなところが見受けられるからです。そういったところは逆にストレスを上手にコントロールできるようにしてください。少なくともストレスに対する予防策を実施することは、健康のためにも、また職場での成績のためにも必要だと思われます。

■合計点が21点か、それ以上の場合

あなたのストレスのレベルは非常に高すぎます。おそらく、あなたは現在、困難な

総まとめ　自己診断テスト⑪

あなたはストレスを感じていますか？
また、どんなところにストレス反応が表れますか？

	下の文章のようなことがありますか？	よくあてはまる	どちらかと言えばあてはまる	どちらかと言えばあてはまらない	まったくあてはまらない
1 C	物事が予定どおりにきちんと進まないと、イライラしたり、腹が立ったりする	3	2	1	0
2 P	週末の間、仕事のことを考えないようにするのに苦労する	3	2	1	0
3 C	他人の発言をさえぎって、自分の意見を押しとおすことがある	3	2	1	0
4 S	睡眠に問題がある（なかなか寝つかれない、反対に早くに目が覚めてしまう）	3	2	1	0
5 P	ひとつの仕事をやりおえたあと、不安になり、その仕事についていろいろ悪いほうへと考えを巡らせてしまう	3	2	1	0
6 S	上司の前に出ると、のどが締めつけられ、手が汗ばみ、何を話せばいいのかわからなくなってしまう	3	2	1	0
7 S	緊張をやわらげるために、アルコールや煙草に頼ってしまいがちである	3	2	1	0
8 P	自分に満足できず、自分は今の仕事に向いていないと思ってしまう	3	2	1	0
9 C	時間が足りず、やたらとせわしなく仕事をしているような気がする	3	2	1	0
10 C	ついかっとなって、仕事仲間に対して怒ってしまうことがある	3	2	1	0
11 S	定期的に身体に不快な症状が表れる（胃腸障害や呼吸困難、動悸）	3	2	1	0
12 P	仕事にも余暇の活動にも以前ほどの喜びや興味を感じなくなった	3	2	1	0

■３つの合計点のうち、〈心理的反応〉が最高であった場合

あなたにとってストレス反応は、まず何よりも心に表れます。あなたには、自分が直面している状況に対して必要以上に思いをめぐらせ、どちらかというと悲観的な見方をする傾向があります。これはうつ病や全般的不安障害を招きやすいので危険です。

そういったことを考えると、あなたの場合、上手にスレトスに対処するには、心理的反応をコントロールしなければなりません。そのためには、まず現在、ストレスの原因となっている状況をちがった角度から見なおしてみることが大切になります。すなわち、もう少し、楽観的に、前向きに考えてみること。何ごとに対しても深刻に考えすぎるのをやめ、何が重要なのかを相対的に見きわめることを覚え、適当な距離をおいて物事を見つめるようにしてください。本書で言えば、第18章の〈考え方を変える〉が参考になると思います。

■３つの合計点のうち、〈行動的反応〉が最高であった場合

あなたにとってストレス反応は、まず何よりも行動に表れます。あなたはまわりの刺激に反応しやすく、また興奮しやすいという特徴を持っています。これは職場の部下や同僚にストレスを与えかねないという点でも、あまりよいことではありません。

そういったことを考えると、あなたの場合、上手にストレスに対処するには、行動的反応をコントロールしなければなりません。そのためには、あわてて行動を起こさないようにする、物事をゆっくりと時間をかけてこなすようにする、攻撃的な態度を抑え、寛大な態度で接するようにする、など日常的な行動を変えてみることが重要だと思われます。本書で言えば、第19章の〈自分をはっきりと主張する〉を参考にするとよいでしょう。

状況に直面しているのでしょう。そういった意味からすると、このストレスからは逃れられないと思っているかもしれません。しかし、反対から言えば、これほど強いストレスを感じている今だからこそ、環境を変えるとか、ストレスを軽減する方法を身につけるとか、事態を改善すべき時期なのです。そのためには、おそらく専門家の助けも必要でしょう。心身が疲労困憊してしまう前に、是非相談なさることをお勧めします。

(2) あなたのストレス反応のタイプ

さて、今度は、やはりチェックした結果をもとに、あなたのストレス反応が〈身体〉、〈心理〉、〈行動〉のどの分野にいちばん多く表れているかを見ます。

上の12の文章のうち、Sのついた4つの文章（4、6、7、11）は、réaction somatique、つまり〈身体的反応〉を見るためのものです。この4つについて、印をつけた欄の点数を合計してください。

また、Pのついた4つの文章（2、5、8、12）は、réaction psychologique、つまり〈心理的反応〉を見るためのものです。この4つについて、印をつけた欄の点数を合計してください。

そして最後に、Cのついた4つの文章（1、3、9、10）は、réaction comportementale、つまり〈行動的反応〉を見るためのものです。この4つについて、印をつけた欄の点数を合計してください。

さて、こうやって〈身体的反応〉、〈心理的反応〉、〈行動的反応〉の合計点が出たら、3つの合計点を比較してみてください。そのうち、いちばん合計点の多かったものが、あなたのストレス反応がいちばん表れやすい分野だと考えられます。したがって、ストレス管理にあたっては、次のアドバイスを参考になさるよう、お勧めします。

(3) それぞれのタイプに向けたアドバイス

ストレス管理の方法は、反応のタイプによってちがいます。以下のアドバイスをもとに、あなたにいちばんふさわしい方法を見つけてください。

■3つの合計点のうち、〈身体的反応〉が最高であった場合

あなたにとってストレス反応は、まず何よりも身体に表れます。すなわち、ストレスを感じる状況に直面すると、アドレナリンの分泌量が多くなるのです（この反応は特に苛立ちを感じる状況になると激しくなります）。これは心身症を招きやすいので、注意が必要です。

そういったことを考えると、あなたの場合、上手にストレスに対処するには、身体的反応をコントロールしなければなりません。そのためには、定期的に運動をしたり、あるいはリラクゼーションを行ったりして、身体の緊張をほぐすことが大切になります。本書で言えば、第17章の〈リラックスすることを覚える〉を参考にするとよいと思います。

監訳者あとがき

《敵を知り己を知らば、百戦して危うからず》とは、言うまでもなく孫子の言葉であるが、本書を語るにはこの言葉ほどふさわしいものはないと思われる。というのも、「現代社会はストレスの社会だ」と言われて久しいものの、私たちはストレスのことをほとんど知らず、ストレスとの上手なつきあい方を十分身につけているとは言えないからである。ストレスはただ悪いだけのものではない。それどころか、生きていくのに必要なものでさえある。だが、ストレスを軽く見ていると、心身の健康に大きな影響を及ぼすことがある……。そういったことを私たちはあまりよく知らないのである。

もしそうなら、私たちがしなければならないことは、まず敵を——すなわち、ストレスを知ることである。現代社会に生きる私たちにとって、はたしてどんなことがストレスの原因になっているのか、本書の第I部では特に職場のストレスに話を絞り、働く人を苦しめているストレスの原因をいくつかに分類しながら、列挙してみせる（そこで、読者はこれほどたくさんのことがストレスの原因になっているのかと、あらためて驚かされることだろう）。そして、第II部では学問的な立場からストレスを解説する（この部分は知的で、かつ面白い）。それから第III部では、ストレスが心身に与える悪影響について論じ、第IV部ではストレスと闘う法について述べる。と、そういった形で、最後まで読めば、〈ストレスとは何か?〉、〈どんなことがストレスになるのか?〉、〈ストレスは心身にどんな影響を与えるのか?〉、〈ストレスをコントロールするにはどうすればよいか?〉という基本的なことがわかる仕掛けになっているのである。その意味で、本書はまずストレスを解説した絶好の入門書と言えよう。

　では、本書を読むことによって、〈己を知る〉ということはどういうことか？　それについては本書にふんだんに収録された自己診断テストを行ってみるとよい。それによって、私たちは自分が何をストレスに感じ、どうコントロールするのが効果的か、理解できるだろう。こうして、私たちはストレスと上手に闘い、また共存することができるのである。

　著者のパトリック・レジュロンはパリのサン＝タンヌ精神病院に勤める精神科医であり、またストレス管理などの問題について企業にアドバイスを行う診察室を主宰している。邦題を『働く人のためのストレス診察室』としたのは、読者が自然に自分のストレスやその対処法について知ることができるという内容に加えて、こういった著者の経歴を念頭に置いたものである。

　翻訳は野田がまず全文を訳し、それをもとに高野が分量を考慮に入れながらコンパクトにまとめるという形式をとった。したがって、文責は高野にある。なお、全体を統括し、最終的に訳文をチェックする作業は、紀伊國屋書店出版部の藤﨑寛之氏にしていただいた。藤﨑氏には数多くの有益な助言をいただき、大変お世話になった。ここに深謝する。

高野　優

二〇〇四年二月十七日

著　者

パトリック・レジュロン
(Patrick Légeron)

精神科医。専門はストレス、不安障害、気分障害、そして認知行動療法。カリフォルニア大学ロサンゼルス校で、博士研究員として〈自己主張訓練〉を学んだ経験もある。現在は、パリのサン＝タンヌ病院で診療にあたるいっぽう、1989年に自ら設立した企業向けの相談室を主宰、ストレス管理などの問題についてアドバイスを行っている。また、《認知行動療法ジャーナル》誌の編集長も務める。以前は、フランス認知行動療法協会の会長でもあった。著書には本書のほかに、クリストフ・アンドレとの共著で、対人不安を扱った *La peur des autres*（邦訳は紀伊國屋書店より刊行予定）がある。

監訳者

高野《たかの》　優《ゆう》

1954年生まれ。早稲田大学政治経済学部卒業。フランス語翻訳家。訳書に、カルロス・ゴーン&フィリップ・リエス『カルロス・ゴーン　経営を語る』（日本経済新聞社）、マリー＝フランス・イルゴイエンヌ『モラル・ハラスメントが人も会社もダメにする』、クリストフ・アンドレ&フランソワ・ルロール『自己評価の心理学』（以上、紀伊國屋書店）、ジャン・ヴォートラン『グルーム』（文春文庫）などがある。

訳　者

野田嘉秀《のだよしひで》

1958年生まれ。和歌山大学経済学部卒業。フランス語翻訳家。訳書に、カマ・カマンダ『漆黒の王子』（共訳、バベル・プレス）がある。

BOOKS KINOKUNIYA

働く人のための
ストレス診察室

2004年3月31日　第1刷発行©

発行所　株式会社　紀伊國屋書店
東京都新宿区新宿3−17−7
出版部（編集）電話03(5469)5919
ホールセール部（営業）電話03(5469)5918
東京都渋谷区東3−13−11
郵便番号　150-8513

ISBN4-314-00959-4 C0011
Printed in Japan
定価は外装に表示してあります

印刷・製本　中央精版印刷